# 急危重症诊疗要点

张国梁　主编

中国纺织出版社有限公司

**图书在版编目(CIP)数据**

急危重症诊疗要点 / 张国梁主编. -- 北京：中国
纺织出版社有限公司, 2020.11
ISBN 978-7-5180-7716-8

Ⅰ. ①急… Ⅱ. ①张… Ⅲ. ①急性病－诊疗②险症－
诊疗 Ⅳ. ①R459.7

中国版本图书馆 CIP 数据核字(2020)第 140416 号

责任编辑：傅保娣　　　责任校对：高　涵　　　责任印制：王艳丽

中国纺织出版社有限公司出版发行
地址：北京市朝阳区百子湾东里 A407 号楼　邮政编码：100124
销售电话：010—67004422　传真：010—87155801
http://www.c-textilep.com
中国纺织出版社天猫旗舰店
官方微博 http://weibo.com/2119887771
三河市宏盛印务有限公司印刷　各地新华书店经销
2020 年 11 月第 1 版第 1 次印刷
开本：787×1092　1/16　印张：13
字数：306 千字　定价：78.00 元

# 编 委 会

# 前　言

由于急危重症患者的病情危重且复杂多变,医务人员必须动态掌握患者病情变化,给予准确救治方案并根据患者实际病情变化及时合理地调整救治方法,因此,急危重症的救治要求医务人员必须拥有高素质、高水平,急危重症救治相关的医务人员具备跨专业、多学科能力。如何更妥善地救治患者,提高抢救水平,是每名医务人员必须思考的问题。近年来,急危重症救治领域进展迅速,广大临床医务人员急需掌握最新的理论技术,并将其出色地运用于临床救治中。为此,本编委会特组织在急危重症救治领域具有丰富经验的医务人员,在繁忙工作之余编写了此书。

本书共分为三章,内容涉及临床各系统常见急危重症的救治,包括急危重症常见症状诊治、内科常见急危重症、外科常见急危重症。针对涉及的各种急危重症,书中均进行了详细介绍,包括疾病的病因、发病机制、病理、临床表现、诊断与鉴别诊断、救治流程、救治关键、救治方案、并发症处理、预后及预防等。

为了进一步提高急危重症临床医务人员的救治水平,提高救治率,本编委会人员在多年临床救治经验基础上,参考诸多书籍资料,认真编写了此书,以期为广大医务人员提供微薄的帮助。

本书在编写过程中,借鉴了诸多急危重症相关临床书籍与资料文献,在此表示衷心的感谢。本编委会人员均身负急危重症临床救治工作,故编写时间有限,难免有错误及不足之处,恳请广大读者见谅,并给予批评指正,以待今后更好地总结经验,起到共同进步、提高医务人员临床救治水平的目的。

《急危重症诊疗要点》编委会

2020 年 8 月

# 目　　录

# 第一章 急危重症常见症状诊治

## 第一节 高 热

发热是多种疾病的常见症状。高热在临床上属于危重症范畴。小儿正常体温常以肛温36.5～37.5℃,腋温 36～37℃衡量。通常情况下,腋温比口温(舌下)低0.2～0.5℃,肛温比腋温高0.5℃左右。肛温虽比腋温准确,但因种种原因常以腋温为准。若腋温超过 37.4℃,且一日间体温波动超过1℃以上,可认为发热。所谓低热,指腋温为37.5～38℃,中度热38.1～39℃,高热39.1～40℃,超高热则为 41℃以上。发热时间超过 2 周为长期发热。

人体体温调节中枢位于下丘脑,其前部为散热中枢,后部为产热中枢,这两处体温调节中枢功能彼此相互制约,保持动态平衡,维持体温相对稳定。小儿年龄愈小,体温调节中枢功能愈不完善,可致体温升高。新生儿汗腺发育相对不足,通过汗液蒸发散热受到限制,故天气炎热时,也可致体温增高。

发热与病情轻重有时不一定平行。婴幼儿对高热耐受力较强,即使体温高达 40℃,一般情况仍可能相当好,热退后很快恢复。相反,体弱儿、新生儿即使感染很严重,体温也可不高甚或不升。年长儿体温较稳定,若体温骤然升高,全身情况较差,常常反映有严重疾病存在。

热型分为稽留热、弛张热、间歇热和双峰热等。在一定范围内,热型对疾病的诊断具有重要的参考价值。由于小儿对疾病的反应与成人不同,其热型的表现不如成人典型。加之近年来抗生素与皮质激素广泛应用于临床,热型随之发生变化,因而热型的特点在疾病的鉴别诊断中已失去其原有的重要性。

发热是机体的一种防御反应。发热可使吞噬细胞活动性增强,抗体生成增多,白细胞内酶的活力及肝脏的解毒功能增强,抵御疾病的侵袭,促进机体恢复。因此,如发热不是太高,一般情况尚好,不应盲目或急于降温治疗。但是发热过久或高热持续不退,则会对机体有一定危害性,可使代谢加快、耗氧量增加、脂肪代谢发生紊乱而致酮血症,发生自身蛋白质的破坏而致消瘦,出现脑皮质兴奋、抑制功能失调,消化液分泌减少,消化酶活力降低,胃肠功能紊乱等一系列严重症状,从而加重病情,影响机体恢复。因此,应尽快查明发热的原因。

### 一、病因

(一)急性高热

1.感染性疾病

急性传染病早期,各系统急性感染性疾病。

2.非感染疾病

暑热症、新生儿脱水热、颅内损伤、惊厥及癫痫大发作等。

3.变态反应

过敏,异体血清,疫苗接种反应,输液、输血反应等。

（二）长期高热

1. 常见病

败血症、沙门氏菌属感染、结核、风湿热、幼年类风湿症等。

2. 少见病

如恶性肿瘤（白血病、恶性淋巴瘤、恶性组织细胞增生症）、结缔组织病。

高热是一些疾病的前驱症状，引起发热的病因可分为急性感染性疾病和急性非感染性疾病两大类。前者最为多见，如细菌、病毒引起的呼吸道、消化道、尿路及皮肤感染等；后者主要由变态反应性疾病如药物热、血清病以及自主神经功能紊乱和代谢疾病所引起。

发热是人体患病时常见的病理生理反应。不同的疾病，在发热时常有其他不同的症状，大体有如下几种情况。

（1）发热伴寒战，可能是肺炎、急性胆囊炎、急性肾盂肾炎、流行性脑脊髓膜炎或败血症等。

（2）发热伴咳嗽、吐痰、胸痛、气喘等，可能是肺炎、胸膜炎、肺结核或肺脓肿。

（3）发热伴头痛、呕吐，可能是上呼吸道感染、流行性脑脊髓膜炎、流行性乙型脑炎等。

（4）发热伴上腹痛、恶心、呕吐，可能是急性胃炎、急性胆囊炎等。

（5）发热伴下腹痛、腹泻、里急后重脓血便等，可能是细菌性痢疾。

（6）发热伴右上腹痛、厌食或黄疸等，可能是病毒性肝炎或胆囊炎。

（7）发热伴关节肿痛，可能是风湿热或败血症等。

（8）发热伴腰痛、尿急、尿刺痛，可能是尿路感染、肾结核等。

（9）发热伴有局部红肿、压痛，可能是脓肿、软组织感染等。

（10）间歇性发热伴寒战、畏寒、大汗等，可能是疟疾或伤寒等病。

（11）发热伴皮下出血及黏膜出血，可能是流行性出血热、重症病毒性肝炎、败血症或急性白血病等。

## 二、诊断步骤

发热是许多疾病的常见症状，故对发热患者须多方面调查分析，才能查明病因。一般须从以下几方面进行。

（一）详细准确地采集病史

注意年龄、发病季节、流行病史、传染病接触史、预防接种史，以及起病缓急、病种长短、热型和伴随的主要症状。

新生儿可有脱水热。婴幼儿于南方夏季酷热时可发生暑热症。冬春季以呼吸道感染、流行性脑脊髓膜炎、麻疹等多见；夏秋季以急性肠炎、细菌性痢疾、乙型脑炎、伤寒等较多见。传染病常有流行病学史，应仔细询问接触史等。

小儿呼吸道感染、急性传染病等常起病较急，病程较短。结核病、伤寒、血液病、风湿热、暑热症、细菌性心内膜炎等起病稍缓，病程较长，常超过2周。败血症、急性粟粒性肺结核、深部脓肿等呈弛张热；伤寒、副伤寒、斑疹伤寒为稽留热；疟疾多为间歇热；白血病、结缔组织病、恶性肿瘤等，热型不一，无一定规律。在尚未应用抗生素、皮质激素等特殊药物治疗时，热型对发热的诊断非常重要，但对小婴儿、新生儿诊断价值较小。

询问发热的同时要注意询问各系统的特异性临床表现。例如，呼吸道感染常有咳嗽、气急;消化道感染常有恶心、呕吐、腹痛、腹泻;泌尿系感染有尿频、尿急、尿痛等;中枢神经系统疾患多有呕吐、惊厥、昏迷等。

发热伴黄疸常见于肝脏的细菌或病毒性炎症、肿瘤;伴多汗者常见于结缔组织病、败血症等;伴寒战者多为细菌感染如败血症、深部脓肿等。早期无特殊性明显临床表现和体征者,结合病史特点考虑伤寒、败血症、结核病等。

(二)全面仔细体格检查

检查要详细全面,结合病史及症状,再进行深入检查。

在不少发热患儿中,其口腔常见有病理改变。如扁桃体炎可见扁桃体红肿或有脓性分泌物;疱疹性咽炎在咽部等处可见疱疹及溃疡;麻疹早期颊黏膜有科氏斑;白喉可见咽及扁桃体有白色假膜等。

注意皮疹的分布与形态。金黄色葡萄球菌败血症、链球菌感染常见有猩红热样的皮疹;血液病、流行性脑脊髓膜炎、流行性出血热等皮肤可有出血点;风湿热可见环形红斑;病毒感染、结缔组织病、败血症、细菌性心内膜炎、组织细胞增生症、皮肤黏膜淋巴结综合征及许多药物过敏都可出现皮疹,但其形态和出现规律各异。

高热时精神状态良好者,常为轻度感染。如嗜睡、精神萎靡、意识不清、有脑膜刺激征者,提示颅内感染。婴儿颅内感染早期,脑膜刺激征常不明显,但表现为意识淡漠、嗜睡、烦躁不安、囟门紧张或饱满等,须警惕颅内感染。

肝脾肿大常见于白血病、结缔组织病、肝胆系统的炎症、伤寒、败血症、疟疾、肿瘤等。全身淋巴结肿大可见于血液病、传染性单核细胞增多症、支原体感染、皮肤黏膜淋巴结综合征等。局部淋巴结肿大、压痛,应注意查找邻近部位有无炎性病灶。

(三)实验室检查

先做一般检查,根据一般性筛选结果,再决定进一步检查项目,尽量避免无目的"撒网式"检查。

血、尿、粪常规检查为筛选的首选项目。白细胞总数和中性粒细胞分类增高,多考虑为细菌性感染;减低者则偏重于病毒或杆菌感染。若怀疑败血症、肠道及泌尿道感染,需分别送血、粪、尿培养。各种穿刺液除常规检查外,有时需送培养或涂片检查,如流行性脑脊髓膜炎患者皮肤瘀点及脑脊液涂片检查可找到脑膜炎双球菌,疟疾患儿血涂片可查找疟原虫,白喉伪膜涂片检查白喉杆菌。

必要时检查肥达反应、外斐反应、嗜异性凝集试验、冷凝集试验等,有助于鉴别诊断。风湿热或类风湿病分别进行抗链球菌溶血素O或类风湿因子检查。怀疑病毒感染,有条件者,可行免疫学方面的早期快速诊断检查。免疫缺陷病致反复感染者可做血清免疫球蛋白及细胞免疫与补体测定。血液病宜做骨髓像检查。怀疑结核病需进行结核菌素试验。怀疑胆管感染者做十二指肠引流液的检查与培养,经常可获得有意义的结果。总之,可按病情需要进行有关检查,但需注意分析检查结果时,要摒除由于取样或操作过程等误差与污染而致的假阳性或假阴性。

(四)X线及其他检查

胸部X线检查有助于肺与胸部疾病的诊断。

其他如恶性肿瘤,可以根据部位选做CT、核磁共振、血管造影、放射性同位素、B超、活体组织等检查,以辅助诊断。

### 三、鉴别诊断

(一)急性发热

1.呼吸道病毒性感染

本组疾病占急性呼吸道疾病的 70%～80%。由鼻病毒、流感病毒、腺病毒、呼吸道合胞病毒、ECHO 病毒、柯萨奇病毒等引起,其临床特点为多种表现。上呼吸道感染症状大多较轻,而细支气管炎和肺炎的症状较重。诊断主要依据临床表现、白细胞计数和胸部 X 线摄片检查及对抗生素的治疗反应等。近年来,由于诊断技术的进展,应用免疫荧光法和酶联免疫吸附试验(ELISA)快速诊断方法可确定病原。常见有流行性感冒,普通感冒,腺、咽结膜热,疱疹性咽峡炎,细支气管炎,肺炎等,须与呼吸道细菌性感染鉴别。

2.严重急性呼吸综合征(SARS)

该病于 2002 年在中国广东发生,是一种由冠状病毒引起的以发热、呼吸道症状为主要表现的具有明显传染性的肺炎,重症患者易迅速进展为急性呼吸窘迫综合征(ARDS)而死亡。对于有 SARS 流行病学依据,有发热、呼吸道症状和肺部体征,并有肺部 X 线、CT 等异常影像改变,能排除其他疾病诊断者,可以做出 SARS 临床诊断。在临床诊断的基础上,若分泌物 SARS 冠状病毒 RNA(SARS COV RNA)检测阳性,或血清 SARS COV 抗体阳转,或抗体滴度 4 倍及以上增高,则可确定诊断。SARS COV 分离是确立病原学诊断的"金标准",但其分离只允许在防护严密的 p3 实验室进行,且体外细胞培养分离方法复杂而繁琐,不适合临床实验室作为诊断的手段。具备以下三项中的任何一项,均可诊断为重症 SARS:①呼吸困难,成人休息状态下呼吸频率每分钟≥30 次,且伴有下列情况之一:胸部 X 线摄片显示多叶病变或病灶总面积在正位胸片上占双肺总面积的 1/3 以上,48h 内病灶面积增大>50%且在正位胸片上占双肺总面积的 1/4 以上。②出现明显的低氧血症,氧合指数<40kPa(300mmHg)。③出现休克或多器官功能障碍综合征(MODS)。

3.肾综合征出血热(HFRS)

主要依据:①流行病学资料,我国除新疆、西藏、青海、台湾外,其他地区均有报告,高度散发,有明显季节性,多数地区(野鼠型)在 10～12 月为大流行高峰,部分地区在 5～7 月小流行,褐家鼠型发病高峰在 3～5 月。有直接或间接与鼠类及其排泄物接触史。②临床特点,具有发热、出血、肾损害三大主症及五期(发热期、低血压休克期、少尿期、多尿期、恢复期)经过。③白细胞计数增高,可有类白血病反应,病后 1～2d 出现异形淋巴细胞(≥7%),血小板减少,蛋白尿且短期急剧增加,若有膜状物可明确诊断。④HFRS 抗体 IgM 1:20 阳性,用于早期诊断,病后 1～2d 出现,4～5d 阳性率达 89%～98%,双份血清 HFRS 抗体 IgG,恢复期比早期有 4 倍以上增长也可确诊。

4.传染性单核细胞增多症

由 EB 病毒引起,全年均可散发,见于青少年。特点是发热、咽峡炎、颈后淋巴结肿大、肝脾肿大。白细胞计数正常或稍低,单核细胞增高并伴有异形淋巴细胞(>10%),嗜异性凝集试验 1:64 阳性,抗 EBV IgM 阳性,可明确诊断。

5.流行性乙型脑炎

有严格季节性,绝大多数病例集中在 7～9 月。以 10 岁以下儿童为主,近年成年人和老年人发病率较前增高,可能与儿童普遍接受预防接种有关。特点为起病急、高热、意识障碍、惊厥、脑膜刺激征、脑脊液异常等。结合流行季节，一般诊断较易。不典型者依靠脑脊液检查、流行性乙型脑炎特异性抗体、流行性乙型脑炎病毒抗原检测进行诊断。

**6.急性病毒性肝炎**

甲型、戊型肝炎在黄疸前期，可出现畏寒、发热，伴有上呼吸道感染症状，类似流行性感冒，易于误诊。其特点是具有明显消化道症状和乏力，如食欲缺乏、恶心、呕吐、厌油、腹胀、肝区痛、尿黄、肝功能明显异常，以助鉴别。

**7.斑疹伤寒**

轻型流行性斑疹伤寒与地方性斑疹伤寒须与其他发热疾病鉴别。主要表现是起病急、稽留型高热、剧烈头痛，病后 3～5d 出现皮疹等。变形杆菌 $OX_{19}$ 凝集试验（外斐试验）≥1：160 或恢复期较早期滴度上升 4 倍以上可确诊。

**8.急性局灶性细菌性感染**

此类疾病共同特点是高热、畏寒或寒战，伴有定位性症状。

（1）急性肾盂肾炎：常见于生育期女性患者，有腰痛、尿频及尿痛。如尿检查有脓尿，可以成立诊断，病原学诊断有待细菌培养证实。症状严重者，应注意与肾周围蜂窝织炎、肾周围脓肿相鉴别，及时进行 B 超或 CT 检查。必要时肾区诊断性穿刺可明确诊断。

（2）急性胆管感染伴有胆绞痛：若不明显者而体检胆囊区有明显压痛，有助诊断。

（3）细菌性肝脓肿。

（4）膈下脓肿：通常并发于腹腔手术后或有腹腔化脓性感染（急性阑尾炎）、十二指肠溃疡穿孔、胆囊或脾切除术后。当出现寒战、高热、白细胞增多，又未找到其他感染灶时，应想到此病。以右侧多见，患侧上腹部有显著的搏动性疼痛，在深呼吸或转位时加重。下胸部有压痛、叩击痛与局部皮肤水肿。听诊呼吸音减弱或消失。X 线检查发现患侧膈肌上升且活动受限，反应性胸膜炎等。及时进行 B 超、CT 或核磁共振（MRI）等检查可早期明确诊断。腹腔内脓肿可位于膈下、结肠旁、阑尾周围、腹膜后等部位，形成包裹性脓肿。

**9.败血症**

在患有原发性感染灶，出现全身性脓毒血症症状，并有多发性迁徙性脓肿时有助于诊断。应警惕的是原发感染灶可很轻微或已愈合。故当遇到原因不明的急性高热，伴有恶寒或寒战、出汗，全身中毒症状重，白细胞增高与核左移，血中无寄生虫发现，无特殊症状体征时，应考虑到本病。及时做血培养，找感染灶与迁徙性病灶（肺、皮肤等）。其致病菌以金黄色葡萄球菌为多见，其次为大肠杆菌及其他肠道革兰阴性杆菌。近年真菌所致者有所增加，也遇到罕见的致病菌。

（1）金黄色葡萄球菌败血症：有原发皮肤感染（如挤压疮疖、切开未成熟脓肿），之后出现毒血症症状、皮疹、迁徙性病灶时，考虑本病的可能性很大。若未发现感染灶，或以某一脏器受损症状为主，则诊断较难。及时做血培养及骨髓培养可明确诊断。既往认为以凝固酶阳性为判断葡萄球菌致病性的依据，血培养表皮葡萄球菌阳性（凝固酶阴性）多为污染。近年报告，该菌可引起免疫缺陷者院内感染，如伤口感染，插管感染及败血症。考虑本病的条件是：必须血培养 2 次以上阳性；分离的表皮葡萄球菌的生物型和抗生素型相似；临床症状在用适当抗生素治疗后好转。

（2）大肠杆菌败血症：常见于肝、胆管、泌尿生殖道、胃肠道感染，以及肝硬化、腹部术后、尿道手术后（包括导尿）。特点为双峰热、高热伴相对缓脉，早期出现休克（1/4～1/2 患者）且持续时间较长。大多数白细胞增多,少数可正常或减少(但中性粒细胞高)。迁徙性病灶少见。

(3)厌氧菌败血症:致病菌主要为脆弱样杆菌,其次为厌氧链球菌产气荚膜杆菌等。厌氧菌常与需氧菌混合感染。特点是:黄疸发生率较高(10%～40%),可能与其内毒素直接损害肝脏和(或)产气荚膜杆菌 α 毒素的溶血作用有关;局部或迁徙性病灶中有气体形成(以产气荚膜杆菌显著);分泌物有特殊腐败臭味;引起脓毒性血栓性静脉炎而有腹腔、肺、胸腔、脑、心内膜、骨关节等脓肿;可有溶血性贫血及肾衰竭。

(4)真菌性败血症:常见有白色念珠菌(占大多数)、曲菌、毛霉菌等。一般发生于原有严重疾病后期、长期用皮质激素或广谱抗生素的过程中。临床表现较细菌性败血症轻。无发热或低热,常因原发病症状掩盖而进展较慢。血培养可检出致病真菌,咽拭子、痰、粪、尿等培养可获相同真菌生长。

(5)少见的败血症:如摩拉菌败血症,常见于免疫缺陷者、6 岁以下儿童。诊断的关键是对摩拉菌的鉴定。不动杆菌败血症多见于老年人和婴儿,特别是糖尿病、癌症者最易发生院内感染。其感染源主要是呼吸器、静脉插管和医护人员的手。紫色杆菌败血症,致病菌为革兰阴性杆菌,为唯一产生紫色素的杆菌。可通过皮肤破损、胃肠道、呼吸道进入体内。局部可出现淋巴结炎、蜂窝组织炎,迅速发展为败血症,可伴有迁徙性脓肿,主要依靠细菌学检查以确诊。

(二)长期高热

1.感染性疾病

(1)结核病:以发热起病者有急性血行播散型肺结核、结核性脑膜炎、浸润型肺结核等。原因不明的长期发热,如白细胞计数正常或轻度增高,甚至减少者,应考虑到结核病。原发病变大多在肺部,及时做 X 线检查以助诊断。

急性血行播散型肺结核(急性粟粒型结核)多见青少年和儿童,尤其未接种过卡介苗者发生机会更多;成年人也可发生。特点是起病急,高热呈稽留热或弛张热,持续数周或数月,伴有畏寒、盗汗、咳嗽、少量痰或痰中带血、气短、呼吸困难、发绀等。婴幼儿及老年人症状常不典型。患者多表现衰弱,有些病例有皮疹(结核疹),胸部检查常无阳性体征,可有肝脾轻度肿大。此病早期(2 周内)难诊断的原因是肺部 X 线检查常无异常,结核菌素试验也可阴性(约50%),尤其老年及体质差者多为阴性。痰结核杆菌聚合酶链反应(PCR)及血结核抗体测定有助诊断。眼底检查可发现脉络膜上粟粒结节或结节性脉络膜炎,有利于早期诊断。

(2)伤寒、副伤寒:以夏秋季多见,遇持续性发热 1 周以上者,应注意伤寒的可能,近年伤寒不断发生变化,由轻症化、非典型化转变为病情重、热程长、并发症多、耐氯霉素等,在鉴别诊断中须注意。多次血培养或骨髓培养阳性是临床诊断的依据。肥达反应可供参考。

(3)细菌性心内膜炎:凡败血症(尤其金黄色葡萄球菌所致)患者在抗生素治疗过程中突然出现心脏器质性杂音或原有杂音改变,或不断出现瘀斑或栓塞现象,应考虑到本病可能。大多数原有先天性心脏病(室间隔缺损、动脉导管未闭等)或风湿性心脏瓣膜病史,少数以往有拔牙、扁桃体摘除、严重齿龈感染、泌尿道手术史,出现持续发热 1 周以上,伴有皮肤及黏膜瘀点、心脏杂音改变、脾肿大、贫血、显微镜血尿等,血培养有致病菌生长,超声心动图可发现赘生物所在的部位。

(4)肝脓肿:①细菌性肝脓肿主要由胆管感染引起,多见于左右两叶,以左叶较多见,感染来自门静脉系统者,右叶多见,特点是寒战、高热、肝区疼痛、肝肿大、压痛、叩击痛,典型者诊断较易,遇有长期发热而局部体征不明显时诊断较难,近年肝脏 B 超检查,诊断符合率达96％。②阿米巴肝脓肿,是阿米巴痢疾最常见的重要并发症,表现为间歇性或持续性发热、肝区疼痛、肝肿大、压痛、消瘦和贫血等,以单发、肝右叶多见,肝穿刺抽出巧克力色脓液,脓液中找到阿米巴滋养体,免疫血清学检查阳性,抗阿米巴治疗有效,即可确诊。

2.非感染性疾病

(1)原发性肝癌:国内原发性肝癌 80％以上合并肝硬化。临床特点是起病隐袭,早期缺乏特异症状,一旦出现典型症状则多属晚期。近年来,随着诊断方法的进展,可早期诊断小肝癌(＞5cm),主要表现为肝区痛、乏力、腹胀、纳差、消瘦、进行性肝肿大(质硬、表面不平)、黄疸、消化道出血等。一般诊断较易。当以发热为主诉者诊断较难,表现为持续性发热或弛张热,或不规则低热,少数可有高热(如炎症型或弥漫性肝癌),易误为肝脏肿或感染性疾病。及时检测甲胎蛋白(AFP),其灵敏性、特异性均有利于早期诊断。凡 ALT 正常,排除妊娠和生殖腺胚胎癌,如 AFP 阳性持续 3 周,或 AFP＞200ng/mL 持续 2 个月即可确诊。若 AFP 升高而ALT 下降,二者动态曲线分离者肝癌可能性大。此外,γ-谷氨酸转肽酶(γ-GT)碱性磷酸酶(AKP)增高也有辅助诊断价值。B 超、CT、放射性核素显像均有助于定位诊断。选择性肝动脉造影或数字减影肝动脉造影可发现 1cm 的癌灶,是目前较好的小肝癌定位的方法。

(2)恶性淋巴瘤:包括霍奇金病和非霍奇金淋巴瘤。多见于 20～40 岁,以男性多见。临床无症状或有进行性淋巴结肿大、盗汗、消瘦、皮疹或皮肤瘙痒等。凡遇到未明原因的淋巴结肿大按炎症或结核治疗 1 个月无效者,不明原因的发热,均应考虑本病的可能。确诊主要依靠病理,可以做淋巴结活检、骨髓穿刺、肝穿、B 超、CT 等检查,并与传染性单核细胞增多症、淋巴结结核、慢性淋巴结炎、转移癌、风湿病及结缔组织病等鉴别。

(3)恶性组织细胞病:本病临床表现复杂,发热是常见的症状。有的病例似败血症、伤寒、结核病、胆管感染等,但经过临床系统检查治疗均无效,至晚期才确诊。与其他急性感染性疾病鉴别要点是:①临床似感染性疾病,但找不到感染灶,病原学与血清学检查均为阴性。②进行性贫血、全血细胞减少显著。③肝脾肿大与淋巴结肿大的程度显著。④随病程进展,进行性恶病质。⑤抗生素治疗无效。对有长期发热原因不明,伴有肝脾肿大、淋巴结肿大,而流行病学资料、症状、体征不支持急性感染且有造血功能障碍者,须想到本病的可能。如骨髓涂片或其他组织活检材料中找到典型的恶性组织细胞和大量血细胞被吞噬现象,并排除其他疾病,则诊断基本可以成立。因此,骨髓涂片检查是诊断本病的重要依据。由于骨髓损害可能为非弥漫性,或因取材较少,故阴性时不能除外,必要时多次多部位检查。浅表淋巴结因病变不明显,故阴性也不能排除。

本病须与反应性组织细胞增多症鉴别,如伤寒、粟粒型结核、病毒性肝炎、风湿病、SLE、传染性单核细胞增多症等,其骨髓中可出现较多组织细胞,甚至血细胞被吞噬现象。应注意:①有原发病。②所见组织细胞形态较正常,无多核巨型组织细胞。③随原发病治愈,组织细胞反应也随之消失。

(4)急性白血病:可有发热,经血涂片、骨髓检查可以确诊。不典型白血病仅表现为原因不明的贫血与白细胞减少,易误诊为急性再生障碍性贫血,骨髓涂片有异常改变,可以诊断。故临床遇有发热、贫血、乏力、牙龈肿痛、出血、粒细胞减少者,及时进行骨髓涂片检查。

(5)血管-结缔组织病:①SLE:长期发热伴有两个以上器官损害,血象白细胞减少者应考虑到本病。多见于青年女性。临床特点是首先以不规则发热伴关节痛、多形性皮疹(典型者为对称性面颊鼻梁部蝶形红斑,60%～80%)多见,伴日光过敏、雷诺现象、浆膜炎等。红细胞沉降率增快,丙种球蛋白升高,尿蛋白阳性。血狼疮细胞阳性,抗核抗体(ANA)阳性,抗双链去氧核糖核酸(抗 ds-DNA)抗体阳性,抗 Smith 抗原(Sm)抗体阳性。应注意 SLE 在病程中可始终无典型皮疹,仅以高热表现的特点。②结节性多动脉炎:表现为长期发热,伴肌痛、关节痛、皮下结节(下肢多,沿血管走向分布或成条索状)、肾损害、血压高、胃肠症状等。诊断主要依据皮下结节与肌肉(三角肌或腓肠肌)活检。③类风湿性关节炎:典型病例较易诊断。少年型类风湿性关节炎(Still病)可有畏寒、发热、一过性皮疹,关节痛不明显,淋巴结肿大、肝脾肿大、虹膜睫状体炎、心肌炎、白细胞增多、红细胞沉降率增快但类风湿因子阴性,抗核抗体与狼疮细胞均阴性。④混合性结缔组织病(MCTD):多见于女性,特点是具有红斑狼疮、硬皮病、皮肌炎的临床表现,肾脏受累较少,以发热症状明显。高滴度核糖核酸蛋白(RNP)抗体阳性,抗核抗体阳性有助诊断。

(三)长期低热

腋窝温度达 37.5～38℃,持续 4 周以上为长期低热,常见病因如下。

1. 结核病

结核病为低热的常见病因,以肺结核多见,早期无症状、体征,及时进行胸部 X 线检查。其次为肺外结核,如肝、肾、肠、肠系膜、淋巴结、盆腔、骨关节结核等。除局部症状外,常有结核病的中毒症状,红细胞沉降率增快,结核菌素试验强阳性,抗结核治疗有确切疗效,有助于诊断。老年肺结核起病症状不明显,其肺部并发症多,结核菌素试验阴性,易诊为慢性支气管炎或哮喘。故遇老年人长期持续咳嗽、咳痰,易感冒,用抗炎药治疗无效,低热、乏力及纳差者,应及时查痰结核菌(涂片或 TB-PCR)及胸部 X 线检查。老年肺结核易合并肺外结核,如结核性脑膜炎、胸膜炎、腹膜炎,骨、肾、淋巴结结核等。

2. 慢性肾盂肾炎

慢性肾盂肾炎为女性患者低热常见的原因。可以无明显症状、体征,甚至尿检查无异常,以低热为唯一表现。及时检测尿 Addi 细胞计数、清晨第一次中段尿培养及菌落计数,如尿白细胞$>5/HP$,细菌培养阳性,菌落计数$>10^5$,可以确定诊断。

3. 慢性病灶感染

如鼻窦炎、牙龈脓肿、前列腺炎、胆管感染、慢性盆腔炎等。以不规则低热多见,常伴有局部症状体征,当病灶清除后症状消失。

4. 艾滋病(AIDS)

艾滋病是由人免疫缺陷病毒(HIV)侵犯和破坏人体免疫系统,损害多个器官的全身性疾病。可通过血液和体液传播、性传播。临床表现复杂,其基本特征是 HIV 造成人体细胞免疫受损,使机体处于严重的、进行性的免疫缺陷状态,从而并发各种机会性感染和恶性肿瘤。表现为长期不规则发热,慢性腹泻超过 1 个月,对一般抗生素治疗无效,消瘦,原因不明全身淋巴结肿大,反复细菌、真菌、原虫等感染,结合流行病学资料及时进行抗 HIV、p24 抗原检测。

5. 巨细胞病毒感染

可持续低热,类似传染性单核细胞增多症、病毒性肝炎,依据抗 CMV IgM 检测诊断。

6. 甲状腺功能亢进

早期表现低热伴心悸、脉搏快、多汗、食欲亢进、消瘦、手颤、甲状腺肿大、局部杂音等。检

测 $T_3$、$T_4$、$rT_3$ 等。对无突眼的甲状腺功能亢进需进行[131]I摄取试验,以除外甲状腺炎时激素外溢引起血中 $T_3$、$T_4$ 水平升高。

7.恶性肿瘤

中年以上者有不明原因低热,红细胞沉降率增快,应注意肿瘤检查,如原发性肝癌、肺癌、肾癌及结肠癌等。

8.神经功能性低热

多见于青年女性,夏季明显。一日间体温相差<0.5℃。清晨上午体温升高,下午低,常伴有神经官能症症状,一般情况良好,体重无变化,虽经各种药物治疗无效,可自愈。其诊断主要依据动态观察,排除各种器质性疾病。

9.感染后低热

急性细菌性或病毒性感染控制后,仍有低热、乏力、食欲缺乏等,与患者自主神经功能紊乱有关。

除以上病因外,还可有伪热。

(四)反复发热

1.布鲁菌病

流行病学资料是诊断的重要依据,如发病地区、职业、与病畜(羊、牛、猪)接触史,饮用未消毒牛、羊奶,进食未煮熟的畜肉史。临床表现为反复发作的发热伴有多汗、游走性关节痛、神经痛、睾丸炎、肝脾及淋巴结肿大等。血、骨髓培养阳性,血清凝集试验 1∶100 及以上,免疫吸附试验 1∶320 以上,可助诊断。

2.疟疾

疟疾以间日疟、三日疟较常见。遇阵发性寒战、高热、大汗,间日或间 2 日周期发作者,及时查血涂片找疟原虫,可确诊。

3.淋巴瘤

病变在内脏者,常表现为周期性发热(Pel-Ebstein 热型)见于霍奇金病。有的浅表淋巴结肿大不显著,而以深部淋巴结肿大压迫邻近器官出现的症状,如纵隔淋巴结肿大引起肺不张及上腔静脉综合征等。及时进行骨髓涂片检查,找到 Reed-Sternberg 细胞或骨髓活检均有助诊断。

4.回归热

临床表现为周期性发热,起病急,寒战高热,持续 2～9d 后体温骤降,大汗,无热期持续 7～9d,又突然高热,症状再出现,反复 2～3 次。全身酸痛、肝脾肿大,重者有出血倾向、黄疸,结合发病季节,有体虱存在或有野外生活蜱叮咬史,须考虑到本病。根据血、骨髓涂片找到回归热螺旋体即可确诊。

## 四、处理

对高热患者应及时适当降温,以防惊厥及其他不良后果。对既往有高热惊厥史或烦躁不安者,在降温同时给予镇静药。发热待诊者,尽可能查明原因,可暂不给予特殊治疗,否则改变热型,模糊临床征象,延误诊断。

（一）降温措施

1. 物理降温

将患儿置于环境安静、阴凉、空气流通处。用冷毛巾或冷水袋,敷头额、双腋及腹股沟等部位,或用布包裹的冰袋枕于头部或放置于上述部位。也可以用冷水(28～30℃)或酒精(30％～50％)于四肢、躯干两侧及背部擦浴。擦浴时如患儿出现皮肤苍白或全身皮肤发凉应立即停止。也可用冷生理盐水(30～32℃)灌肠,对疑为中毒型菌痢者更为适宜,既可降温,又便于取粪便标本送检。

2. 药物降温

对未成熟儿、小婴儿与体弱儿,一般不用解热剂降温。常用的解热剂有 APC 每次5～10mg/kg,或阿鲁散,1～2 岁婴儿每次 1～2 片(每片含阿司匹林 0.06g,鲁米那0.015g),也可用小儿退热栓(扑热息痛栓),1～6 岁每次 1 粒,每天 1～2 次,将栓剂塞入肛门。

（二）其他对症处理

高热时不显性水分丢失增多,加之食欲减退,应及时补充水分和电解质。口服有困难者给予静脉补液,并注意热量的供给,使用 1∶4(钠∶葡萄糖)液,可适当予以钾盐等。

对伴烦躁不安、反复惊厥或一般降温措施效果不显著者,可酌情选用氯丙嗪与异丙嗪。

（三）病因治疗

对于由感染引起的高热,应根据病情选用有效抗生素治疗。对局部感染病灶要及时清除。因非感染性疾病所致的高热,也需根据不同病因采取相应的治疗措施。

# 第二节　昏　迷

昏迷是觉醒状态与意识内容以及躯体运动均完全丧失的一种极严重的意识障碍,对强烈的疼痛刺激也不能觉醒。意识障碍的最严重阶段,意识清晰度极度降低,对外界刺激无反应,程度较轻者防御反射及生命体征可以存在,严重者消失。

## 一、病因

昏迷既可由中枢神经系统病变引起(占 70％),又可以是全身性疾病的后果,如急性感染性疾病、内分泌及代谢障碍、心血管疾病、中毒及电击、中暑、高原病等均可引起昏迷。

## 二、临床表现

昏迷是严重的意识障碍,表现为意识持续的中断或完全丧失。按其程度可分为:①轻度昏迷:意识大部分丧失,无自主运动,对声、光刺激无反应,对疼痛刺激尚可出现痛苦的表情或肢体退缩等防御反应,角膜反射、瞳孔对光反射、眼球运动、吞咽反射等可存在。②中度昏迷:对周围事物及各种刺激均无反应,对剧烈刺激可出现防御反射,角膜反射减弱,瞳孔对光反射迟钝,眼球无转动。③深度昏迷:全身肌肉松弛,对各种刺激全无反应,深、浅反射均消失。

某些部位的病变可出现一些特殊的昏迷:①醒状昏迷,又称去皮质状态,两侧大脑半球广泛性病变。②无动性缄默症,网状结构及上行激活系统病变。③闭锁综合征,桥脑腹侧病变。

## 三、鉴别诊断

昏迷应与嗜睡、意识模糊、昏睡及木僵等鉴别。昏迷时常有生命体征的急剧变化。

1. 嗜睡

嗜睡是最轻的意识障碍,属于一种病理性嗜睡,患者陷入持续的睡眠状态,可被唤醒,并能正确回答和做出各种反应,但当刺激去除后很快又再入睡。

2. 意识模糊

意识模糊是意识水平轻度下降,较嗜睡为深的一种意识障碍,患者能保持简单的精神活动,但对时间、地点、人物的定向能力发生障碍。

3. 昏睡

昏睡是接近于人事不省的意识状态。患者处于熟睡状态,不易唤醒,虽在强烈刺激下可被唤醒,但很快又再入睡,醒时答话含糊或答非所问。

4. 木僵

木僵是一种以缄默、随意运动明显减低或丧失,以及精神活动缺乏反应为特征的状态,可有意识紊乱(主要依病因而定),可见于器质性脑病、分裂症(特别是紧张型)、抑郁症、癔症性精神病和急性应激反应。

## 四、治疗

昏迷患者应尽快住院查明原因,对因治疗。暂时不能入院者,可在门诊先行对症治疗。

(1)保持呼吸道通畅,吸氧,应用呼吸兴奋剂,必要时进行气管切开或插管行人工辅助通气(呼吸)。

(2)维持有效血液循环,给予强心、升压药物,纠正休克。

(3)颅内压高者给予降颅压药物,如20%甘露醇、速尿、甘油等,必要时进行侧脑室穿刺引流等。

(4)预防或抗感染治疗。

(5)控制高血压及过高体温。

(6)止抽搐用地西泮(安定)、鲁米那等。

(7)纠正水、电解质紊乱,补充营养。

(8)给予脑代谢促进剂,如ATP、辅酶A、胞二磷胆碱、脑活素等。

(9)给予促醒药物,如醒脑静、安宫牛黄丸等。

(10)注意口腔、呼吸道、泌尿道及皮肤护理。

# 第三节　抽　搐

抽搐是指骨骼肌痉挛性痫性发作及其他不自主的骨骼肌发作性痉挛。

## 一、病因

病因可概括为以下4类。

1. 颅内疾病导致抽搐与惊厥

(1)脑先天性疾病:如脑穿通畸形、小头畸形、脑积水、胎儿感染、各种遗传性代谢病以及母亲妊娠期药物毒性反应及放射线照射等引起的获得性发育缺陷。

(2)颅脑外伤:颅脑产伤是新生儿或婴儿期抽搐的最常见病因,成人闭合性颅脑外伤的抽搐发生率为 0.5%～5%,开放性损伤为 20%～50%,绝大多数病例在外伤后 2 年内出现。

(3)脑部感染:各种脑炎、脑膜炎、脑脓肿及脑寄生虫病。

(4)脑血管病:脑血管畸形、脑蛛网膜下腔出血、脑栓塞、脑动脉硬化、脑血栓形成、颅内静脉窦及静脉血栓形成。

(5)颅内肿瘤:常见于小脑幕上肿瘤,尤以少突胶质细胞瘤最多见(60%以上),其次为脑膜瘤和星形细胞瘤,各种转移瘤也可导致抽搐。

(6)脑部变性疾病:如结节性硬化症、Alzheimer 病和 Pick 病等。

(7)中枢脱髓鞘疾病:如 Schilder 病、多发性硬化、急性播散性脑脊髓炎等。

2.颅外疾病导致抽搐与惊厥

(1)脑缺氧:如窒息、休克、急性大出血、一氧化碳中毒、吸入麻醉等。

(2)代谢内分泌疾病:①氨基酸代谢异常,如苯丙酮尿症等。②脂质代谢障碍,如脂质累积症。③糖代谢病,如低血糖、半乳糖血症。④水电解质紊乱,如低钠血症、高钠血症、水中毒、低血钾、低血镁、高碳酸血症等。⑤维生素 D 缺乏、甲状旁腺功能低下。⑥维生素缺乏及依赖症,如维生素 $B_6$、维生素 $B_{12}$ 及叶酸缺乏症。

(3)中毒:①药物,如中枢兴奋药(尼可刹米、戊四氮、樟脑)过量,抗精神病药(氯丙嗪、三氟拉嗪、氯普噻吨等)剂量过大,突然停用抗惊厥药或中枢神经抑制药等。②重金属中毒,如铅、汞中毒。③食物、农药中毒及酒精戒断等。

(4)心血管疾病:如 Adams-Stokes 综合征、高血压脑病。

(5)过敏或变态反应性疾病:如青霉素普鲁卡因过敏偶可成为病因。

3.神经官能症

癔症性抽搐。

4.高热

常是婴幼儿抽搐的主要原因。

## 二、发病机制

抽搐的发生机制极其复杂,可以是中枢神经系统功能或结构异常,也可以是周围神经乃至效应器的异常,或两者兼而有之,按异常电兴奋信号的来源不同可分为两种情况。

1.大脑生理功能及结构异常

正常情况下,发育完善的脑部神经元具有一定的自身稳定作用,其兴奋与抑制系统处于相对平衡,许多脑部或全身疾病破坏了这一平衡,导致神经元兴奋阈降低和过度同步化放电,因而引发抽搐。

(1)神经元兴奋阈降低:神经元的膜电位稳定取决于膜内外离子的极性分布和结构完整,颅内外许多疾病可通过不同途径影响膜电位的稳定,如低钠血症、高钾血症直接引起膜电位降低,神经元兴奋阈降低使神经元自动去极化而产生动作电位;缺血、缺氧、低血糖、低血镁及洋地黄中毒等影响能量代谢或高热使氧葡萄糖三磷酸腺苷过度消耗,均可导致膜电位下降;此外,脑部感染或颅外感染的毒素直接损伤神经元膜而使其通透性增高,低血钙使细胞对钠离子通透性增高,均可使细胞外钠内流而致神经元自动去极化。

(2)脑神经元及其周围结构受损:各种脑器质性病变,如出血肿瘤挫裂伤脑炎脑脓肿等,可以导致神经元稀疏膜结构受损、树突变形、胶质细胞增生和星形胶质细胞功能异常,导致钾离子流失,从而使神经元膜难以维持相对稳定的极化状态,易形成自发性长期的电位波动。

(3)神经递质改变:当兴奋性神经递质过多,如有机磷中毒时胆碱酯酶活性受抑制,致兴奋性递质乙酰胆碱积聚过多,即可发生抽搐,反之,抑制性神经递质过少,如维生素 $B_6$ 缺乏时,谷氨酸脱羧酶的辅酶缺乏,影响谷氨酸脱羧转化为抑制性递质 γ-氨基丁酸的生成;再如肝性脑病早期因脑组织对氨的解毒需要谷氨酸,致使 γ-氨基丁酸合成的前体谷氨酸减少,其结果均导致抽搐。

(4)精神因素:精神创伤可引起大脑皮质功能出现一时性紊乱,失去对皮质下中枢的调节和抑制,引发抽搐如癔症性抽搐。

(5)遗传因素:高热惊厥和特发性癫痫大发作有明显的家族聚集性,这些提示遗传因素在抽搐发生中的作用,即遗传性神经元兴奋性降低。

2.非大脑功能障碍

主要是脊髓的运动或周围神经,如破伤风杆菌外毒素选择性作用于中枢神经系统(主要是脊髓脑干的下运动神经元)的突触,导致持续性肌强直性抽搐,士的宁中毒引起脊髓前角细胞兴奋过度而发生类似破伤风样抽搐。

低血钙或碱中毒除了使神经元膜通透性增高外,常由于周围神经和肌膜对钠离子通透性增加而兴奋性升高,从而引起手足搐搦。

### 三、临床表现

可分为两大类及伴发症状。

1.抽搐的类型

由于病因不同,抽搐的形式也不一样。

(1)全身性抽搐:为全身骨骼肌收缩,如癫痫大发作,表现为强直—阵挛性抽搐;破伤风则是持续强直性抽搐。

(2)局限性抽搐:为躯体或颜面某一局部的连续性抽动,如局限性运动性癫痫,常表现为口角、眼睑、手或足等的反复抽搐;若抽搐自一处开始按大脑皮质运动区的排列形式逐渐扩展,即自一侧拇指始渐延及腕、臂、肩部则为 Jackson 癫痫,而手足搐搦症则呈间歇性四肢(以上肢手部最显著),强直性肌痉挛典型者呈助产士手。

2.抽搐伴随的症状

临床上引起抽搐的疾病很多,部分抽搐类型相似,故分析其伴随的症状对病因诊断具有重要意义。癫痫大发作常伴有意识丧失和大小便失禁;破伤风有角弓反张、牙关紧闭、苦笑面容和肌肉剧烈疼痛;感染性疾病常伴全身感染中毒症状;脑肿瘤常伴有颅内高压及局部脑功能障碍症状;心血管、肾脏病变,内分泌及代谢紊乱等均有相应的临床征象。颅后窝、小脑等部位的肿瘤或小脑扁桃体疝影响了脑干功能,可出现间歇性去皮质强直。

### 四、诊断

依据病史和体格检查提供的线索选择实验室,检查项目除了血、尿、粪常规外,还有血液生化(血糖电解质等)、血气分析,以及心、肝、肾功能测定及内分泌等检查,脑脊液常规生化及细胞学检查有助于中枢感染伴发抽搐的病因学诊断。

1. 内科方面

当临床提示抽搐是全身疾病引起时,应根据提供的线索选择相应的检查,包括毒物分析、心电图、超声心动图、B超检查等。

2. 神经系统方面

一旦怀疑神经系统病变,应根据临床提示的病变部位和性质选择相应的检查。疑为癫痫大发作可选择脑电图、SPECT 扫描和 PET 扫描。颅内占位性病变可通过头颅 X 线摄片、脑CT 和 MRI 检查进行定位及定性诊断;脑血管病变可选择脑血管功能检测仪、颅多普勒及造影(气脑脑室脑血管造影)。脊髓或周围神经伴发抽搐可选用肌电图、椎管造影辅助诊断。体感诱发电位、脑干诱发电位(听觉视觉诱发电位)对脑脊髓或周围神经及肌肉病变的定位诊断具有重要意义。

## 五、鉴别诊断

1. 癔症

癔症发作者常以情绪激动为诱因。与抽搐不同的是患者无意识丧失,且绝大多数无大小便失禁、咬舌、跌伤等。常出现过度换气及长时间屏气。体格检查神经系统无异常,经他人劝导或药物镇静后可终止。

2. 晕厥

主要是由于各种原因所致大脑供血、供氧不足而引起头晕、心悸、出汗、黑矇等症状,单纯晕厥患者并无抽搐,经平卧休息、吸氧后可逐渐缓解。

3. 精神性疾病

抽搐患者一般仅在发作过程中出现意识障碍,对发作过程不能回忆,但发作间期内精神正常,如神游症、恐慌症等。

## 六、急诊处理

(一)急性发作期的处理

以及时缓解抽搐为首要原则,而后查明病因,针对病因治疗。

1. 强直－阵挛性抽搐

(1)将患者平卧于空气流通处,使头偏向一侧以防误吸,并解开衣扣。

(2)用压舌板及纱布垫置于上、下臼齿之间,以防舌、颊咬伤。

(3)保持呼吸道通畅,给予氧气吸入。

(4)立即注射抗癫痫药,可选用地西泮 10mg 静脉注射或苯巴比妥 0.1g 肌内注射。

(5)发作控制后,应嘱长期服用抗痫药,可选用苯妥英钠每次 0.1g,每天 3 次;或丙戊酸钠每次0.2g,每天 3 次;或卡马西平每次 0.1g,每天 3 次。

2. 局限性阵挛性抽搐

(1)立即肌内注射地西泮 10mg 或苯巴比妥 0.1g,必要时 2～4h 重复。

(2)控制发作后,长期服用抗癫痫药,同强直－阵挛性抽搐。

3. 抽搐持续状态

(1)立即静脉注射抗癫痫药以迅速控制发作,可选用地西泮 10～20mg 静脉注射,或异戊巴比妥钠(阿米妥钠)0.5g 以 25％葡萄糖注射液 20mL 稀释后缓慢静脉注射,同时密切注意其呼吸抑制的不良反应,发作控制后即停止注射,将剩余药量改作肌内注射。每 2～4h 重复。

(2)苯巴比妥钠 0.2g 肌内注射,每 6～8h 重复一次,可与地西泮或异戊巴比妥钠交替使用,发作控制 24h 后逐渐减量。

(3)鼻饲或喂服抗痫药,同强直-阵挛性抽搐。

(4)处理脑水肿,以 25％甘露醇 250mL 快速静脉滴注,15～30min 滴完,每 6～8h 一次。

(5)纠正代谢障碍和水电解质紊乱。

(6)吸氧。

(7)应用全麻药:硫喷妥钠 0.5g 加 0.9％生理盐水 20mL 缓慢静脉注射,时间不少于 15min,或者硫喷妥钠 0.5g 加 0.9％生理盐水 500mL 缓慢静脉滴注,滴速一般为 35 滴/分。

4.保持气道通畅

(1)定时吸痰、雾化。

(2)化痰解痉药物:如氨茶碱、二羟丙茶碱等。

(3)气管插管:一般在患者血氧饱和度低于 80％时,考虑经口(鼻)气管插管。

(4)气管切开:主要用于经口(鼻)气管插管困难者,如破伤风发作所致的气道狭窄。

5.对症治疗

营养支持,纠正内环境紊乱。

(二)病因治疗

如颅内感染时选择可透过血脑屏障的抗生素;脑出血时应积极脱水、降颅压;脑血管先天畸形可考虑外科手术。

# 第四节　头　　痛

头痛是指额、顶、颞及枕部的疼痛,是头部以及相邻的面、颈部痛觉纤维受物理或化学刺激所产生的动作电位向脑部传导而致。

## 一、病因

### (一)理化因素

颅内外致痛组织受到炎症、损伤或肿物的压迫、牵引、伸展、移位等因素而致头痛。

1.血管被压迫、牵引、伸展或移位导致的头痛

常见于:①颅内占位性病变,如肿瘤、脓肿、血肿等使血管受压迫、牵引、伸展或移位。②颅内压增高,如脑积水、脑水肿、静脉窦血栓形成、脑肿瘤或脑囊虫压迫堵塞。③颅内低压,如腰穿或腰麻或手术,外伤后,脑脊液丢失较多,导致颅内低压。

2.各种原因引起颅内、外动脉扩张导致的头痛

如颅内、外急性感染时,病原体毒素可以引起动脉扩张;代谢性疾病,如低血糖、高碳酸血症与缺氧;中毒性疾病,如一氧化碳中毒、酒精中毒等;脑外伤、癫痫、急性突发性高血压(嗜铬细胞瘤、急性肾炎等)。

3.脑膜受到化学性刺激

(1)细菌性脑膜炎:如脑膜炎双球菌、肺炎双球菌、链球菌、葡萄球菌、大肠杆菌、铜绿假单胞菌、变形杆菌、淋球菌、产气杆菌、肺炎杆菌、结核杆菌、布鲁菌等。

(2)病毒性脑膜炎:如肠道病毒、疱疹病毒、虫媒病毒、流行性腮腺炎病毒。

(3)其他生物感染性脑膜炎:如隐球菌、钩端螺旋体、立克次体、弓形虫病、阿米巴、囊虫病、血吸虫等。

(4)血性脑脊液:如蛛网膜下腔出血、腰穿误伤血管及脑外伤等引起硬、软脑膜炎及蛛网膜发生炎症反应。

(5)癌性脑膜炎:如癌症的脑膜转移、白血病、淋巴瘤的脑膜浸润。

(6)反应性脑膜炎:如继发于全身感染、中毒,以及耳、鼻感染等。

(7)脑室或鞘内注射药物或造影剂:无论是水深性或非水深性作为化学因素,动物实验证实均致脑膜炎反应。

4.头颈部肌肉持久的收缩

头颈部肌肉持续收缩、颈部疾病引起反射性颈肌紧张性收缩,如颈椎骨性关节病、颈部外伤或颈椎间盘病变等。

5.脑神经、颈神经及神经节受压迫或炎症

常见三叉神经炎、枕神经炎、肿瘤压迫等。

6.眼、耳、鼻、鼻旁窦、牙齿等处的病变

可扩散或反射到头面部引起的放射性疼痛。

(二)内分泌因素

常见于女性偏头痛初次发病,常在青春期,有月经期好发、妊娠期缓解、更年期停止的倾向。紧张性头痛在月经期、更年期往往加重。更年期头痛使用性激素类药物可使发作停止。

(三)精神因素

常见于神经衰弱、癔症或抑郁症等。

## 二、鉴别诊断

(一)偏头痛

多见于年轻女性,约 2/3 的患者有家庭遗传背景;10%患者发作前有明显的视觉感觉异常、轻瘫失语等先兆症状;疼痛部位多在一侧,呈周期性发作,每次发作时性质相似,伴有汗出、眩晕、心悸、面色苍白或潮红,甚则腹痛、腹泻等自主神经功能紊乱症状,血管收缩剂麦角胺使用后效果显著,大部分患者经历数年、数十年至绝经期后,症状逐渐减轻或消失。

(二)丛集性头痛

多见于中年男性,发作前无先兆症状,突发于夜间或睡眠时,疼痛剧烈呈密集性发作,而迅速达到高峰,从一侧眼部周围或单侧面部开始,而快速扩展甚则波及同侧肩颈部,呈跳痛或烧灼样痛,站立可减轻,伴同侧颜面潮红、流泪、鼻塞、流涕等症状,持续数 10min 至 2h,无明显神经系统阳性体征,必要时做组胺试验可协助诊断。

(三)鼻窦炎疼痛

常位于前额及鼻根部,晨起加重,伴鼻塞、流脓涕等;部分患者因继发性肌肉收缩而出现颈部疼痛和后头痛,检查鼻腔可见有脓性分泌物病变,鼻窦部位压痛明显。

(四)神经性头痛

神经性头痛为常见的临床表现,部位游走而不固定,一般表现为头部紧束感、重压感、麻痛、胀痛、刺痛等,程度与情绪波动、劳累、失眠等密切相关,通常病程较长,病情起伏较大,常伴有心悸、肌肉颤动、多汗、面红、四肢麻木、发凉等自主神经功能紊乱症状。

### 三、治疗

头痛的治疗要根据前述不同的头痛类型而不同。诸如由于一些病因明确的疾病引起的头痛,应先控制病情,以缓解疼痛。如果是紧张性头痛或偏头痛,应分别注意避免其诱发因素,例如光线、失眠、作息不规律等。

在原发性头痛(主要是紧张性头痛、偏头痛和丛集性头痛)发作时,临床上最常用的是非甾体抗炎药,包括对乙酰氨基酚、布洛芬、双氯酚酸钾等。主要应该注意芬必得胶囊和芬必得酚咖片的区别,芬必得胶囊主要成分为布洛芬,而芬必得酚咖片的主要成分是对乙酰氨基酚和咖啡因,为复合制剂,效果提高37%,并且对头痛的针对性强,起效快,更安全。

芬必得酚咖片等非甾体抗炎药的主要原理是通过在中枢抑制前列腺素的合成而达到镇痛作用,因为原发性头痛的主要原因就是中枢神经系统内致痛因子的改变,其中主要是前列腺素的增加。

## 第五节 眩 晕

眩晕是主观症状,是一种运动幻觉或运动错觉,是患者对于空间关系的定向感觉障碍或平衡感觉障碍,患者感到外界环境或自身在旋转、移动或摇晃,是由前庭神经系统病变所引起。其与头晕不同,一般来说,头晕并无外界环境或自身旋转的运动觉,即患者主诉的症状是头重脚轻、头脑不清等。

### 一、临床表现

眩晕是门诊患者中常见的主诉之一。几乎每个人在一生中早晚均会有此种体验,有此种症状者,在耳科初诊患者中占7%,在神经外科住院患者中占6.7%。

当患者诉述其周围物体或自身旋转,或向一个方向运动时,在临床上确定"眩晕"相对较容易。但患者的叙述往往并不如此明确,而是波动感、方向转换感、拉向一侧或拉向地面感,好似有种磁力在吸引样,地板或墙好像倾斜、下沉或翘起感。查体发现闭目时向一侧过指。这些均为静一动系统受累的特征。

眩晕常伴出汗、苍白、流涎、恶心、呕吐。患者常因眼球震颤而觉得周围物体好像在节律地运动。一般行走时步履维艰,重者完全不能行走。有些患者因突然眩晕发作而猝然倒地,开始并不觉得眩晕,倒地后才感觉到眩晕。重者卧床不起,患者发现只有在某一体位(常为侧卧)、闭眼才能使眩晕、恶心减轻,头稍活动就会使眩晕加重。良性体位性眩晕常发生于躺下或坐起后几秒钟之内。轻度患者,只有在行走时才觉不平衡。稍重,则行走不稳,倾向一侧。与眩晕相伴的共济失调(眩晕性共济失调)并非由于肢体和躯干有病,而是由于控制它们的平衡系统有问题。大部分患者个别肢体运动的协调良好,提示其病变并不在小脑。

眩晕按性质可分为两类:一种是以旋转感为主的"真性眩晕",另一种是不具明确旋转感的"假性眩晕"。眩晕按神经解剖部位又可分为两类:自内耳迷路到前庭神经核前(不包括前庭神经核)病变所致的周围性眩晕和由前庭神经核到前庭的皮质代表区间病变所致的中枢性眩晕。真性眩晕多见于静一动系统,尤其是周围性病变。假性眩晕多见于静一动系统中枢或静—动系统以外的病变。

## 二、诊断

1.首先应详细询问病史

了解究竟是眩晕还是头昏,记录诱发因素及伴随症状。

2.躯体检查

做详细的内科查体,并做有关疾病相应的实验室检查。

3.鉴别

根据病史、查体所见等资料,初步定位是中枢性还是周围性眩晕。

4.耳科检查

周围性眩晕应做详细的耳科检查:鼓膜、中耳、内耳、电测听、旋转试验、变温试验、眼震电图等。

5.神经系统检查

详尽的神经系统查体,头颅 X 线摄片,包括侧位相、乳突相、内听道相、颞骨岩部相,必要时查脑电图,视觉、脑干和体感诱发电位。

6.体位试验

把患者固定在可调节的倾斜台上,若有条件,连接心电图、脑电图、眼震电图,必要时测血压。先让患者仰卧,片刻后嘱转头(向左或右等)。而后患者取仰卧位,调节倾斜台,于不同角度的头位做有关记录。若有体位性低血压,则应做相应的自主神经功能检查及神经药理检查。

7.脑脊液检查

必要时腰穿,除了解压力、常规外,若疑有神经系统本身的自身免疫性疾病,则应查脑脊液免疫球蛋白合成率、IgG 组分区带、病毒和其抗体的定量和定性测定。

8.颅脑 CT

做颅脑 CT 和 NMR,以利进一步定位甚至定性。

## 三、鉴别诊断

1.中枢性和周围性眩晕的鉴别

(1)伴随症状:在周围性病变中,因前庭和耳蜗结构相近而易同时受损,故前庭(眩晕)和耳蜗(耳鸣)症状相平行。多起病急、眩晕重,常有恶心、呕吐、多汗等伴随症状。在脑干病变中,由于脑干中前庭和耳蜗体纤维分开,故此种患者常仅有眩晕而不伴耳鸣;若前庭和耳蜗两者功能均受累,提示其病变部位广泛,则常有脑干其他结构受累的临床表现。

(2)眼震方向:垂直性眼球震颤常提示脑干病变。水平向眼球震颤的方向,在中枢性病变中指向病侧,在周围性病变中则背离病侧。但例外者也不少见,如梅尼埃综合征等。

(3)对体位试验的反应:其眼球震颤,周围性的有潜伏期(2～20s),持续时间短(短于1min),有易疲劳性(若反复采取诱发体位,则其眩晕和眼球震颤渐减轻),眼球震颤为单一方向(常为旋转性、背离病灶侧),眩晕严重,发生于单一诱发体位;中枢性的无潜伏期,持续时间长(长于1min),无易疲劳性,眼球震颤方向随体位不同而异,眩晕较轻,多个体位均可诱发眩晕。

（4）其他：中枢性眩晕常伴其他脑干结构受累的临床表现，如脑神经、感觉和运动传导束受累的表现等。

2. 头昏或其他假性眩晕

头昏或其他假性眩晕常被描述为：摇摆感，头重脚轻，游泳感或在空气中行走感，觉"头脑失常"，跌倒。以焦虑发作为特征的精神患者常有这种体验。过度换气可诱发，同时有心悸、气短、震颤和出汗。

3. 假性眩晕的其他症状

较不肯定，可能有头痛或压迫感，尤为受累的是耳区。假性眩晕多为全身疾病的一种表现，如严重贫血时、体位改变和用力，可能致头重脚轻、疲乏、无力。肺气肿患者，用力时常伴无力、头部特殊感觉；咳嗽时，可能因回心血量减少而致眩晕，甚至晕厥（咳嗽性晕厥）。高血压常伴眩晕，可能是由于焦虑或脑血供障碍。体位性眩晕常由血管运动反射异常、脑供血障碍所致。常见于老年人和卧床不起、体弱无力者。由卧或坐位突然起立时有摇晃、视物模糊和眼前冒金星，历时几秒钟。患者常被迫站立不动，扶住附近的物体，直到眩晕缓解或消失。若眩晕伴意识丧失，则应想到晕厥和癫痫等，应进一步查明其原因。

## 四、治疗

很多疾病可引起眩晕，眩晕又可有多种伴随症状，故治疗应具体病例具体分析。于此，以梅尼埃综合征为例，介绍一些可能有共性的治疗措施。

1. 苯海拉明

苯海拉明可减少对迷路的刺激，每次 25mg，每天 2～3 次。

2. 2% 赛罗卡因

2% 赛罗卡因 2～3mL 稀释于 20% 葡萄糖注射液 20mL 中，静脉注射。女性用 2mL，男性用 3mL，大致相当于 1mg/kg。注射当时可能会有耳堵、头迷糊感，但一般平卧约 5min 后即消失。对眩晕、眼球震颤、恶心、呕吐等，均相当有效。

3. 舒必利

舒必利是一种抗精神病药物，它作用于前庭神经元和脑干网状结构的突触。可能是通过提高前庭感受阈值而使其向网状结构或更高级中枢发放的冲动减少，所以，其对周围性和中枢性眩晕均有效。一般每次 25mg，每天 3 次。有人把它用以治疗 127 例外伤性眩晕患者效果良好，且对前庭反应正常或增高患者的疗效，较对前庭反应低者的疗效为好。未发现有明显不良反应。

4. Innovar

Innovar 是由抗精神病药氟哌啶（Droperidol）与麻醉剂芬太尼（Fentanyl）以 50∶1 相配而成的合剂。据报道，适用于难治性眩晕，能缓解许多周围性眩晕患者的症状和体征。对前庭有完全性、暂时性抑制作用。静脉注射，一次不超过 2mL。一般于静脉注射后 1～10min 内，眼球震颤消失。对周围性眩晕作用较好且持久（大于 170min），对中枢性眩晕作用较差且短暂（短于 90min）。不良反应不常见，主要有晕厥、疲劳感，可伴短时期的睡眠，未见到有呼吸抑制、心动过缓和锥体外系等不良反应。有学者主张应缓慢静脉注射，最好事先做好辅助呼吸的准备。

# 第六节 鼻 出 血

鼻出血又称鼻衄,比较常见。一般可分为两类:由鼻局部原因所致的鼻出血和作为全身性疾病的局部表现之症状性鼻出血。尤以症状性鼻出血更为常见,其发病率约为前者的2倍。

局部因素引起的鼻出血大多为单侧性,出血多发生在鼻中隔前部富于毛细血管前动脉的部位。此处组织弹性较差,遭受刺激时(如挖鼻、干燥、粉尘等),黏膜血管容易破裂,导致出血。鼻黏膜溃疡、鼻息肉和鼻腔恶性肿瘤更是引起出血的原因。

症状性鼻出血可见于血管和肾疾病(如血管壁损害、尿毒症等),出血素质和某些传染病(如流感、麻疹、白喉、伤寒等)。遗传性出血性末梢血管扩张症患者的血管壁先天性薄弱,稍有扩张则可破裂出血。

## 一、病因

1.局部原因

(1)原发性:临床上很多患者的鼻出血找不到明确的原因,多见小儿或青少年,出血部位多在鼻中隔李氏区,多易自止。

(2)外伤性:挖鼻时损伤鼻黏膜是鼻出血的常见原因。

(3)鼻中隔偏曲及穿孔。

(4)鼻部炎症:如急性鼻炎、鼻窦炎、萎缩性鼻炎等。

(5)肿瘤:鼻腔、鼻窦或鼻咽部的良性、恶性肿瘤都可引起鼻出血。

(6)环境因素:如空气干燥、气压低,容易引起鼻出血,在空调房间因空气干燥也可引起鼻出血。

2.全身原因

(1)高血压和动脉硬化。

(2)静脉压升高。

(3)全身出血性疾病:如凝血机制障碍、血小板异常或毛细血管病变。

(4)内分泌紊乱。

## 二、诊断

(1)血从鼻孔流出,即可诊断为鼻出血。鼻出血轻者,仅涕中带血丝;严重者,血从口鼻涌出。

(2)检查:鼻腔前段出血,一般较容易发现出血点。鼻出血不剧者,可用 $1\%\sim3\%$ 麻黄碱溶液棉片收缩鼻黏膜后,从首先出血的一侧鼻腔寻找出血点。此时,应仔细检查鼻腔,特别是鼻中隔前下方的血管丛区,注意黏膜表面有无充血、静脉曲张、糜烂、溃疡、血痂等。鼻腔后段出血,常迅速流入咽部,并从口吐出,鼻前孔镜多不能发现出血部位,须行鼻后孔镜检查,以寻找出血点。除寻找出血点外,尚需找出鼻出血的原因,因此在做止血处理后,还要进一步做必要的全身检查。

### 三、治疗

对鼻出血患者,治疗上要遵照"急则治其标"的原则,使用各种止血方法使鼻出血停止。常用的外用止血法如下。

1.冷敷法

以冷水浸湿的毛巾或冰袋敷于患者的前额或颈部。

2.压迫法

用手指揉按患者入前发际正中线 3.33～6.66cm 处,或紧捏一侧或两侧鼻翼,以达止血目的。

3.导引法

令患者双足浸于温水中,或以大蒜捣烂,敷于足底涌泉穴上,有引热下行,协助止血的功效。

4.滴鼻法

用香墨研浓汁,滴入鼻中,也可用滴鼻灵或 1％～3％麻黄碱液等滴鼻。

5.吹鼻法

用血余炭、马勃、百草霜、三七末、云南白药等药末吹入鼻腔,也可将上述药物放在棉片上,贴于出血处或填塞鼻腔。

6.鼻腔填塞法

用上述方法而未能止血者,可用明胶海绵或凡士林纱条填塞患侧鼻腔,若仍未达止血目的,可行后鼻孔填塞法。

# 第七节　咯　　血

咯血是指喉以下呼吸道任何部位的出血经口排出。呕血是上消化道疾病(指屈氏韧带以上的消化器官,包括食管、胃、十二指肠、空肠上段、肝、胆、胰疾病)或全身性疾病所致的急性上消化道出血,血液经胃从口腔呕出。鼻腔、口腔、咽喉等部位出血,吞咽后呕出或呼吸道疾病引起的咯血,不属呕血,应当加以区别。

### 一、病因

以呼吸系统和循环系统疾病为主。

(一)支气管疾病

多见于支气管扩张症、支气管肺癌、支气管内膜结核、慢性支气管炎等;少见的有支气管腺瘤、支气管结石等。

(二)肺部疾病

常见于肺结核、肺炎、肺脓肿等,其次是肺梗死、肺吸虫等。肺结核咯血原因有毛细血管通透性增高,血液渗出,空洞内小动脉瘤破裂或继发的结核性支气管扩张形成的小动静脉瘘破裂。前者咯血较少,后者可引起致命性大咯血。

(三)循环系统疾病

主要是二尖瓣狭窄,其次为房间隔缺损、动脉导管未闭等先天性心脏病并发肺动脉高压。二尖瓣狭窄咯血原因有肺淤血致肺泡壁或支气管内膜毛细血管破裂、黏膜下层支气管静脉曲张破裂、肺水肿致血液渗漏到肺泡腔或并发出血性肺梗死。其咯血各有特点,包括小量咯血或痰中带血、大咯血、咯粉红色浆液泡沫样血痰或黏稠暗红色血痰。

（四）其他

血液病(如血小板减少性紫癜、白血病、再生障碍性贫血)、急性传染病(如流行性出血热、肺型钩端螺旋体病)、风湿病(如贝赫切特病、结节性多动脉炎、Wegener 肉芽肿)、肺出血肾炎综合征等均可因出凝血机制障碍与血管炎性损坏而有咯血。子宫内膜异位症则因异位子宫内膜周期性增生脱落,定期咯血。

## 二、临床表现、伴随症状及临床意义

1. 临床表现

（1）年龄:青壮年咯血多见于肺结核、支气管扩张症与风心病二尖瓣狭窄,40 岁以上有长期大量吸烟史者,应高度警惕肺癌。

（2）咯血量:日咯血量<100mL 为小量,100～500mL 为中等量,>500mL(或一次 300～500mL)为大量。大量咯血主要见于肺结核空洞、支气管扩张症和慢性肺脓肿,肺癌咯血特点是持续或间断痰中带血;慢性支气管炎咳嗽剧烈时,可偶有血性痰。

2. 伴随症状及临床意义

注意询问是否伴有发热、胸痛、咳痰情况和其他部位出血倾向等。

（1）咯血伴发热:见于肺结核、肺炎、肺脓肿、流行性出血热等。

（2）咯血伴胸痛:见于肺炎球菌肺炎、肺梗死等。

（3）咯血伴脓痰:见于肺脓肿、支气管扩张症、空洞性肺结核并发感染等;部分支气管扩张症表现反复咯血而无脓痰,称为干性支气管扩张。

（4）咯血伴剧烈呛咳:见于肺癌、支原体肺炎。

（5）咯血伴皮肤黏膜出血:应考虑血液病、流行性出血热、肺型钩端螺旋体病、肺血管炎等。

（6）咯血伴黄疸:除钩端螺旋体病外,需注意肺炎球菌肺炎、肺梗死。

## 三、鉴别诊断

咯血需与口腔、鼻、咽部出血或消化道出血所致呕血进行区别。

咯血与呕血的鉴别要点详见表 1-1。

表 1-1　咯血与呕血的鉴别要点

| 项目 | 咯血 | 呕血 |
|---|---|---|
| 病因 | 肺结核、支气管扩张症、肺炎、肺脓肿、肺癌、二尖瓣狭窄 | 消化性溃疡、肝硬化、急性糜烂性胃炎、胆管出血 |
| 出血前症状 | 咽喉痒、胸闷、咳嗽 | 上腹不适、恶心、呕吐 |
| 出血方式 | 咯出 | 呕出、可喷吐而出 |
| 血色 | 鲜红 | 棕黑、暗红、有时鲜血 |
| 血中混合物 | 泡沫、痰 | 胃液、食物残渣 |
| 酸碱性 | 碱性 | 酸性 |
| 黑便 | 除非咽下,否则没有 | 有,量多则为柏油样,呕血停止后仍持续数日无痰 |
| 出血后痰性状 | 痰血数日 | 无 |

### 四、治疗

咯血急诊治疗的目的是：①制止出血。②预防气道阻塞。③维持患者的生命功能。

1.一般疗法

(1)镇静、休息和对症治疗。

(2)中量咯血者,应定时测量血压、脉搏、呼吸。鼓励患者轻微咳嗽,将血液咯出,以免滞留于呼吸道内。为防止患者用力大便,加重咯血,应保持大便通畅。对大咯血伴有休克的患者,应注意保温。对有高热患者,胸部或头部可置冰袋,有利降温止血。须注意患者早期窒息迹象的发现,做好抢救窒息的准备。大咯血窒息时,应立即体位引流,尽量倒出积血,或用吸引器将喉或气管内的积血吸出。

2.大咯血的紧急处理

(1)保证气道开放。

(2)安排实验室检查:包括全血计数、分类及血小板计数,血细胞比容测定,动脉血气分析,凝血酶原时间和不完全促凝血激酶时间测定,胸部X线摄片检查。

(3)配血:在适当时间用新鲜冰冻血浆纠正基础凝血病。

(4)适当应用止咳、镇静剂:如用硫酸可待因,每次30mg,肌内注射,每3～6h 1次,以减少咳嗽。用地西泮以减少焦虑,每次10mg,肌内注射。

(5)应用静脉注射药物:慢性阻塞性肺疾病患者用支气管扩张剂,如有相关指征,用抗生素。

3.止血药的应用

(1)垂体后叶素是大咯血的常用药。

(2)普鲁卡因用于大量咯血但不能使用垂体后叶素者。

(3)安络血。

(4)维生素 K。

4.其他治疗

紧急外科手术治疗;支气管镜止血。

# 第八节　咳嗽、咳痰

咳嗽是呼吸系统疾病最常见的症状之一,它是一种保护性神经反射,通过咳嗽产生呼气性冲击动作,能将呼吸道内的异物或分泌物排出体外。

咳痰是借咳嗽动作将呼吸道内病理性分泌物排出口腔外的病态表现。其内容物为各种物理性、化学性、生物性与过敏性因素使呼吸道各部充血、水肿、毛细血管通透性增高,腺体和杯状细胞分泌增加的渗出物与黏液、浆液,吸入的尘埃及某些组织破坏产物,混合而成。在感染性疾病时,可于其中查到病原体。

### 一、常见原因

(一)呼吸道疾病

从鼻咽部至小支气管,整个呼吸道黏膜受到刺激时,均可引起咳嗽。各种物理(包括异物)、化学、过敏因素对气管、支气管的刺激以及肺部细菌、结核菌、真菌、病毒、支原体或寄生虫感染均可以引起咳嗽,如咽喉炎、喉结核、喉癌等可引起干咳,气管-支气管炎、支气管扩张、支气管哮喘、支气管内膜结核及肺部肿瘤等可引起咳嗽及咳痰。呼吸道感染是咳嗽、咳痰最常见的原因。

(二)胸膜疾病

如各种胸膜炎、胸膜间皮瘤、自发性气胸或医源性气胸,如胸腔穿刺、针灸等引起的气胸,均可引起咳嗽。

(三)心血管疾病

当二尖瓣狭窄或其他原因所致左心功能不全引起肺淤血、肺水肿及各种栓子引起栓塞时,肺泡和支气管内漏出物或渗出物刺激肺泡壁与支气管黏膜,引起咳嗽。

(四)中枢神经因素

由于大脑皮质发出冲动传至延髓咳嗽中枢,可引起咳嗽。因此,人在生理状态下可随意引起咳嗽或抑制咳嗽。脑炎及脑膜炎等病理状态下也可引起咳嗽。

## 二、临床表现

(一)咳嗽的性质

咳嗽无痰或其量甚少为干性咳嗽,见于急性咽喉炎急性支气管炎初期、胸膜炎、肺结核等。

咳嗽伴有痰液称为湿性咳嗽,见于慢性支气管炎肺炎、肺炎、支气管扩张症、肺脓肿和空洞性肺结核等。

(二)咳嗽的时间与节律

突然出现的发作性咳嗽见于吸入刺激性气体所致急性咽喉炎、气管与支气管异物、百日咳或气管、支气管分叉部受压(肿瘤或淋巴结肿大)等,少数支气管哮喘也可表现为发作性咳嗽,尤其在嗅到异味时更易出现(咳嗽变异性哮喘)。

长期慢性咳嗽多见于慢性气道疾病,如慢性支气管炎、支气管扩张症、慢性肺脓肿、肺结核等。

此外,慢性支气管炎、支气管扩张、慢性肺脓肿,咳嗽往往于清晨或夜间变动体位时加重,并伴咳痰。仅有咳嗽而无咳痰,不能诊断为慢性支气管炎,后者与季节变换、寒冷密切相关。

左心衰竭、肺结核夜间咳嗽明显,可能与夜间肺淤血加重、迷走神经兴奋性增高有关。

(三)咳嗽的音色

咳嗽的音色指咳嗽声音的特点。

1.咳嗽声音嘶哑

见于声带炎、喉结核、喉癌与喉返神经麻痹等。

2.金属音调咳嗽,声音高亢

见于主动脉瘤、纵隔肿瘤和肺癌压迫气管等。

3.犬吠样咳嗽,阵发性、连续咳嗽伴有回声

见于会厌、喉部疾患,气管受压和百日咳等。

4.咳声低微甚或无声

见于极度衰弱或声带麻痹。

(四)痰的性状和量

急性呼吸道感染时,痰量较少,慢性支气管炎以浆液-黏液性痰为主,合并感染时,黏度增加或转为脓性,量亦增多。

支气管扩张症、肺脓肿、支气管-胸膜瘘时,痰量较多,且排痰与体位有关;静置后分层,痰有恶臭气味,示有厌氧菌感染;日咯数百至上千毫升浆液泡沫样痰,应考虑弥漫性肺泡癌的可能。

观察痰的颜色,有助理判断病因:黄色脓性,示有细菌感染;黄绿色或翠绿色痰,示有铜绿假单胞菌感染;微黄奶酪见于肺结核干酪性肺炎;痰色白、黏稠、牵拉成丝,提示念珠菌感染;痰呈黄桃样乳状,见于肺泡蛋白沉着症;较多水样痰液,内含粉皮样物,提示肺棘球蚴病。

## 三、伴随症状及临床意义

注意询问是否伴有发热、胸痛、呼吸困难、咯血等。

1.咳嗽伴发热

见于呼吸道感染、支气管扩张症并感染、肺结核、肺脓肿等,如再结合对咳痰情况的描述,则诊断思路更为清晰。

2.咳嗽伴胸痛

见于肺炎、胸膜炎、自发性气胸等。

3.咳嗽伴呼吸困难

见于喉部疾病、阻塞性肺气肿、胸受伤所致大量积液、气胸、肺淤血、肺水肿、大面积肺炎等。

4.咳嗽伴咯血

见于肺结核、支气管扩张症、肺炎、肺脓肿、肺癌、二尖瓣狭窄等。

5.咳嗽伴有杵状指(趾)

主要见于支气管扩张症、肺癌、肺脓肿与脓胸。

6.咳嗽伴有哮喘声

见于支气管哮喘、喘息型支气管炎、心源性哮喘、气管与支气管异物等。

## 四、鉴别诊断

由于咳嗽是许多疾病的一种非特异性症状,临床上进行确诊时必须详细询问病史,全面查体,做胸部 X 线摄片或 CT、气道反应性测定、肺功能、心电图、纤维支气管镜及一些特殊检查,以排除一些可以引起慢性、顽固性咳嗽的其他疾病。

许多疾病伴有咳嗽症状,需要与咳嗽变异性哮喘鉴别的疾病包括慢性阻塞性肺疾病(COPD)、慢性支气管炎、胃食道反流诱发的咳嗽、反复呼吸道感染(RRTI)、典型哮喘、后鼻孔滴漏综合征(PNDS)、支气管内膜结核和血管紧张素转换酶抑制剂诱发的咳嗽等,这些疾病是慢性咳嗽的常见病因,在诊断咳嗽变异性哮喘时需要仔细排除这些疾病。此外,慢性心功能不全、食管裂孔疝、高血压病、气道炎症、肿物、异物、烟雾刺激、焦虑等都可导致慢性咳嗽。

## 五、治疗

在一般情况下,对轻度而不频繁的咳嗽,只要将痰液或异物排出,就可以自然缓解,无须应用镇咳药。但是,对那些无痰而剧烈的干咳,或有痰而过于频繁的剧咳,不仅增加患者的痛苦,影响休息和睡眠,增加体力消耗,甚至促进病症的发展,产生其他并发症,此时弊大于利。所以,应该适当地应用镇咳药,以缓解咳嗽。常用的镇咳药有喷托维林、右美沙芬、美酚伪麻片等。镇咳药的应用原则如下所述。

(1)应当明确诊断,确定引起咳嗽的病因并积极采取相应的治疗措施。首先控制感染,口服抗感染药物,消除炎症,或对抗过敏原,配合对症治疗,才能使止咳祛痰药收到良好的效果。

(2)对一般咳嗽的治疗应以祛痰为主,不宜单纯使用镇咳药。只有因胸膜、心包膜等受刺激而引起的频繁剧咳,或者只有当痰液不多而频繁发作的刺激性干咳,影响患者休息和睡眠时,以及为防止剧咳导致合并症(如肺血管破裂、肺气肿、支气管扩张、咯血)时,才能短时间使用镇咳药。对咳嗽伴有多痰者,应与祛痰剂(如氯化铵、溴己新、乙酰半胱氨酸)合用,以利于痰液排出和加强镇咳效果。

(3)对痰液特别多的湿性咳嗽,如肺脓疡,应该审慎给药,以免痰液排出受阻而滞留于呼吸道内或加重感染。

(4)对持续1周以上的咳嗽,并伴有反复,或伴有发热、皮疹、哮喘及肺脓肿症的持续性咳嗽,应及时去医院明确诊断或咨询医生。

(5)除用药外,还应注意休息,注意保暖,忌吸烟,忌食刺激性食物。对睡眠不佳或情绪烦躁者可应用镇静催眠药。

# 第九节 呼吸困难

呼吸困难是指患者主观上有空气不足或呼吸费力的感觉,而客观上表现为呼吸频率、深度及节律的改变,患者用力呼吸,可见辅助呼吸肌参与呼吸运动,严重者可呈端坐呼吸甚至发绀。

## 一、常见原因

呼吸运动的任何一个环节发生障碍都会导致呼吸困难,具体原因如下。

(一)呼吸系统疾病

1.气道阻塞

如支气管哮喘、慢性阻塞性肺气肿及喉、气管与支气管的炎症、水肿、肿瘤或异物所致狭窄或梗阻。

2.肺脏疾病

如肺炎、肺脓肿、肺淤血、肺水肿、弥漫性肺间质纤维化、肺不张、肺栓塞、细支气管肺泡癌、急性呼吸窘迫综合征等。

3.胸廓疾患

如严重胸廓畸形、气胸、大量胸腔积液和胸部外伤等。

4.神经肌肉疾病

如脊髓灰质炎病变及颈髓病变、急性炎症性脱髓鞘性多发性神经病(格林一巴利综合征)、重症肌无力累及呼吸肌、药物导致呼吸肌麻痹等。

5.膈运动障碍

如膈麻痹、高度鼓肠、大量腹水、腹腔巨大肿瘤、胃扩张和妊娠末期。

(二)循环系统疾病

各种原因所致的心力衰竭、心包积液。

(三)中毒

如尿毒症、糖尿病酮症酸中毒、吗啡中毒、亚硝酸盐中毒和一氧化碳中毒等。

(四)血液病

如重度贫血、高铁血红蛋白血症和硫化血红蛋白血症等。

(五)神经精神因素

如颅脑外伤、脑出血、脑肿瘤、脑及脑膜炎症致呼吸中枢功能障碍,精神因素所致呼吸困难,如癔症。

## 二、临床常见类型与特点

(一)肺源性呼吸困难

肺源性呼吸困难系呼吸系统疾病引起的通气、换气功能障碍。导致缺氧和(或)二氧化碳潴留。临床上分为两种类型。

1.吸气性呼吸困难

特点是吸气费力,重者由于呼吸肌极度用力,胸腔负压增大,吸气时胸骨上窝、锁骨上窝和肋间隙明显凹陷,称为"三凹症"(三只是一个表明多的数字)。常伴有干咳及高调吸气性喉鸣。

发生机制是各种原因引起的喉、气管、大支气管的狭窄与梗阻,如急性喉炎、喉水肿、喉痉挛、白喉、喉癌、气管肿瘤、气管异物或气管受压(甲状腺肿大、淋巴结肿大或主动脉瘤压迫)等。

2.呼气性呼吸困难

特点是呼气费力,呼气时间延长而缓慢,常伴有哮鸣音。发生机制是肺泡弹性减弱和(或)小支气管狭窄阻塞。常见于支气管哮喘、喘息型慢性支气管炎、慢性阻塞性肺气肿等。

(二)心源性呼吸困难

主要由左心和(或)右心衰竭引起,两者发生机制不同,左心衰竭所致呼吸困难较为严重。

1.左心衰竭

发生机制为:①肺淤血使气体弥散功能降低。②肺泡张力增高,刺激牵张感受器,通过迷走神经反射兴奋呼吸中枢。③肺泡弹性减退,扩张与收缩能力降低,肺活量减少。④肺循环压力升高对呼吸中枢的反射性刺激。

左心衰竭所致呼吸困难的特点是活动时出现或加重,休息时减轻或缓解,仰卧加重,坐位减轻。因坐位时下半身回心血量减少,减轻肺淤血的程度;同时坐位时膈位置降低,运动加强,肺活量可增加 $10\% \sim 30\%$,因此病情较重患者,常被迫采取端坐呼吸体位。

急性左心衰竭时,常出现阵发性夜间呼吸困难。其发生机制为:①睡眠时迷走神经兴奋性增高,冠状动脉收缩,心肌供血减少,降低心功能。②仰卧位时肺活量减少,下半身静脉回心血量增多,致肺淤血加重。发作时,患者突感胸闷、气急而惊醒,被迫坐起,惊恐不安。轻者数分钟至数十分钟后症状逐渐消失,重者气喘、发绀、出汗,有哮鸣音,咳粉红色泡沫样痰,两肺底部有湿性啰音,心率加快。此种呼吸困难又称为心源性哮喘,常见于高血压性心脏病、冠心病、风湿性心脏瓣膜病、心肌炎、心肌病等。

2.右心衰竭

发生机制为:①右心房与上腔静脉压升高,刺激压力感受器反射地兴奋呼吸中枢。②血氧含量减少,酸性代谢产物增多,刺激呼吸中枢。③淤血性肝肿大、腹水和胸腔积液,使呼吸运动受限。临床上主要见于慢性肺源性心脏病。

(三)中毒性呼吸困难

在尿毒症、糖尿病酮症酸中毒和肾小管性酸中毒时,血中酸性代谢产物增多,强烈刺激呼吸中枢,出现深而规则的呼吸,可伴有鼾声,称为酸中毒大呼吸(Kussmaul 呼吸)。急性感染和急性传染病时,因体温升高及毒性代谢产物的影响,刺激呼吸中枢,使呼吸频率增加。某些药物和化学物质中毒,如吗啡类、巴比妥类药物、有机磷中毒时,呼吸中枢受抑制,致呼吸变缓慢,可表现呼吸节律异常和 Cheyne-Stokes 呼吸或 Biots 呼吸。

(四)血源性呼吸困难

重度贫血、高铁血红蛋白血症或硫化血红蛋白血症等,因红细胞携氧量减少,血氧含量降低,致呼吸变快,同时心率加速。大出血或休克时,因缺血与血压下降,刺激呼吸中枢,也可使呼吸加速。

(五)神经精神性(呼吸中枢性)呼吸困难

重症颅脑疾患,如颅脑外伤、脑出血、脑炎、脑膜炎、脑脓肿及脑肿瘤等,呼吸中枢因受增高的颅内压和供血减少的刺激,使呼吸变慢而深,并常伴有呼吸节律的异常,如呼吸遏制、双吸气等。

叹息样呼吸患者自述呼吸困难,但并无呼吸困难的客观表现,偶然出现一次深大吸气,伴有叹息样呼气,在叹息之后自觉轻快,属于神经官能症表现。

## 三、临床意义

呼吸困难涉及多种病因,诊断时需详细询问病史,进行全面查体,同时进行必要的化验检查及特殊器械检查。呼吸困难的伴随症状对于病因诊断具有较大价值。

1.发作性呼吸困难伴有哮鸣音

见于支气管哮喘、心源性哮喘。

2.骤然发生的严重呼吸困难

见于急性喉水肿、气管异物、大块肺栓塞、自发性气胸等。

3.呼吸困难伴一侧胸痛

见于大叶性肺炎、急性渗出性胸膜炎、肺梗死、自发性气胸、急性心肌梗死、支气管肺癌等。

4.呼吸困难伴发热

见于肺炎、肺脓肿、肺结核、胸膜炎、急性心包炎、神经系统疾病(炎症、出血)、咽后壁脓肿等。

5.呼吸困难伴有咳嗽、脓痰

见于慢性支气管炎、阻塞性肺气肿并发感染、化脓性肺炎、肺脓肿等,伴大量泡沫样痰者,见于急性左心衰竭和有机磷中毒。

6.呼吸困难伴昏迷

见于脑出血、脑膜炎、休克型肺炎、尿毒症、糖尿病酮症酸中毒、肺性脑病、急性中毒等。

## 四、治疗

治疗呼吸困难的根本在于治疗原发病。在严重急性呼吸困难可能危及生命时,应首先保持气道通畅,吸氧,尽量保证机体的氧气供应。

1.病因治疗

病因治疗是综合治疗的基础,如肺炎、肺脓肿等应积极抗炎治疗;心力衰竭时应积极强心、利尿、扩张血管治疗;严重贫血时可以输血和改善血液的携氧能力,根据病情合理纠正酸中毒等。

2.去除诱因

慢性阻塞性肺疾病者应控制呼吸道感染,体力活动引起心力衰竭发作的则要限制活动强度,必要时卧床休息,根据患者的心、肾功能调整输液速度和输液量。

3.通畅气道

采取祛痰、吸痰等措施清除气道分泌物,去除气管内异物,解除呼吸困难。

# 第十节 发 绀

狭义发绀是指血液中还原血红蛋白增多,致皮肤、黏膜呈青紫颜色;广义上还包括少数因异常血红蛋白所致青紫。观察部位:皮肤较薄、色素较少和血流丰富处,如唇、舌、颊部、鼻尖与甲床。

## 一、发生机制

无论何种原因导致气体交换障碍,致血红蛋白氧合作用减低或心内及大血管之间存在右向左分流,使动脉血中还原血红蛋白含量增多,>50g/L(50g/100mL);或末梢血流缓慢、淤滞,使氧合血红蛋白被组织过多摄氧,还原血红蛋白增多,均可出现青紫。因此,重度及极重度贫血(Hb<60g/L)者,即使重度缺氧,也难见发绀。贫血分度见表1-2。

表1-2 贫血分度

| 项目 | 轻度贫血 | 中度贫血 | 重度贫血 | 极重度贫血 |
|---|---|---|---|---|
| Hb(g/L) | >90 | 60~90 | 30~59 | <30 |
| RBC($\times10^{12}$/L) | 3.0~4.0 | 2.0~3.0 | 1.0~2.0 | <1.0 |

记忆技巧:Hb/30=RBC

## 二、分类与临床表现

(一)血中还原血红蛋白增多

1.中心性发绀

特点是发绀分布于周身皮肤黏膜,皮肤温暖。又可分为两种。

(1)心性混血性发绀:见于有右向左分流的先心病,如法洛四联症,其发绀产生是静脉血未经肺氧合即经异常通道分流混入体循环动脉血中。

（2）肺性发绀：见于各种严重呼吸系统疾病，如呼吸道（喉、气管、支气管）阻塞、肺实质与间质疾病（肺炎、阻塞性肺气肿、弥漫性肺间质纤维化和心源性与非心源性肺淤血、肺水肿）、胸膜疾病（大量胸腔积液、气胸、严重胸膜肥厚）及肺血管疾病（如原发性肺动脉高压）等。其发生机制是肺活量降低、肺泡通气减少、肺通气血流比例失调与弥散功能障碍，使肺氧合作用不足。

2.周围性发绀

特点是发绀见于肢体末梢与下垂部位（如肢端、耳垂、鼻尖）、皮温低，经按摩、加温可消失。又可分为两种。

（1）淤血性发绀：体循环淤血，见于右心衰竭、缩窄性心包炎、局部静脉病变（上腔静脉综合征、血栓性静脉炎、下肢静脉曲张）等，发生机制是体循环（静脉）淤血、周围血流缓慢，氧被过多摄取。

（2）缺血性发绀：动脉供血不足，见于严重休克或血栓闭塞性脉管炎、雷诺病、肢端发绀症、严重受寒等。原因：前者为心输出量减少、有效循环血容量不足、周围血管收缩、组织血流灌注不足、缺氧；后者是肢体动脉阻塞或小动脉强烈痉挛收缩所致。

3.混合性发绀

上述两类发绀并存，见于全心衰竭。

（二）异常血红蛋白

1.高铁血红蛋白血症

血红蛋白血症，其血红蛋白分子中的二价铁被三价铁取代即失去氧合能力，当血中高铁蛋白量达 30g/L（3.0g/100mL）时，即可发绀，其特点是急骤出现，暂时性，病性严重，氧疗无效，静脉血深棕色，接触空气不能转为鲜红，而静脉注射亚甲蓝或大量维生素 C 可使发绀消退。

发生原因：①多为药物或化学物质（如伯氨喹啉、次硝酸铋、磺胺类、苯丙砜、硝基苯、苯胺等）中毒，"肠源性发绀症"是因大量进食含有工业亚硝酸盐的变质蔬菜所致。②先天性高铁血红蛋白血症患者自幼即有发绀，而无心、肺疾病及引起异常血红蛋白的其他原因。

2.硫化血红蛋白血症

此症很少见，硫化血红蛋白不存在于正常红细胞中。在便秘（因屎中含有硫化物）或服用硫化物条件下，凡能引起高铁血红蛋白血症的药物或化学物质，均能引起本症。特点是发绀持续时间长达数月或更长，血液呈蓝褐色，分光镜检查可以确定。

### 三、伴随症状及临床意义

1.发绀伴呼吸困难

见于重症心肺疾病、急性呼吸道梗阻和大量气胸等。高铁血红蛋白血症和硫化血红蛋白血症虽有明显发绀，但无呼吸困难。

2.发绀伴杵状指（趾）

主要见于发绀型先天性心脏病和重症肺化脓症。

3.急速发生的发绀伴意识障碍

见于药物或化学物质中毒休克和急性重症肺部感染。

#### 四、鉴别诊断

**（一）中心性发绀**

此类发绀的特点为全身性，除四肢及颜面外，也累及躯干和黏膜的皮肤，但受累部位的皮肤是温暖的。发绀的原因多由心、肺疾病引起呼吸功能衰竭、通气与换气功能障碍、肺氧合作用不足，导致 $SaO_2$ 降低所致。一般可分为：①肺性发绀：即由于呼吸功能不全、肺氧合作用不足所致。常见于各种严重的呼吸系统疾病，如喉、气管、支气管的阻塞、肺炎、阻塞性肺气肿、弥漫性肺间质纤维化、肺淤血、肺水肿、急性呼吸窘迫综合征、肺栓塞、原发性肺动脉高压等。②心性混合性发绀：由于异常通道分流，使部分静脉血未通过肺循环进行氧合作用而入体循环动脉，如分流量超过心排血量的 1/3，即可出现发绀。常见于发绀型先天性心脏病，如法洛四联症、艾森门格综合征等。

**（二）周围性发绀**

此类发绀常由于周围循环血流障碍所致。其特点表现在发绀常出现于肢体的末端与下垂部位。这些部位的皮肤是冷的，但若给予按摩或加温，使皮肤转暖，发绀可消退。此特点亦可作为与中心性发绀的鉴别点。此型发绀可分为：①淤血性周围性发绀：常见于引起体循环淤血、周围血流缓慢的疾病，如右心衰竭、渗出性心包炎、心包填塞、缩窄性心包炎、血栓性静脉炎、上腔静脉阻塞综合征、下肢静脉曲张等。②缺血性周围性发绀：常见于引起心排血量减少的疾病和局部血流障碍性疾病，如严重休克、暴露于寒冷中和血栓闭塞性脉管炎、雷诺（Raynaud）病、肢端发绀症、冷球蛋白血症等。

**（三）混合性发绀**

中心性发绀与周围性发绀同时存在，可见于心力衰竭等。

#### 五、处理

要迅速找出产生发绀的病因，及时给予治疗。对发绀本身的治疗方法有以下几种。

（1）可注射呼吸中枢兴奋药以提高呼吸功能，如可拉明 0.375g、山莨菪碱 5～10mg、野靛碱 1.5mg 或回苏灵 8mg 肌内注射。

（2）给患者吸氧以促进血红蛋白的氧合。

（3）保持呼吸道的畅通，使空气能够进入肺里和血红蛋白接触，如用支气管扩张药，给予氨茶碱 0.1g，每天 3 次；麻黄碱 25mg，每天 3 次或异丙肾上腺素 10mg 舌下含服，每天 3 次，以及吸除痰液等。必要时进行人工呼吸、气管插管术或气管切开术抢救。

（4）变性血红蛋白病的发绀可用 1% 彩美蓝溶液静脉注射（剂量是每千克体重用 1～2mg）或静脉注射维生素 C；针刺人中、合谷、印堂、涌泉等穴；紫苏、藿香各 50g，煎服。

# 第十一节　胸　　痛

胸痛主要是胸部疾病所引起，少数为其他部位的病变所致。因痛阈个体差异性大，故胸痛的程度与原发疾病的病情轻重并不完全一致。

## 一、原因

### 1.胸壁疾病

如急性皮炎、皮下蜂窝组织炎、带状疱疹、非化脓性肋软骨炎、肌炎、流行性肌炎、肋间神经炎、肋骨骨折、多发性骨髓瘤、白血病神经压迫或浸润等。其特点为疼痛部位固定,局部有压痛。

### 2.心脏与大血管疾病

如心绞痛、急性心肌梗死、心肌病、急性心包炎、二尖瓣或主动脉瓣的病变、胸主动脉瘤、主动脉窦动脉瘤、肺梗死、心脏神经官能症等。

### 3.呼吸系统疾病

如胸膜炎、胸膜肿瘤、自发性气胸、支气管炎、肺癌等。

### 4.纵隔疾病

如纵隔炎、纵隔脓肿、纵隔肿瘤等。

### 5.其他

如食管炎、食管癌、食管裂孔疝、膈下脓肿、肝脓肿、脾梗死等。

## 二、临床表现

### (一)发病年龄

青壮年胸痛时,应注意胸膜炎、自发性气胸、心肌病、风湿性心脏病;老年人则应注意心绞痛与心肌梗死。

### (二)胸痛部位

胸壁的炎症性病变,局部可有红、肿、痛、热表现。带状疱疹是成簇的水泡沿一侧肋间神经分布伴神经痛,疱疹不超过体表中线。非化脓性肋骨软骨炎多侵犯第一、二肋软骨,呈单个或多个隆起,有疼痛但局部皮肤无红肿表现。食管及纵隔病变,胸痛多在胸骨后。心绞痛及心肌梗死的疼痛多在心前区及胸骨后或剑突下;自发性气胸、胸膜炎及肺梗死的胸痛多位于患侧的腋前线及腋中线附近。

### (三)胸痛性质

带状疱疹呈刀割样痛或灼痛。食管炎则多为烧灼痛。心绞痛呈绞窄性并有窒息感,心肌梗死则痛更剧烈而持久,并向左肩和左臂内侧放射。干性胸膜炎常呈尖锐刺痛或撕裂痛。肺癌常有胸部闷痛。肺梗死则表现为突然的剧烈疼痛、绞痛,并伴有呼吸困难与发绀。

### (四)影响胸痛因素

劳累、过强体力活动、精神紧张可诱发心绞痛发作,应用硝酸甘油片,可使心绞痛缓解,但对于心肌梗死则无效。胸膜炎及心包炎的胸痛则可因用力呼吸及咳嗽而加剧。

反流性食管炎的胸骨后烧灼痛,在服用抗酸剂的促动力药物(如多潘立酮等)后可减轻或消失。

## 三、临床意义

对以胸痛为主诉而就医的患者,应详细询问病史,尤应注意上述的发病年龄、胸痛部位、胸痛性质以及胸痛的诱发和缓解因素,同时应当询问与胸痛所伴随的其他临床症状,如胸痛伴吞咽困难者,提示食管疾病(如反流性食管炎);胸痛伴有咳嗽或咯血者,提示为肺部疾病,可能为肺炎、肺结核或肺癌;胸痛伴呼吸困难者,提示肺部较大面积病变,如大叶性肺炎或自发性气胸、渗出性胸膜炎以及过度换气综合征等。

### 四、鉴别诊断

急性胸痛患者是急诊内科最常见的患者群,占急诊内科患者的 5％～20％,三级医院占20％～30％。国外报道,3％急诊诊断为非心源性胸痛患者在 30d 内发生恶性心脏事件;而把预后良好的非心源性胸痛误诊为严重的心源性胸痛则会造成不必要的心理压力和经济损失。在各种胸痛中需要格外关注并迅速判断的是高危的胸痛患者,包括急性冠脉综合征、主动脉夹层、肺栓塞和张力性气胸等患者。

(一)急性冠脉综合征(20min 确诊)

急性冠脉综合征(ACS)是以冠状动脉粥样硬化斑块不稳定为基本病理生理特点,以急性心肌缺血为共同特征的一组综合征,包括不稳定心绞痛(UA)、非 ST 段抬高心肌梗死和 ST 段抬高心肌梗死。对于怀疑 ACS 的患者,应该在患者到达急诊室 10min 内完成初步评价。20min 确立诊断:首先获取病史,进行体格检查、12 导联心电图和初次心脏标记物检测,将这些结果结合起来,判断患者是否确定有 ACS。对于怀疑 ACS,而其最初 12 导联心电图和心脏标记物水平正常的患者,15min 复查心电图。症状发作后 6h,可再次做心脏标记物检查。

诊断 ST 段抬高心肌梗死需满足下列标准中的两项或以上。典型胸痛(心绞痛)持续时间20min 以上;心电图两个或两个以上相连导联 ST 弓背向上抬高并且有动态变化;心肌坏死的生化标记物(CK、CK-MB、肌钙蛋白等)动态演变。诊断一旦确立,早期再灌注治疗是改善心室功能和提高生存率的关键。治疗的目标是在数小时内开通闭塞的冠状动脉,实现和维持心肌水平的血流再灌注。

ST 段不抬高的急性冠脉综合征治疗的目的是在数小时至数日内稳定已破裂的斑块病变,使破裂的斑块逐渐愈合,变成稳定病变;处理危险因素(高血压、高血脂、吸烟和糖尿病),防止进一步发生斑块破裂。根据病史典型的心绞痛症状、典型的缺血性心电图改变(新发或一过性 ST 段压低≥0.1mV,或 T 波倒置≥0.2mV)及心肌损伤标记物(cTnT、cTnI 或 CK-MB)测定,可以做出不稳定心绞痛与非 ST 段抬高心肌梗死诊断。

对于强化治疗基础上仍反复缺血发作、肌钙蛋白升高、ST 段压低、胸痛时出现心功能不全症状或体征、负荷试验阳性、UCG EF<0.40、血流动力学不稳定、持续性室性心动过速、6个月内 PCI、CABG 术后等高危患者应该采用早期介入策略。同时,对不稳定心绞痛与非 ST 段抬高心肌梗死也应该早期给予强化的他汀类降脂治疗,并进行冠心病的二级预防。

(二)主动脉夹层(CT 扫描可确诊)

主动脉夹层是指主动脉内膜撕裂,血液经裂口入主动脉壁,使中层从外膜剥离,其病死率很高。临床上常表现为撕裂样疼痛,且有血管迷走样反应,休克。有时夹层撕裂的症状与急性闭塞的动脉相关如脑卒中、心肌梗死或小肠梗死,到脊髓的血供受影响引起下肢轻瘫或截瘫、肢体缺血,这些表现类似动脉栓塞。主动脉 CT 扫描等影像学检查可以确立诊断。

主动脉夹层诊断一旦确立,应尽早开始药物治疗:积极给予镇静和镇痛治疗;迅速控制血压,通常联合应用硝普钠和 β 受体阻滞剂,目标是将血压降到能维持足够的脑、心、肾的血流灌注的最低血压水平;控制心率和减慢左室收缩的速率,通常使用 β 受体阻滞剂。此外,所有主动脉近端的急性夹层撕裂均有手术指征,应该尽早手术。

(三)肺栓塞(特异性心电图有助诊断)

急性肺动脉血栓栓塞(PE)首发表现为低氧血症。较大面积肺栓塞常见的临床表现有严重的呼吸困难、呼吸增快、胸痛、发绀、低氧血症甚至出现晕厥。肺栓塞急性期发病率、误诊率及病死率颇高,发病 1h 内猝死 11%,总病死率为 32%。当怀疑急性肺栓塞时要及时做心电图(其形态为 $S_1 Q_{\text{III}} T_{\text{III}}$ 倒置型,特征性改变为急性右心室负荷),抽血查 D-二聚体,做二维超声心动图和肺增强螺旋 CT 等检查。

大块肺栓塞,有血流动力学不稳定者可以考虑溶栓、外科手术取栓或者介入导管碎栓。对虽然抗凝治疗仍反复出现栓塞或有抗凝禁忌的患者,可以考虑安装下腔静脉滤器。

(四)张力性气胸(临床症状较典型)

张力性气胸则指受伤组织形成活瓣,空气"只进不出",可严重危及心肺功能。临床上患者通常首先出现突发而剧烈的胸痛,呼吸困难,偶尔有干咳。疼痛可放射至同侧肩部、对侧胸部或腹部,可类似于急性冠脉综合征或急腹症。体征可以出现叩诊鼓音、语颤减弱或消失、患侧运动减弱。纵隔移位可表现为心脏浊音及心尖搏动移向健侧,呼吸音明显减低或消失。胸部 X 线摄片显示肺外周部分空气、无肺纹理可以确诊。治疗上迅速排除空气是挽救生命的措施。

还有很多疾病也能引起胸痛,包括心包炎、大叶性肺炎、反流性食管炎、胸膜炎、纵隔肿瘤、膈疝、颈椎病、肋软骨炎、肋间神经痛、带状疱疹等,相对于前述疾病,它们属于低危胸痛。准确识别这些患者,把他们分流到门诊处理,可以节约有限的医疗资源,同时也避免对这些患者造成不必要的心理压力。

## 五、治疗

(1)卧床休息,采取自由体位,如为胸膜炎所致者,朝患侧卧可减轻疼痛。

(2)局部热敷。

(3)口服止痛药物,可选用阿司匹林 0.3～0.6g,每天 3 次;扑热息痛 0.25～0.5g,每天 3 次,或消炎痛 25mg,每天 3 次。若加用地西泮 5mg,每天 3 次,效果更好。

(4)若疑为心绞痛者,可舌下含服硝酸甘油或消心痛 5～10mg 或速效救心丸 10～14 粒。

(5)心电图和胸部 X 线摄片检查确诊,针对病因治疗。

# 第十二节　心　悸

心悸指患者自觉心中悸动,甚至不能自主的一类症状。发生时,患者自觉心跳快而强,并伴有心前区不适感。

## 一、病因

引起心悸的原因很多,大体可见于以下几类疾病。

(1)心血管疾病:常见于各种类型的心脏病,如心肌炎、心肌病、心包炎、心律失常及高血压等。

(2)非心血管疾病:常见于贫血、低血糖、大量失血、高热、甲状腺功能亢进症等以及胸腔积液、气胸、肺部炎症、肺不张、腹水、肠梗阻、肠胀气等；还可见于应用肾上腺素、异丙肾上腺素、氨茶碱、阿托品等药物后出现的心悸。

（3）神经因素：以自主神经功能紊乱最为常见，神经衰弱、更年期综合征、惊恐或过度兴奋、剧烈运动后均可出现心悸。

## 二、诊断

心悸的诊断需要排除器质性心脏病。另外还须注意心悸有时伴随器质性心脏病，诊断时必须根据病史、临床表现及实验室检查等进行详细的分析、判断，以了解器质性心脏病的严重程度以及心脏神经官能症所占据的成分。

### 1.病史

心悸是许多疾病的一个共同表现，其中有一部分心悸的患者并无器质性病变，因而病史对于心悸的诊断尤为重要。应仔细询问患者心悸的发生是否与体力活动、精神状态以及应用药物等因素有关。若心悸常在轻度体力活动后产生，则病变多为器质性的，应进一步询问既往有无器质性心脏病的病史，若心悸发生在剧烈运动之后，或在应用阿托品等药物之后，则为机体的一种生理反应。另外，心悸发作时间的长短也与病因有关。如突然发生的心悸在短时间内很快消失，但易反复发作，则多与心律失常有关，此时应详细追问心悸发作当时患者的主观感觉，如有无心跳过快、过慢或不规则的感觉，是否伴有意识改变及周围循环障碍，以便做出初步的诊断。若患者从幼年时即出现心悸，则多与先天性心血管疾病有关。

详细询问病史除对病因有一个初步判断外，还可以了解患者有无其他官能性诉述或表现，这对以后的治疗也有很大的帮助。

### 2.体格检查

询问完病史之后，就应有针对性地进行体格检查。如怀疑患者有器质性心脏病时，应重点检查心脏有无病理性体征，即有无心脏杂音、心脏增大以及心律改变等，有无血压增高、脉压增大、水冲脉等心脏以外的心脏病体征。患者的全身情况如精神状态、体温、有无贫血、多汗及甲状腺肿大等也应仔细检查，避免遗漏。

### 3.实验室检查

若怀疑患者有甲状腺功能亢进、低血糖或嗜铬细胞瘤等疾病时可进行相关的实验室检查，如测定血清 $T_3$、$T_4$、甲状腺吸碘率、血糖、血尿儿茶酚胺等。怀疑贫血时可查血常规，必要时可进行骨髓穿刺检查骨髓涂片，以进一步明确病因。

### 4.器械检查

器械检查中最重要的是心电图检查，其方便、快捷，患者无痛苦。心电图检查不仅可以发现有无心律失常，还可以发现心律失常的性质。若静息时心电图未发现异常，可嘱患者适当运动或进行 24h 动态心电图监测。对于怀疑有器质性心脏病的患者，为进一步明确病因，还可进行心脏多普勒超声检查，以了解心脏病变的性质及严重程度。

## 三、鉴别诊断

### 1.心律失常

（1）期前收缩：又称过早搏动、早搏，分为房性、交界性和室性期前收缩三种，是临床上引起心悸最常见的原因。正常人中有相当一部分存在期前收缩，常在情绪激动、劳累、消化不良、过度吸烟、饮酒及饮用大量刺激性饮料后诱发,常以心悸而就诊,心电图检查有时不易发现,动态心电图检查有助于诊断。器质性心脏病患者较易出现期前收缩,多发生于运动后,且较多表现为频发期前收缩,如频发室性期前收缩形成二联律、三联律,或出现多源性及多形性期前收缩。

期前收缩发生时患者常感觉突然心跳增强或心跳暂停,自己摸脉搏时突然漏跳一次。听诊发现心律不规则,第一心音多增强,早搏之后有长的间歇。

(2)心动过速:心动过速中常见的为阵发性心动过速,其特点为突然发作、突然中止,可持续数秒至数天不等,心律一般为规则的、快速的,心率常在160~220次/分钟。发作可由情绪激动、饱餐、疲劳等因素引起,亦可无明显诱因。其症状轻重与发作时心室率的快慢及持续时间的长短、原发病的严重程度有关,轻者仅表现为心悸,重者还可出现烦躁、晕厥、心绞痛,甚至发生心力衰竭、休克。

阵发性心动过速包括室上性和室性两种。前者常见于无器质性心脏病者,用压迫眼球或颈动脉窦的方法可终止其发作,而后者多见于器质性心脏病患者,且上述方法无效,但明确诊断有赖于心电图检查。

另外,快速型心房颤动也较为常见,多发生于器质性心脏病的基础上,患者主要表现为明显的心悸,可发生心力衰竭,听诊心律极不规则,第一心音强弱不一,脉搏短绌,心电图表现为窦性P波消失,代之以形态不一、频率不等的细小的锯齿波,心室率极不规则。

(3)心动过缓:当心率过慢时也可以出现心悸,如病态窦房结综合征和高度房室传导阻滞,诊断主要依靠心电图。

2.高动力循环状态引起心脏收缩增强而产生的心悸

(1)生理性:这一类因素较易发现,如刚刚进行过剧烈运动、有大量吸烟、饮酒史,或有应用阿托品、氨茶碱、肾上腺素等药物史。一般情况下,上述诱因去除后患者很快恢复正常。心电图及其他检查均正常,诊断不难成立。

(2)病理性:①发热:当患者体内存在某种致病菌感染时,随着体温的升高,心率往往也相应增快。此时患者可出现心悸、乏力等症状,但随着感染的控制及体温的回落,心悸可慢慢消失。这类心悸的出现并不代表心脏的异常,心电图检查除心率较快外,并无其他异常。②贫血:各种原因所致的贫血,若红细胞数<3×10^{12}/L、血红蛋白在70g/L以下时,均可出现心悸。查体可见患者面色苍白,呈贫血貌,心率增快,心音增强,心尖部及肺动脉瓣区可闻及收缩期杂音,亦可出现毛细血管搏动、水冲脉等周围血管征。实验室检查示红细胞、血红蛋白明显降低。③甲状腺功能亢进:甲状腺功能亢进的患者由于基础代谢率增高和交感神经功能亢进,常常出现心率加快、心搏增强,且期前收缩和心房颤动也易出现,因而患者常感心悸,许多患者往往以心悸而就诊。体格检查可发现患者有突眼征、甲状腺肿大,有震颤和杂音、第一心音亢进及心动过速等,本病诊断即可成立。另外,临床上还有一部分患者甲状腺功能亢进的症状和体征均不明显,而仅表现为反复发作的心动过速和心房颤动,此时应进一步测定患者血清甲状腺素或基础代谢率,以免漏诊。④低血糖症:低血糖症中大多数为功能性,女性多见,少部分为糖尿病患者应用大量胰岛素后。患者表现为面色苍白、心悸、多汗、烦躁等,查体发现心率增快、血压偏低,此时抽血测定血糖低于正常,进食后很快症状消失。本病常反复发作,每次持续15~20min,多发生于餐后2~4h。诊断根据典型的症状,结合血糖测定及口服或静脉注射葡萄糖后很快恢复而确诊。⑤嗜铬细胞瘤:本病主要临床表现为阵发性或持续性

血压升高,收缩压往往很高,常达 26.6~40kPa(200~300mmHg),发作时突然出现头痛、心悸、恶心、呕吐、大汗、四肢冰冷等,严重者可发生急性左心衰竭或脑血管意外,表现为阵发性高血压者,一般能早期想到本病的可能,如为持续性血压升高者,须注意和原发性高血压鉴别。出现畏寒、多汗、心悸、心动过速、烦躁、消瘦、直立性低血压等表现时,尤其是发生于儿童和青年人时,更应考虑到本病,可进一步测定血、尿儿茶酚胺,必要时可进行肾上腺 CT 扫描以协助诊断。

3. 器质性心脏病

各种器质性心脏病,如风湿性心脏病、高血压性心脏病、冠状动脉粥样硬化性心脏病、心肌病及某些先天性心脏病等疾病的患者在出现心脏扩大、心力衰竭之后,均可出现心悸。诊断时须结合病史、体格检查及一些必要的实验室检查,如怀疑风湿性心脏病时检测红细胞沉降率、抗链球菌溶血素 O,怀疑冠状动脉粥样硬化性心脏病时检测血脂等,此外,可结合超声心动图进行综合判断,对于一些复杂的病例还可进行心导管检查。

4. 心脏神经官能症

心脏神经官能症也叫作心血管神经官能症、神经性血液循环衰弱症、焦虑性神经官能症等,是以心血管、呼吸和神经系统症状为主要表现的临床综合征。患者无论从临床上还是病理上均无器质性病变,属于功能性病变,但往往临床症状较多。本病多发生于青年女性,年龄在 20~40 岁,常有心悸、胸闷、呼吸困难、心前区针刺样疼痛及头痛、失眠、注意力不集中、紧张、四肢麻木等多种表现。体格检查可见心率增快、呼吸加快、心音有力,有时可有脉压增大、水冲脉、枪击音等表现。心电图检查可见窦性心动过速、期前收缩或非特异性 ST 段及 T 波的变化。X 线检查无异常发现。

本病是临床上引起心悸的常见原因之一,由于心电图上有时可出现类似心肌缺血的变化,易误诊为病毒性心肌炎和冠状动脉粥样硬化性心脏病。简单的鉴别诊断方法为普蒂洛尔试验,阳性者支持本病的诊断。另外,病毒性心肌炎患者发病前 2~4 周有一个明显的上呼吸道感染病史,发病 4 周内血清病毒抗体滴度往往增高 4 倍以上,心内膜活检可发现心肌的炎性改变;而冠状动脉粥样硬化性心脏病患者一般年龄较大,多在 50 岁以上,心前区疼痛呈压榨样,或为压迫感,持续时间多在 15min 之内,舌下含服硝酸甘油可缓解。

## 四、治疗

(1)若为心律失常引起的心悸,就需要用抗心律失常药物治疗,这类药物主要包括胺碘酮、美托洛尔、美西律、维拉帕米、阿托品等。

(2)若为贫血引起的心悸,则应该纠正贫血,大多为缺铁性贫血,可行补铁治疗。

(3)若为甲亢引起的心悸(甲亢性心脏病),这时不仅要针对心悸治疗,更应该针对甲亢治疗,可采取抗甲亢药物治疗(丙硫氧嘧啶、甲巯咪唑等)、手术治疗(甲状腺大部切除术)或放射碘治疗。若能排除器质性疾病,则可能会诊断为神经官能症。

# 第十三节 呕 血

呕血是上消化道疾病(指屈氏韧带以上的消化器官,包括食管、胃、十二指肠、空肠上段、肝、胆、胰疾病)或全身性疾病所致的急性上消化道出血,血液经胃从口腔呕出。鼻腔、口腔、咽喉等部位出血吞咽后呕出或呼吸道疾病引起的咯血,不属呕血,应当加以区别。

## 一、病因

呕血的常见病因如下。

1. 食管疾病

食管静脉曲张破裂、食管炎、食管憩室炎、食管癌、食管异物、食管贲门黏膜撕裂、食管炎、食管裂孔疝及食管外伤等。大量呕血常为门脉高压所致的食管静脉曲张破裂引起,食管异物戳穿主动脉可造成大量呕血,并常危及生命。

2. 胃及十二指肠疾病

最常见为胃及十二指肠溃疡,其次为服用非甾体抗炎药(如阿司匹林、消炎痛等)和应激所引起的急性胃黏膜病变。胃十二指肠息肉、癌、淋巴瘤、平滑肌肉瘤、血管性疾病及十二指肠炎伴糜烂等亦可引起出血。

3. 肝、胆管疾病

肝硬化门静脉高压所致胃底及食管静脉曲张破裂出血,肝恶性肿瘤(如肝癌)、肝脓肿或肝动脉瘤破裂出血,胆囊、胆管结石、胆管寄生虫(常见为蛔虫)、胆囊癌、胆管癌及壶腹癌均可引起出血。大量血液流入十二指肠,可造成呕血。

4. 胰腺疾病

急性胰腺炎合并脓肿破裂出血、胰腺癌。

5. 血液疾病

血小板减少性紫癜、过敏性紫癜、白血病、血友病、霍奇金病、遗传性毛细血管扩张症、弥散性血管内凝血及其他凝血机制障碍(如应用抗凝药过量)等。

6. 急性传染病

流行性出血热、钩端螺旋体病、登革热、暴发型肝炎。

7. 其他

尿毒症、结节性多动脉炎、贝赫切特病。

呕血的原因甚多,但以消化性溃疡引起最为常见,其次为胃底或食管静脉曲张破裂,再次为急性胃黏膜病变。当病因未能明确时,也应考虑一些少见疾病,如血友病、原发性血小板减少性紫癜等。

## 二、临床表现

呕血前常有上腹不适及恶心,随后呕吐出血性胃内容物。呕出血液的颜色,视其出血量的多少及在胃内停留时间的久暂而不同。

出血量多且在胃内停留时间短,则血色鲜红或混有凝血块,或为暗红色;当出血量较少或在胃内停留时间长时,则因血红蛋白与胃酸作用形成酸化血红蛋白,呕吐物可呈咖啡渣样棕褐色。呕血的同时可形成黑便。

成人消化道出血>5mL,可出现大便隐血试验阳性。出血达 50～70mL 可发生黑便。上消化道短时间内出血达 250～300mL,可以引起呕血。出血量不超过 400mL,循环血容量的减少可很快被肝脾贮血和组织液所补充,并不引起全身症状。出血量超过 400mL 而<1000mL 时,常表现为头晕、乏力、出汗、四肢冷、心悸、脉搏快等表现。出血量达全身血量的

30％～50％(1500～2500mL)即可出现急性周围循环衰竭,表现为脉搏频数微弱、血压下降、呼吸急促及休克等。血液学改变,最初可不明显,随后由于组织液的渗出及输液等情况,血液被稀释,血红蛋白及红细胞可逐渐减少,故出血早期不能仅根据血液学的改变来判断出血量,血红蛋白测定、红细胞计数及血细胞比容只供估计出血量时作为参考。

## 三、治疗

(1)绝对卧床休息,取平卧位,或将下肢抬高30°。

(2)保持呼吸道通畅,防止呕血时吸入气管内发生窒息。

(3)应用止血药物,如云南白药0.3～0.6g,每天3次口服。

(4)患者烦躁不安、情绪紧张时,可给予镇静剂,如地西泮5～10mg肌内注射或口服,这对止血有用。

# 第十四节 便 血

消化道出血、血液由肛门排出称为便血。便血颜色可呈鲜红、暗红或黑色(柏油便),少量出血不造成粪便颜色改变,需经大便隐血试验才能确定者,称为隐血便。

## 一、病因

**1.上消化道疾病**

视出血量与速度的不同,可表现为便血或黑便。

**2.小肠疾病**

肠结核病、肠伤寒、急性出血性坏死性肠炎、克罗恩(Crohn)病、小肠肿瘤、小肠血管畸形、空肠憩室炎或溃疡、Meckel憩室炎或溃疡、肠套叠等。

**3.结直肠疾病**

急性细菌性痢疾、阿米巴性痢疾、肠结核、溃疡性结肠炎、Crohn病、结肠息肉及息肉病、结肠癌、缺血性结肠炎、抗菌药物相关性肠炎、憩室炎、放射性肠炎、贝赫切特病、直肠孤立性溃疡、直肠肛门损伤、痔、肛裂、肛瘘等。

**4.感染出血**

肠伤寒、副伤寒、钩端螺旋体病、流行性出血热、重症肝炎、败血症、血吸虫病、钩虫病等。

**5.全身性疾病**

白血病、血小板减少性紫癜、过敏性紫癜、血友病、遗传性毛细血管扩张症、维生素C及维生素K缺乏症、肝脏疾病等。

## 二、临床表现

便血的颜色、性状与出血的部位、出血量、出血速度及在肠道停留的时间有关。上消化道或高位小肠出血在肠内停留时间较长,红细胞破坏后,血红蛋白中的铁在肠道内与硫化物结合形成硫化铁,故粪便呈黑色,更由于附近有黏液而发亮,类似柏油,故又称柏油便。

若短时间(4h)内出血量超过1000mL,则大便可呈暗红色,易与下消化道出血混淆;低位小肠或右半结肠出血,一般为暗红色或果酱色。若量少、速度慢,在肠道停留时间较长(超过

14h)时,大便亦呈黑色,注意不要误诊为上消化道出血;左半结肠出血,若量多,则呈鲜红色,若量少,停留时间长,则呈暗红色。粪便可全为血液或与粪便混合;血色鲜红不与粪便混合,仅黏附于粪便表面或于排便前后有鲜血滴出或喷射出者,提示为肛门或肛管疾病出血,如痔、肛裂或直肠肿瘤引起的出血;阿米巴性痢疾的粪便多为暗红色果酱样的脓血便;急性细菌性痢疾为黏液脓性鲜血便;急性出血性坏死性肠炎可排出洗肉水血样粪便,并有特殊的腥臭味。

细致观察血性粪便的颜色、性状及气味等对寻找病因及确立诊断有帮助。少量的消化道出血,无肉眼可见的粪便颜色改变者称为隐血便,隐血便需经隐血试验才能确定,可无自觉症状或仅有贫血。

食用动物血、猪肝等也可使粪便呈黑色,但免疫法查大便隐血为阴性。服用铋剂、铁剂、炭粉及中药等也可使粪便变黑,但一般为灰黑色无光泽,且隐血试验阴性,可资鉴别。

### 三、治疗

#### (一)止血药物

可应用抗纤溶药(如氨甲苯酸)、云南白药、凝血酶(口服或局部用)、巴曲酶等。经直肠镜或乙状结肠镜发现出血病灶,可局部应用止血药物。

#### (二)内镜下止血

包括直肠镜、乙状结肠镜下或纤维结肠镜下局部药物喷洒、电凝、激光等治疗,可防止造成穿孔。

#### (三)血管造影介入

经造影导管选择性动脉灌注血管加压素或栓塞物可以有效止血,对出血原因尚不明确或经药物治疗无效的下消化道出血具有诊断价值。

#### (四)外科治疗

急诊手术仅用于患者出血量多且其他治疗方法不能止血时。如诊断明确为结肠癌,应尽可能行择期手术。

# 第十五节　黄　疸

黄疸为一种常见的临床表现,是由于血清内胆红素浓度增高(高胆红素血症)使巩膜、皮肤、黏膜、体液和其他组织被染成黄色的现象。

正常血清总胆红素浓度为 $1.7 \sim 17.1 \mu mol/L$,其中一分钟胆红素低于 $3.4 \mu mol/L$。如总胆红素为 $34 \mu mol/L$,临床上即可发现黄疸,如血清总胆红素超过正常范围而肉眼看不出黄疸,则称为隐性黄疸。

### 一、胆红素代谢

#### (一)正常胆红素的代谢

1.胆红素的来源

衰老红细胞所释放的血红蛋白为胆红素的主要来源,占 $80\% \sim 85\%$,$10\% \sim 15\%$胆红素来自骨髓中未成熟红细胞的血红蛋白(即无效造血),另 $1\% \sim 5\%$来自肝的游离血红素及含血红素的蛋白质。正常成人每日生成胆红素总量为 $340\sim510\mu mol/L$，平均 $425\mu mol/L$。

2. 胆红素的运输

上述胆红素是游离胆红素，又称非结合胆红素。游离胆红素于血液循环中附着于血清蛋白上，形成胆红素－清蛋白复合物，运载到肝。

3. 胆红素的摄取

在肝窦内，胆红素被肝细胞微突所摄取，并将清蛋白与胆红素分离，胆红素进入肝细胞后，由胞浆载体蛋白 Y 和 Z 携带，并转运到光面内质网内的微粒体部分。

4. 胆红素的结合

游离胆红素在微粒体内经葡萄糖醛酸转移酶催化，与葡萄糖醛酸基相结合，形成结合胆红素。主要为胆红素葡萄糖醛酸酯，约占结合胆红素总量的 $75\%$。

5. 胆红素的排泄

可能经高尔基器运输到毛细胆管微突、细胆管、胆管而排入肠道，这是一个主动转运、限速和耗能过程。结合胆红素进入肠腔后，由肠道细菌脱氢的作用还原为尿胆原，大部分随粪便排出，称为粪胆原；小部分回肠下段或结肠重吸收，通过门静脉血回到肝，转变为胆红素，或未经转变再随胆汁排入肠内，从肠道重吸收的尿胆原，有很多进入体循环，经肾排出。

(二)黄疸分类

1. 溶血性黄疸

(1)病因和发生机制：凡能引起红细胞大量破坏而产生溶血现象的疾病，都能发生溶血性黄疸：①先天性溶血性贫血。②获得性溶血性贫血。

红细胞大量破坏时，生成过量的非结合胆红素，远超过肝细胞摄取、结合和排泄的限度，同时溶血性贫血引起的缺氧、红细胞破坏释放出的毒性物质，均可削弱肝细胞的胆红素代谢功能，使非结合胆红素潴留于血中而发生黄疸。

(2)溶血性黄疸的特征：①巩膜多见轻度黄染，在急性发作时有发热、腰背酸痛，皮肤黏膜往往明显苍白。②皮肤无瘙痒。③有脾大。④有骨髓增生旺盛的表现。⑤血清总胆红素增高，一般不超过 $85\mu mol/L$，主要为非结合胆红素增高。⑥尿中尿胆原增加而无胆红素，急性发作时有血红蛋白尿，呈酱油色，慢性溶血时尿内含铁血黄素增加，24h 粪中尿胆原排出量增加。⑦在遗传性球形细胞增多时，红细胞脆性增加，地中海贫血时脆性降低。

2. 肝细胞性黄疸

(1)病因和发生机制：各种肝病肝细胞广泛损害而引起黄疸。因肝细胞病变，对胆红素摄取、结合和排泄功能发生障碍，以致有相当量的非结合胆红素潴留于血液中，同时因结合胆红素不能正常地排入细小胆管，反流入肝淋巴液及血液中，结果发生黄疸。尿内有胆红素，尿胆原的排泄量视肝细胞损害和肝内淤胆的程度而定。

(2)肝细胞性黄疸的特征：①皮肤和巩膜呈浅黄至深金黄色，皮肤有时有瘙痒。②血中非结合和结合胆红素均增高。③尿中胆红素阳性，尿胆原常增加，但在疾病高峰时，因肝内淤胆致尿胆原减少或缺如，同样，粪中尿胆原含量可正常、减少或缺如。④血清转氨酶明显增高。⑤血中肝炎病毒标记物常阳性。⑥肝活组织检查对弥漫性肝病的诊断有重要意义。

3. 胆汁淤积性黄疸

(1)病因和发病机制：①肝外阻塞性胆汁淤积：引起胆总管内阻塞的有胆石症、胆管蛔虫、胆管炎、癌肿浸润、手术后胆管狭窄；胆管外阻塞的有壶腹周围癌、胰头癌、肝癌、肝门或胆总管周围淋巴结癌肿转移等引起胆管压迫。阻塞上端的胆管内压力不断增高,胆管逐渐扩大,最后使肝内胆管因胆汁淤积而破裂,胆汁直接或由淋巴液反流入体循环,结果使血中结合胆红素增高。②肝内阻塞性胆汁淤积:包括肝内泥沙样结石、原发性肝癌侵犯肝内胆管或形成癌栓、华支睾吸虫病等。③肝内胆汁淤积:见于病毒性肝炎、药物性黄疸、原发性胆汁性肝硬化及妊娠期复发性黄疸等。

肝内胆汁淤积分子细胞学上是指胆汁的生成和分泌减少,以及胆汁淤滞和浓缩。

(2)胆汁淤积性黄疸的特征:①肤色暗黄、黄绿或绿褐色。②皮肤瘙痒显著,常发生于黄疸出现前。③血中胆红素增高,以结合胆红素为主,胆红素定性试验呈直接反应。④尿胆红素阳性,但尿胆原减少或缺如。⑤粪中尿胆原减少或缺如,粪便显浅灰色或陶土色。⑥血清总胆固醇、碱性磷酸酶、γ-谷氨酰转肽酶增高,脂蛋白-X 阳性。

4.先天性非溶血性黄疸

肝细胞对胆红素的摄取、结合及排泄异常由先天性酶缺陷所致。

(1)Gilbert 综合征:因肝细胞摄取游离胆红素障碍及微粒体内葡萄糖醛酸转移不足所致。血清内非结合胆红素增高,肝功能试验正常,红细胞脆性正常,胆囊显影良好,肝活组织检查无异常。

(2)Dubin-Johnson 综合征:因肝细胞对结合胆红素及其他有机阴离子向毛细胆管排泄障碍,致血清结合胆红素增高,但胆红素的摄取和结合正常。口服胆囊造影剂胆囊常不显影。肝外观呈绿黑色,肝活组织检查见肝细胞内有弥漫的棕褐色色素颗粒。

(3)Rotor 综合征:由于肝细胞摄取游离胆红素和排泄结合胆红素均有先天性缺陷,致血中结合胆红素增高为主,吲哚菁绿(ICG)排泄试验有减低。胆囊造影多显影良好,少数不显影。肝活组织检查正常,肝细胞内无色素颗粒。

(4)Crigler-Najjar 综合征:由于肝细胞缺乏葡萄糖醛酸转移酶,致不能形成结合胆红素,因而血中非结合胆红素浓度很高,可并发核黄疸。预后很差。

## 二、诊断

黄疸的鉴别诊断应根据病史、体征、实验室和其他检查等所取得的结果,进行综合分析与判断,以期得到正确诊断。

(一)病史

1.年龄与性别

婴儿期黄疸有新生儿生理性黄疸、新生儿肝炎和先天性胆管闭锁,儿童时期至 30 岁以前,以病毒性肝炎为多见;40 岁左右所见的黄疸常由胆石症所致;30～50 岁的男性黄疸患者,应多考虑肝硬化或原发性肝癌;50 岁以上出现的黄疸,常见于癌肿,男性以胰头癌,女性以胆管癌为多见。

2.接触史

黄疸型病毒性肝炎患者常有与肝炎患者接触史,或有近期输血、血浆制品、注射史;服用氯丙嗪、甲睾酮、对乙酰氨基酚等药物或接触四氯化碳者,应考虑药物性肝病或中毒性肝炎,还应了解患者疫区接触史等。

3.家族史

家族中除肝炎外,要想到先天性溶血性及非溶血性黄疸和其他遗传性肝病。

4.既往史

患者既往的健康状况和过去曾患过的疾病等。

5.妊娠史

患者妊娠次数及生育状况。

6.饮酒史与冶游史

患者饮酒情况,有无不洁性交史,是否有性病史。

7.病程

黄疸的病程可作为诊断的参考。

(二)症状

1.发热

病毒性肝炎在黄疸出现前常有低热,胆管炎的发热一般在中等程度以上,多伴有寒战,肝癌因癌组织坏死或继发感染常有发热。

2.腹痛

肝区隐痛或胀痛常提示病毒性肝炎,持续性胀痛见于慢性肝炎及肝癌,胆石症或胆管蛔虫症发作常有右上腹阵发性绞痛,上腹及腰背痛提示胰头癌。

3.消化不良症状

常有腹胀、腹痛、食欲不振、恶心、呕吐等。

4.皮肤瘙痒

胆汁淤积性黄疸常有明显的皮肤瘙痒,肝细胞性黄疸可有轻度瘙痒,溶血性黄疸则无瘙痒。

5.体重是否改变

长时间黄疸常影响消化吸收功能,体重减轻。

6.尿、粪颜色的改变

胆汁淤积性黄疸时尿如浓茶,粪色浅灰或陶土色;肝细胞性黄疸时尿色加深,粪色浅黄;溶血性黄疸急性发作时可排出酱油色尿,粪便颜色亦加深。

(三)体征

1.黄疸的色泽

皮肤颜色主要由黄疸的种类与持续的时间来决定。溶血性黄疸皮肤呈柠檬色,肝细胞性黄疸呈浅黄或金黄色,胆汁淤积性黄疸持续时间较长者呈黄绿色、深绿色或绿褐色。

2.皮肤改变

除黄疸外,肝硬化可见色素沉着、肝病面容、肝掌、蜘蛛痣或毛细血管扩张、出血点、腋毛脱落、腹壁静脉曲张及下肢水肿等。胆汁淤积性黄疸时可见皮肤瘙痒抓痕、色素沉着及眼睑黄瘤等。溶血性黄疸常见皮肤苍白。

3.肝大

急性肝炎时,肝轻度或中度肿大,质地软而有压痛。肝硬化时肝常先大后小,质地明显变硬。肝癌时肝显著肿大,质坚硬并有压痛,表面有不规则结节。心功能不全时,肝肿大,质地中度软硬,有压痛。急性肝坏死时,肝浊音界缩小。

4.脾大

肝硬化伴有门静脉高压时,脾中度或显著肿大,急性黄疸病毒性肝炎时,脾轻度肿大。

5.胆囊肿大

胰头癌、壶腹周围癌、胆总管癌引起肝外阻塞性胆汁淤积时的胆囊胀大,具有表面平滑、可移动与无压痛等特点,即所谓 Coruvoisier 征。胆囊癌及胆囊底部巨大结石者,肿大的胆囊坚硬而不规则。

(四)实验室及其他检查

1.肝功能试验

(1)胆红素代谢试验:包括胆红素定性和定量测定、尿胆红素和尿胆原测定。一分钟胆红素(1'B)相当于结合胆红素,一般约占总胆红素量(TB)的 20%。溶血性黄疸时非结合胆红素显著增高,1'B/TB 比值<20%,尿胆红素阴性,尿胆原显著增加。肝细胞性黄疸时结合与非结合胆红素均中度增高,尿胆红素阳性,尿胆原增加、正常或减少。胆汁淤积性黄疸时结合胆红素显著增高,尿胆红素阳性,尿胆原视胆汁淤积程度而定,可有或无。

(2)血清蛋白测定与蛋白电泳:在慢性肝细胞性黄疸特别是晚期患者中,血清总蛋白和清蛋白减少,球蛋白增高,致清/球蛋白比值低于正常或倒置。在急性肝炎患者中,血清蛋白电泳测定可见清蛋白轻度降低,β 与 γ-球蛋白轻度升高;肝硬化常有清蛋白显著降低,β 及 γ-球蛋白明显增高;在原发性胆汁性肝硬化患者中,清蛋白降低,$\alpha_2$、β 及 γ-球蛋白增高;早期胆汁淤积性黄疸蛋白电泳无明显改变,以后 $\alpha_2$ 及 β 球蛋白增高。

(3)血清酶活力测定:血清转氨酶 ALT(GPT)、AST(GOT):急性黄疸型病毒性肝炎时,ALT 及 AST 活力明显增高,胆汁淤积性黄疸者的二者仅轻度升高。重症肝炎患者,有时见转氨酶活力反而降低,血清胆红素明显升高,呈"胆酶"分离现象,提示预后险恶。

碱性磷酸酶(ALP):肝外、肝内阻塞性黄疸及肝内胆汁淤积时,ALP 明显增高,其活力>正常值 3 倍,如无骨病存在,则高度提示有胆汁淤积。

γ-谷氨酰转肽酶(γ-GT):急性肝炎可有 γ-GT 轻度或中度增高,原发性肝癌及胆汁淤积黄疸则 γ-GT 显著增高。

5′-核苷酸酶(5′-NT):是 ALP 的一种同工酶,但在骨病和妊娠期,其酶活力无改变。原发性肝癌、癌性胆管阻塞时 5′-NT 活力增高。

乳酸脱氢酶(LDH):大多数急性肝炎患者 LDH 增高,如 LDH 显著增高,应考虑癌肿阻塞引起的黄疸,单纯良性胆汁淤积时,LDH 一般仅轻度升高。

(4)血清总胆固醇、胆固醇酯、脂蛋白-X(LP-X)测定:胆汁淤积性黄疸,其总胆固醇含量增高;肝细胞性黄疸特点是有广泛肝坏死时,胆固醇酯降低。胆汁淤积性黄疸患者,其血清中出现一种特殊的 LP-X。正常人血清中无人 LP-X。

(5)血清铁和铜含量测定:正常血清铁浓度为 $14.3\sim23.3\mu mol/L$,血清酮为 $15.1\sim22\mu mol/L$,铁/铜比值为 0.8~1.0。胆汁淤积性黄疸时血清铜增高,铁/铜比值<0.5;肝细胞性黄疸急性期的血清铁增高,铁/铜比值>1。

(6)凝血酶原时间测定及其对维生素 K 的反应:即肝细胞性和胆汁淤积性黄疸时,凝血酶原生成减少,因而凝血酶原时间均延长。注射维生素 K 2~4mg 后 24h 复查凝血酶原时间,如较注射前有明显缩短,表示肝功能正常,黄疸可能为胆汁淤积性,如无改变,表示肝制造凝血酶原的功能受损,黄疸可能为肝细胞性。

(7)吲哚菁绿(ICG)排泄试验:正常人 ICG 平常潴留量为注射剂量的 10%,肝实质病变时潴留量增加。

2.免疫学检查

原发性胆汁性肝硬化时,除 IgM 明显增高外,血清内抗线粒体抗体阳性率可高达90%～95%。原发性肝癌者,甲胎蛋白大多数阳性。

3.血液学检查

主要用于协助诊断溶血性黄疸。先天性溶血性黄疸时,有贫血、周围血中有晚幼红细胞和网织红细胞显著增多、骨髓红系统细胞明显增生活跃。遗传性球形细胞增多症,有红细胞脆性增加;地中海贫血时,红细胞脆性降低。抗人体蛋白试验在自身免疫性溶血性贫血及新生儿溶血性贫血时呈阳性反应。

4.超声显像

腹部超声检查显著地提高了黄疸的诊断水平,超声显像用于鉴别胆汁淤积性和肝细胞性黄疸的准确率甚高,特别是对肝外胆管阻塞引起的黄疸与肝内胆汁淤积的鉴别很有帮助。

5.X 线检查

(1)食管吞钡、胃肠钡餐检查:发现食管或胃底静脉曲张,则可协助诊断肝硬化,十二指肠肠曲增宽提示胰头癌。Vater 壶腹癌时,利用十二指肠低张造影,可见十二指肠降部充盈缺损,呈反"3"型。

(2)胆囊造影术:可了解胆囊显影情况,静脉胆管造影时可了解胆管通畅与否、胆管有无增粗。

(3)经十二指肠镜逆行胰胆管造影(ERCP):可区别肝外或肝内胆管阻塞及阻塞部位,通过十二指肠镜可直接察看壶腹区与乳头部有无病变,并可做活组织检查。

(4)经皮肝穿刺胆管造影(PTC):能清楚显示肝内、外整个胆管系统,对胆管阻塞的部位、程度、病变范围等亦能准确了解。

(5)CT:上腹部 CT 检查能同时显示肝、胆管与胰腺等脏器的图像。

6.放射性核素检查

注射标记$^{99m}$Tc 的吡哆醛氨基酸类化合物作肝胆动态显像(ECT),除做出肝和胆管功能的评价外,主要是鉴别肝外胆管阻塞性黄疸和肝细胞性黄疸,放射性胶体单光子发射电子计算机断层扫描,对肝占位性病变的部位、大小和形态分辨率很高。

7.肝穿刺活组织检查与腹腔镜检查

肝活组织检查能协助诊断肝细胞性黄疸、肝内胆汁淤积及 Dubin-Johnson 综合征等。急性肝炎时,腹腔镜下可见大红肝、胆囊松弛、脾大;肝内胆汁淤积时,肝呈绿色花斑状,胆囊松弛。

8.治疗性试验

(1)泼尼松(龙)试验:患者口服泼尼松 10～15mg,每天 3 次,共服 5～7d,服药前、后检查血清胆红素。胆汁淤积型肝炎时,本试验可使胆红素浓度降低50%以上,而肝外阻塞性黄疸则不降低或下降甚微。有人应用本试验来鉴别肝内胆汁淤积和肝外阻塞性黄疸。

(2)苯巴比妥试验:苯巴比妥对肝细胞微粒体酶与 $Na^+$-$K^+$-ATP 酶有诱导作用,促进胆汁输送排泄,可减轻肝内胆汁淤积。苯巴比妥 30～60mg 口服,每天 3～4 次,共 7d,其临床意见与评价同泼尼松试验。

## 三、治疗

(1)积极治疗原发病。

(2)对症治疗。

# 第十六节　急性腹痛

急性腹痛是指患者自觉腹部突发性疼痛,常由于腹腔内或腹腔外器官疾病所引起,前者称为内脏性腹痛,常为阵发性并伴有恶心、呕吐及出汗等一系列相关症状,腹痛由内脏神经传导;而后者腹痛是由躯体神经传导,故称躯体性腹痛,常为持续性,多不伴有恶心、呕吐症状。

## 一、病因与发生机制

(一)急性腹痛

有起病急、病情重和转变快的特点,常涉及是否手术治疗的紧急决策。

1.腹膜炎症

多为胃肠穿孔引起,少部分为自发性腹膜炎。

2.腹腔器官急性炎症

如急性胃炎、急性肠炎、急性胰腺炎、急性出血性坏死性肠炎、急性胆囊炎等。

3.空腔脏器阻塞或扩张

如肠梗阻、胆管结石、胆管蛔虫症、泌尿系结石梗阻等。

4.脏器扭转或破裂

如肠扭转、肠绞窄、肠系膜或大网膜扭转、卵巢扭转、肝破裂、脾破裂、异位妊娠破裂等。

5.腹腔内血管阻塞

如缺血性肠病、夹层腹主动脉瘤等。

6.胸腔疾病所致的腹部牵涉性痛

如肺炎、肺梗死、心绞痛、心肌梗死、急性心包炎、胸膜炎、食管裂孔等所致疼痛。

7.腹壁疾病

如腹壁挫伤、脓肿及腹壁带状疱疹。

8.全身性疾病所致的腹痛

如腹型过敏性紫癜、腹型风湿热、尿毒症、铅中毒、血卟啉病等。

(二)发生机制

腹痛发生可分为三种基本机制,即内脏性腹痛、躯体性腹痛和牵涉痛。

1.内脏性腹痛

是腹内某一器官受到刺激,信号经交感神经通路传入脊髓,其疼痛特点为:①疼痛部位含混,接近腹中线。②疼痛感觉模糊,多为痉挛、不适、钝痛、灼痛。③常伴恶心、呕吐、出汗等其他自主神经兴奋症状。

2.躯体性腹痛

是来自腹膜壁层及腹壁的痛觉信号,经体神经传至脊神经根,反映到相应脊髓节段所支配的皮肤。其特点是:①定位准确,可在腹部一侧。②程度剧烈而持续。③可有局部腹肌强直。④腹痛可因咳嗽、体位变化而加重。

3.牵涉痛

是腹部脏器引起的疼痛,刺激经内神经传入,影响相应脊髓节段而定位于体表,即更多具有体神经传导特点,疼痛较强,程度剧烈,部位明确,局部有压痛、肌紧张及感觉过敏等。临床上不少疾病的腹痛涉及多种发生机制。阑尾炎早期疼痛在脐周,常有恶心、呕吐,为内脏性疼痛,持续而强烈的炎症刺激影响相应的脊髓节段或躯体传入纤维,使疼痛转移至右下腹麦氏点,出现牵涉痛;当炎症进一步发展波及腹膜壁层,则出现躯体性疼痛,程度剧烈,伴以压痛、肌紧张及反跳痛。

## 二、临床表现

### (一)腹痛部位

一般腹痛部位多为病变所在,如胃十二指肠疾病、急性胰腺炎疼痛多在中上腹部,胆囊炎、胆石症、肝脓肿等疼痛多在右上腹,急性阑尾炎痛在右下腹麦氏点。小肠疾病疼痛多在脐部或脐周。膀胱炎、盆腔炎症及异位妊娠破裂疼痛在下腹部。弥漫性或部位不定的疼痛见于急性弥漫性腹膜炎(原发性或继发性)、机械性肠梗阻、急性出血性坏死性肠炎、血卟啉病、铅中毒、腹型过敏性紫癜等。

### (二)腹痛性质和程度

突发的中上腹剧烈刀割样痛、烧灼样痛多为胃十二指肠溃疡穿孔。中上腹持续性剧痛或阵发性加剧应考虑急性胰腺炎。胆石症或泌尿结石常为阵发性绞痛,相当剧烈,致使患者辗转不安。阵发性剑突下钻顶样疼痛是胆管蛔虫症的典型表现。持续性、广泛性剧烈腹痛伴腹壁肌紧张或板样强直,提示为急性弥漫性腹膜炎。隐痛或钝痛多为内脏性疼痛,多由胃肠张力变化或轻度炎症引起。胀痛可能为实质脏器的包膜牵张所致。

### (三)诱发因素

胆囊炎或胆石症发作前常有进油腻食物。而急性胰腺炎发作前则常有酗酒、暴饮暴食史。部分机械性肠梗阻与腹部手术史有关。腹部受暴力作用引起的剧痛并有休克者,可能是肝、脾破裂所致。

### (四)发作时间与体位的关系

餐后痛可能是由胆胰疾病、胃部肿瘤或消化不良所致;饥饿痛发作呈周期性、节律性者见于胃窦、十二指肠溃疡;子宫内膜异位者腹痛与月经周期相关;卵泡破裂者发作在月经间期。某些体位可使腹痛加剧或减轻,从中可获得诊断的线索。例如左侧卧位可使胃黏膜脱垂患者的疼痛减轻;膝胸或俯卧位可使十二指肠壅滞症的腹痛及呕吐等症状缓解;胰体癌者仰卧位时疼痛明显,而前倾位或俯卧位时减轻;反流性食管炎患者烧灼痛在躯体前屈时明显,而直立位时减轻。

### (五)伴随症状

腹痛伴有发热、寒战者显示有炎症存在,见于急性胆管感染、胆囊炎、肝脓肿、腹腔脓肿,也可见于腹腔外疾病。腹痛伴黄疸者可能与胆系或胰腺疾病有关。急性溶血性贫血也可出现腹痛与黄疸。腹痛伴休克,同时有贫血者可能是腹腔脏器破裂(如肝、脾或异位妊娠破裂);无贫血者则见于胃肠穿孔、绞窄肠梗阻、肠扭转、急性出血坏死性胰腺炎。腹腔外疾病如心肌梗死、肺炎也可有腹痛与休克,应特别警惕;伴呕吐者提示食管、胃肠病变,呕吐量大提示胃肠道梗阻;伴反酸、嗳气者提示胃十二指肠溃疡或胃炎;伴腹泻者提示消化吸收障碍或肠道炎症、溃疡或肿瘤。此外,腹痛伴血尿者可能为泌尿系统疾病(如泌尿系结石)所致。

## 三、诊断与鉴别诊断

腹痛的诊断应根据详细的病史资料、腹痛的上述临床表现总结出腹痛的特点,分析其可能的病理本质,结合全面的体格检查特别是腹部检查发现,作为初步诊断,进一步部署必要的实验室内和特殊检查,一般不难确诊。对急性腹痛应特别注意其严重程度及威胁生命的体征,分清内科与外科治疗的限度。对慢性腹痛则应注意腹腔外或全身性病变引起腹痛的鉴别,以及注意器质性与功能性疾病的鉴别。对尚无明确诊断者,应密切随访观察,根据症状的轻重缓急,予以相应处理。切勿随意使用镇痛药,禁用麻醉剂,切忌听之任之。几种常见腹痛疾病的诊断要点详见表1-3。

表1-3 几种常见腹痛疾病的诊断要点

| 疾病 | 病史 | 腹痛部位 | 性质 | 腹部体征 | 伴随症状 | 实验室检查 | 特殊检查 |
|---|---|---|---|---|---|---|---|
| 急性胃肠炎 | 饮食不洁,暴饮暴食史 | 中上腹或全腹 | 持续胀痛、阵发剧痛 | 局部压痛、肠鸣活跃 | 恶心、呕吐、腹胀、发热等 | 白细胞增多,大便异常 | 无 |
| 急性胰腺炎 | 暴饮暴食史,胆结石史 | 上腹偏左或正中 | 持续剧痛,向左腰背放射 | 上腹压痛、肌紧张轻重不等,重者腹胀、腹水征、肠鸣音减少 | 恶呕、发热、休克等 | 白细胞增多,血尿、血尿淀粉酶升高,腹水淀粉酶升高 | 腹部平片,B超显示局部炎症、腹胀、胆结石 |
| 急性胆囊炎 | 中年女性多见,脂餐后发作,胆结石史 | 右上腹向右肩放射 | 胀痛、绞痛 | 右上腹压痛、Muphy征阳性 | 恶呕、发热,可有黄疸 | 白细胞增多 | B超可见胆石 |
| 急性阑尾炎 | 中青年多无诱因 | 转移性腹痛至右下腹 | 剧痛 | 麦氏点压痛、肌紧张、反跳痛 | 早期恶心、呕吐、发热 | 白细胞增多 | 无 |
| 胃十二指肠穿孔 | 中年男性多见,溃疡病史,餐后发作 | 先上腹,迅即扩散全腹 | 剧烈刀割样 | 腹部压痛、板样强直、肝浊音区消失 | 休克 | 白细胞增多 | X线示膈下游离气体,腹穿抽出渗液 |
| 肾输尿管结石 | 中青年多见 | 双腰或下腹部,向阴部大腿内侧放射 | 绞痛性质 | 肠鸣音消失、输尿管区压痛 | 恶呕、尿路症状 | 白细胞增多,尿常规异常 | B超、腹部平片发现结石 |

## 四、处理

(1)积极治疗原发病。

(2)对症治疗。

# 第十七节　急性腹泻

腹泻是指排便次数增加、粪便稀薄、带有黏液、脓血或未消化的食物。腹泻可分为急性与慢性两种,腹泻超过2个月者属慢性腹泻。

## 一、病因

### 1.肠道疾病

包括病毒、细菌、真菌、原虫、蠕虫等感染所引起的肠炎及急性出血性坏死性肠炎、Crohn病或溃疡性结肠炎急性发作、急性肠道缺血等。

### 2.全身性感染

如败血症、伤寒或副伤寒、钩端螺旋体病。

3.急性中毒

服食毒蕈、河豚、鱼胆及化学药物,如砷、磷等引起的腹泻。

4.其他

如变态反应性肠炎、过敏性紫癜、服用某些药物,如 5-氟尿嘧啶、利血平及新斯的明等引起的腹泻。

## 二、发生机制

### (一)分泌性腹泻

由胃黏膜分泌过多的液体而引起。霍乱弧菌外毒素引起的大量水样腹泻即属于典型的分泌性腹泻。霍乱弧菌外毒素刺激脾性黏膜细胞内的腺苷酸环化酶,促使环磷酸腺苷(cAMP)含量增加,使水与电解质分泌到肠腔而导致腹泻。产毒素的大肠杆菌感染、某些胃肠道内分泌肿瘤,如促胃液素瘤、血管活性肽瘤(VIP)所致的腹泻也属分泌性腹泻。

### (二)渗透性腹泻

是肠内容物渗透压增高,阻碍肠内水分与电解质的吸收而引起,如乳糖酶缺乏,乳糖不能水解即形成肠内高渗,或因服盐类泻药或甘露醇等。

### (三)渗出性腹泻

因黏膜炎症、溃疡、浸润性病变致血浆、黏液、脓血渗出,见于各种炎症。

### (四)吸收不良性腹泻

由肠黏膜的吸收面积减少或吸收障碍所引起,如小肠大部分切除、吸收不良综合征等。

### (五)动力性腹泻

肠蠕动亢进致肠内食糜停留时间少,未被充分吸收所致的腹泻,如肠炎、胃肠功能紊乱及甲状腺功能亢进症等。

## 三、临床表现

### (一)起病及病程

急性腹泻起病多骤然,病程较短,多为感染或食物中毒所致。慢性腹泻起病缓慢,病程较长,多见于慢性感染、炎症、吸收不良、肠道肿瘤或神经功能紊乱。

### (二)腹泻次数及粪便性质

急性腹泻,每天排便次数可达 10 次以上,粪便量多而稀薄。如为细菌感染,则初为水样,后为黏液血便或脓血便。肠阿米巴病的粪便呈暗红色或果酱样。慢性腹泻多数每天排便数次,可为稀便,也可带黏液、脓血,见于慢性细菌性或肠阿米巴性病,但也可见于炎症性肠病及结肠、直肠癌。粪便中带大量黏液而无病理成分者常见于肠易激综合征。

### (三)腹泻与腹痛的关系

急性腹泻常有腹痛,尤以感染性腹泻为明显。小肠疾病的腹泻疼痛常在脐周,便后腹痛缓解不显,而结肠疾病则疼痛多在下腹,且便后疼痛常可缓解或减轻。分泌性腹泻往往无明显腹痛。

### (四)化验检查

应尽量采集新鲜标本进行显微镜检查,以确定是否存在红细胞、白细胞或阿米巴原虫及寄生虫卵等病理成分。粪便的细菌培养对确定病原体有重要意义。疑有血吸虫病者应进行粪便孵化检查。疑有吸收不良者可进行粪便脂肪定量测定等。

（五）X线及结肠镜检查

慢性腹泻疑有结肠病变者可做钡剂灌肠X线检查。结肠镜检查对结肠病变所致腹泻的诊断有重要意义，可直接观察病变性质并进行活检。

## 四、治疗

（1）一般治疗：尽量卧床休息，口服葡萄糖—电解质液以补充体液的丢失。如果持续呕吐或明显脱水，则需静脉补充5％～10％葡萄糖氯化钠注射液及其他相关电解质。鼓励患者摄入清淡流质或半流质饮食，以防止脱水或治疗轻微的脱水。

（2）对症治疗：必要时可注射止吐药，例如肌内注射氯丙嗪25～100mg/d。止泻药：如思密达每次1袋，每日2～3次。

（3）抗菌治疗：抗菌药物对本病的治疗作用是有争议的。对于感染性腹泻，可适当选用有针对性的抗菌药物，如黄连素0.3g口服，每日3次；或庆大霉素8万U口服，每日3次等。但应防止抗菌药物滥用。

# 第二章　内科常见急危重症

## 第一节　急性心肌梗死

急性心肌梗死是在冠状动脉病变的基础上,冠状动脉血供急剧减少或中断,使相应的心肌发生严重而持久的急性缺血,导致的心肌细胞坏死。临床表现为持久的胸骨后剧烈疼痛、发热、白细胞计数和血清心肌坏死标记物增高以及心电图进行性改变,可发生心律失常、休克、心力衰竭和猝死,属急性冠状动脉综合征的严重类型。

### 一、病因与发病机制

基本病因是冠状动脉粥样硬化,导致一支或多支冠状动脉管腔狭窄和心肌供血不足,而侧支循环尚未充分建立。在此基础上,在各种生理和病理因素的促发下,不稳定的粥样斑块破裂、出血,激活血小板和凝血系统,形成富含血小板的血栓或形成以纤维蛋白和红细胞为主的闭塞性血栓(红色血栓),从而造成冠状动脉血流明显减少或中断,使心肌发生严重而持久性的急性缺血达 30min 以上,即可发生心肌梗死。

促使粥样斑块破裂出血及血栓形成的诱因如下。

(1)晨起 6:00～12:00 交感神经活动增加,机体应激反应增强,心肌收缩力增强,心率加快,血压增高,冠状动脉张力增高。

(2)在饱餐特别是进食大量脂肪后,血脂增高,血黏度增高。

(3)重体力活动、情绪激动、血压剧增或用力大便时,左心室负荷明显加重。

(4)休克、脱水、出血、严重心律失常或外科手术,致心排血量骤降,冠状动脉灌注锐减。

急性心肌梗死可发生在频发心绞痛的患者,也可发生在从无症状者。急性心肌梗死后发生的严重心律失常、休克或心力衰竭,均可使冠状动脉灌流量进一步减少,心肌坏死范围扩大。

### 二、病理变化

(一)冠状动脉病变

绝大多数急性心肌梗死患者冠状动脉内可在粥样斑块的基础上有血栓形成,使管腔闭塞,而由冠状动脉痉挛引起管腔闭塞者,个别可无严重粥样硬化病变。

(1)左冠状动脉前降支闭塞,引起左心室前壁、心尖部、下侧壁、前间壁和二尖瓣前乳头肌梗死。

(2)右冠状动脉闭塞,引起左心室膈面(右冠状动脉占优势时)、后间壁和右心室梗死,并可累及窦房结和房室结。

(3)左冠状动脉回旋支闭塞,引起左心室高侧壁、膈面(左冠状动脉占优势时)和左心房梗死,可累及房室结。

(4)左冠状动脉主干闭塞,引起左心室广泛梗死。

（二）心肌病变

**1. 坏死心肌**

冠状动脉闭塞后 20～30min,局部心肌即有少数坏死。1～2h 绝大部分心肌呈凝固性坏死,心肌间质充血、水肿,伴有多量炎症细胞浸润,以后,坏死的心肌纤维逐渐溶解,形成肌溶灶,随后逐渐有肉芽组织形成。大面积心肌梗死累及心室壁全层或大部分者常见,心电图上相继出现 ST 段抬高、T 波倒置和 Q 波,称为 Q 波性心肌梗死(透壁性心肌梗死)。可累及心包而致心包炎症,累及心内膜而致心腔内附壁血栓。当冠状动脉闭塞不完全或自行再通时,形成小面积心肌梗死,呈灶性分布,急性期心电图上仍有 ST 段抬高,但不出现 Q 波的称为非 Q 波性心肌梗死,较少见。缺血坏死仅累及心肌壁的内层,不到心肌壁厚度的一半,伴有 ST 段压低或 T 波变化,心肌坏死标记物增高者过去称为心内膜下心肌梗死,现已归类为非 ST 段抬高心肌梗死。在心腔内压力作用下,坏死心肌向外膨出,可产生心脏破裂,心室游离壁破裂则形成心脏压塞或逐渐形成室壁瘤;室间壁破裂则形成室间隔穿孔;乳头肌断裂则造成二尖瓣反流。坏死组织1～2周后开始吸收,并逐渐纤维化,6～8周形成瘢痕而愈合,称为陈旧性心肌梗死。

**2. 顿抑心肌**

顿抑心肌指梗死心肌周围急性严重缺血或冠状动脉再灌注后尚未发生坏死的心肌,虽已恢复血供,但引起的心肌结构、代谢和功能的改变,需要数小时、数天乃至数周才能恢复。某些心肌梗死患者,恢复期出现左心室功能进行性改善,可能与梗死周围濒死的顿抑心肌功能逐渐恢复有关。

**3. 冬眠心肌**

冬眠心肌指慢性持久的缺血心肌,其代谢需氧量亦随之减少而保持低水平,维持脆弱的心肌代谢平衡,即维持在功能的最低状态。一般认为,这是心肌的一种保护性机制,一旦供血改善,则心肌功能可完全恢复。

## 三、病理生理

**1. 心功能改变**

急性心肌梗死,尤其透壁性心肌梗死发生后,常伴有不同程度的左心功能舒张和收缩功能障碍及血流动力学的改变,主要包括心脏收缩力减弱,室壁顺应性减低,心肌收缩不协调,从而导致泵衰竭。前向衰竭者,导致每搏量和心排血量下降,出现低血压或休克;后向衰竭者,左心室射血分数减低,左心室舒张末压增高,左心室舒张期和收缩末期容量增加,导致肺淤血、肺水肿。

**2. 心律失常**

急性心肌缺血可导致细胞膜电学不稳定,引起严重心律失常,甚至发生心室颤动而猝死。

**3. 右心室梗死**

在心肌梗死患者中少见,其主要病理生理改变是急性右心衰竭的血流动力学变化,右心房压力增高,高于左心室舒张末压,心排血量减低,血压下降。

## 四、临床表现

与心肌梗死面积的大小、部位、侧支循环情况有关。

（一）前驱症状

有 50%～81.2%患者在发病前数日有乏力、胸部不适、心悸、烦躁、心绞痛等前驱症状,其中以不稳定型心绞痛为突出。心绞痛发作较以往频繁、性质加剧、持续时间长、硝酸甘油疗效差。疼痛时伴有恶心、呕吐、大汗和心动过缓,或伴有心功能不全、严重心律失常、血压大幅度波动等,同时心电图有 ST 段明显抬高或减低、T 波倒置或增高等。

（二）症状

1. 疼痛

疼痛是最早出现的症状,多发生于清晨,疼痛部位和性质与心绞痛相同,但多无明显诱因,且常发生于安静时,程度较重,持续时间较长,可达数小时或数天,休息和含用硝酸甘油均不能缓解。患者常烦躁不安、出汗、恐惧或有濒死感。少数患者无疼痛,尤其老年人、糖尿病患者,一开始即表现为休克或急性心力衰竭。部分患者疼痛不典型,表现为上腹痛、颈部痛、背部上方痛、肢体痛等。

2. 全身症状

全身症状有发热、心动过速、白细胞增多和红细胞沉降率增快等,由坏死物质吸收引起。一般在发病后 24～48h 出现,程度与梗死范围成正相关,体温一般在 38℃左右,持续约 1 周。

3. 胃肠道症状

胃肠道症状多见于下壁心肌梗死,尤其在发病早期及疼痛剧烈时,表现为频繁恶心、呕吐和上腹部胀痛,与迷走神经张力增高或组织灌注不足有关。

4. 心律失常

见于 75%～90%的患者,多发生在起病 1～2d,而以 24h 内最多见。各种心律失常中以室性心律失常最多,尤其是室性期前收缩,它可以频发(每分钟 5 次以上)、成对出现或呈短阵、多源性室性心动过速或 R on T 型,常为心室颤动先兆。心室颤动是急性心肌梗死早期,特别是入院前主要的死因。下壁梗死多见房室传导阻滞,前壁梗死常易发生室性心律失常及室内束支传导阻滞。如发生房室传导阻滞,则表示病变范围广泛,病情严重。

5. 低血压和休克

疼痛剧烈时血压下降和血容量不足时血压降低均未必是休克,纠正以上情况后收缩压仍然低于 10.7kPa(80mmHg),有烦躁不安、面色苍白、皮肤湿冷、脉搏细速、大汗淋漓、尿量减少(<20mL/h)、意识不清、反应迟钝甚至晕厥者,则为休克表现。休克多在病后数小时至 1 周内发生,主要为心源性(心肌梗死面积在 40%以上),其次有血容量不足或神经反射引起的周围血管扩张等因素参与。

6. 心力衰竭

主要是急性左侧心力衰竭,可在起病最初几天内发生,或在疼痛、休克好转阶段出现,为梗死后心脏收缩力显著减弱或不协调所致,发生率为 32%～48%。出现呼吸困难、咳嗽、发绀、烦躁等症状,严重者可发生肺水肿,后期也可出现右侧心力衰竭。右心室梗死可在病初即出现右侧心力衰竭表现,并伴有血压下降。

急性心肌梗死引起的心力衰竭称为泵衰竭,按 Killip 分级法分为:Ⅰ级,尚无明显心力衰竭;Ⅱ级,有左侧心力衰竭,肺部啰音<50%肺野;Ⅲ级,有急性肺水肿,肺部干、湿啰音>两肺野的 50%;Ⅳ级,有心源性休克,伴有或不伴有急性肺水肿。

（三）体征

1.心脏体征

心脏浊音界可正常也可轻度至中度增大；心率多增快，少数也可减慢；心尖部第一心音减弱；可出现第四心音（心房性）奔马律，心功能不全时常出现第三心音（心室性）奔马律；10％～20％的患者在病后第 2～3 天出现心包摩擦音，为纤维素性心包炎所致；心尖部可出现粗糙的收缩期杂音或伴有收缩中晚期喀喇音，为二尖瓣乳头肌功能失调或断裂所致。可有各种心律失常。

2.血压

除极早期有血压增高外，几乎所有患者血压均有所降低。

3.其他

可有与心律失常、心力衰竭及休克相应的体征。

## 五、实验室及其他检查

（一）心电图检查

1.特征性改变

ST 段抬高心肌梗死者心电图特点为：①ST 段抬高呈弓背向上型，在面向坏死区周围心肌损伤区的导联出现。②深而宽的 Q 波，在面向心肌坏死区的导联出现。③在面向损伤区周围心肌缺血区的导联出现 R 波降低、ST 段抬高和 T 波倒置；在背向梗死区的导联则出现相反的改变，即 R 波增高、ST 段压低和 T 波直立并增高。

非 ST 段抬高心肌梗死者心电图有 2 种类型：①无病理性 Q 波，有普遍性 ST 段压低≥0.1mV，但 aVR 导联（有时还有 $V_1$ 导联）ST 段抬高，或有对称性 T 波倒置，为心内膜下心肌梗死所致。②无病理性 Q 波，也无 ST 段变化，仅有 T 波倒置改变。

2.动态改变

ST 段抬高心肌梗死改变如下。

（1）超急性期改变：起病数小时内，可尚无异常或出现异常高大、两肢不对称的 T 波。

（2）急性期改变：起病数小时后，ST 段明显抬高，弓背向上，与直立的 T 波相连，形成单相曲线。数小时至 2d 出现病理性 Q 波，同时 R 波降低。Q 波在 3～4d 稳定不变。

（3）亚急性期改变：在早期不进行治疗干预，ST 段抬高持续数天至 2 周左右，逐渐回到基线水平，T 波则变为平坦、倒置。

（4）慢性期改变：数周至数月后，T 波呈 V 形倒置，两肢对称，波谷尖锐。T 波倒置可永久存在，也可在数月或数年内逐渐恢复。

非 ST 段抬高心肌梗死的动态改变：上述的类型①先是 ST 段普遍压低（除 aVR 导联，有时 $V_1$ 导联外），继而 T 波倒置加深呈对称性。ST-T 改变持续数日或数周后恢复。类型②T 波改变在 1～6 个月恢复。

3.定位诊断

心肌梗死的部位可根据特征性的改变来判定。

ST 段抬高心肌梗死的心电图定位诊断，见表 2-1。

表 2-1　ST 段抬高心肌梗死的心电图定位诊断

| 导联 | 前间壁 | 局限前壁 | 前侧壁 | 广泛前壁 | 下壁 | 下间壁 | 下侧壁 | 高侧壁 | 正后壁 |
|---|---|---|---|---|---|---|---|---|---|
| $V_1$ | + | | | + | | + | | | |
| $V_2$ | + | | | + | | + | | | |
| $V_3$ | + | + | | + | | + | | | |
| $V_4$ | | + | | + | | | | | |
| $V_5$ | | + | + | + | | | + | | |
| $V_6$ | | | + | | | | | | |
| $V_7$ | | | + | | | | + | | |
| $V_8$ | | | | | | | | | + |
| aVR | | | | | | + | | | |
| aVL | | ± | ± | ± | | | − | + | |
| aVF | | | | + | | + | + | − | |
| I | | ± | ± | ± | − | | | − | |
| II | | | | | + | + | + | | |
| III | | | | | + | + | | | |

**注**　"＋"为正面改变,表示典型 ST 段抬高、Q 波及 T 波变化;"－"为反面改变,表示 QRS 主波向上,ST 段压低及与"＋"部位的 T 波方向相反的 T 波;"±"为可能有正面改变

（二）超声心动图检查

二维和 M 型超声心动图也有助于了解室壁运动、室壁瘤和左心室功能,尤其对心肌梗死的合并症,如乳头肌断裂、室间隔穿孔、心室游离壁破裂、室壁瘤等诊断的敏感性与特异性都相当高。

（三）实验室检查

1. 白细胞计数

白细胞升高至$(10\sim20)\times10^9/L$,中性粒细胞增多,红细胞沉降率增快,C 反应蛋白增高,均可持续 1～3 周。

2. 血清心肌坏死标记物测定

（1）肌红蛋白（Mb）起病后 2h 内升高,12h 内达高峰,24～48h 恢复正常。

（2）肌钙蛋白 I（cTnI）或 T（cTnT）起病 3～4h 后升高,cTnI 于 11～24h 达高峰,7～10d 降至正常;cTnT 于 24～48h 达高峰,10～14d 降至正常。这些心肌结构蛋白含量的增高是诊断心肌梗死的敏感指标。

（3）肌酸激酶同工酶（CK－MB）升高,起病后 4h 内增高,16～24h 达高峰,3～4d 恢复正常,其增高的程度能较准确地反映梗死的范围。其高峰出现时间是否提前有助于判断溶栓治疗是否成功。

Mb 在急性心肌梗死后出现最早,也十分敏感,但特异性不太强。cTnI 和 cTnT 出现稍迟,而特异性很高,在症状出现后 6h 内测定为阴性则 6h 后应再复查,其缺点是持续时间长达10～14d,对在此期间出现胸痛者,判断是否有新的梗死不利。CK－MB 虽不如 cTnI、cTnT敏感,但对早期（<4h）急性心肌梗死诊断有较重要价值。

### (四)冠状动脉造影

冠状动脉造影是临床上判断冠状动脉病变并确定其部位和程度的最可靠的一种方法。冠脉造影术目前已成为冠心病诊断的一项常用检查,对治疗指导意义极大,且该技术已十分成熟。

**1. 原理和方法**

利用造影剂的不透光性,以其充盈血管后可与周围组织形成强烈反差,从而显示受累血管管腔大小,直接反映动脉狭窄的程度。将造影导管经桡动脉或股动脉分别置于左、右冠脉口,将造影剂经导管直接注入冠脉内,充盈整个冠脉及其分支,使之显示。可清晰分辨冠状动脉及其分支是否狭窄、狭窄的部位、程度以及侧支循环和左心室功能情况。如动脉内有较严重的动脉粥样硬化病变突出于管腔,或使动脉狭窄,即能在造影剂下显示造影剂缺损或动脉狭窄。

**2. 优点**

方法简单,成功的关键是将导管插到所需显示动脉近端,并选择一个合适的投视角度;一次造影能显示动脉的全貌;可多次重复进行,对同一动脉造影结果做前后比较,有助于判断冠状动脉粥样硬化进展情况,并评估治疗措施的效果。

**3. 缺点**

动脉狭窄常为偏心性或不规则形状,有时从一个角度的投影有一定误差,需选择几个角度进行投视,才能得出较客观的结论;由于管腔狭窄多不规则,故根据造影结果计算动脉管腔截面积不准确,只能观察管腔狭窄情况,不能推断管腔病理情况;如血管分支较多,各分支在投视中可重叠和交叉,会影响观察,需选择一个较好的投视角度,使各分支能较好地分开。

## 六、诊断

根据典型的临床表现、心电图特征性的改变和动态演变及血清心肌坏死标记物测定,诊断本病并不困难。老年患者突然发生严重心律失常、休克、心力衰竭而原因未明,或突然发生较重而持久的胸闷或胸痛者,都应考虑本病可能。宜先按急性心肌梗死来处理,短期内进行心电图、血心肌坏死标记物测定等动态观察以确定诊断。对非 ST 段抬高心肌梗死,血肌钙蛋白测定的诊断价值更大。

## 七、鉴别诊断

鉴别诊断要考虑以下一些疾病。

**1. 心绞痛**

胸痛性质及部位与心肌梗死相似,但程度较轻,持续时间较短,休息或含化硝酸甘油可迅速缓解,发作常有明显诱因,无发热、呼吸困难、休克、心力衰竭等表现,心电图改变为一过性,无 ST-T 改变,也无血清心肌坏死标记物变化。

**2. 主动脉夹层动脉瘤**

以剧烈的胸痛起病,类似急性心肌梗死。但疼痛一开始即达高峰,常放射至背、肋、腹、腰和下肢,两上肢血压、脉搏可有明显差别,少数有主动脉瓣关闭不全,可有下肢暂时性瘫痪或偏瘫,但无血清心肌坏死标记物升高。X 线检查示主动脉影明显增宽,CT 或磁共振主动脉断层显像以及超声心动图探测到主动脉夹层内的血液,可确立诊断。

3.急性心包炎

尤其是急性非特异性心包炎可有较剧烈而持久的心前区疼痛。但心包炎的疼痛与发热同时出现，呼吸与咳嗽时加剧，早期即有心包摩擦音，疼痛和心包摩擦音在心包腔内出现渗液时均消失；全身症状一般不如心肌梗死严重；心电图除 aVR 导联外，其余导联均有 ST 段呈弓背向上的抬高，伴 T 波低平或倒置、QRS 波群低电压，但无异常 Q 波。

4.急性肺动脉栓塞

可发生胸痛，常伴有咯血、呼吸困难和休克，并伴有右心室负荷急剧加重的表现，如肺动脉第二音亢进、颈静脉充盈、肝大以及特异性心电图改变等可资鉴别。

5.急腹症

急性胰腺炎、消化性溃疡穿孔、急性胆囊炎、胆石症等，均有上腹部疼痛。仔细询问病史和进行体格检查，行血清心肌坏死标记物测定及心电图检查可协助鉴别。

## 八、并发症

1.乳头肌功能失调或断裂

发生率可高达 40%～50%。乳头肌因缺血、坏死而致功能障碍，导致二尖瓣关闭不全，心尖部出现收缩中晚期喀喇音和吹风样收缩期杂音，可引起心力衰竭。轻者可以恢复，杂音也可消失；重者多发生在乳头肌断裂患者，常因下壁心肌梗死累及后乳头肌所致，心力衰竭严重，预后不佳。

2.心脏破裂

较少见，常在起病后 1 周内出现，多为心室游离壁破裂，造成心包积血、心脏压塞而猝死。也有心室间隔破裂而穿孔，在胸骨左缘 3～4 肋间出现 Ⅱ 级以上收缩期杂音，并伴有震颤，可引起心力衰竭和休克，可在起病数天至 2 周内死亡。

3.栓塞

发生率为 1%～6%，见于起病后 1～2 周，为左心室附壁血栓脱落所致，可引起脑、肾或四肢等动脉栓塞。下肢静脉血栓部分脱落则可产生肺栓塞。

4.心室膨胀瘤

主要见于左心室，发生率为 5%～20%。体格检查可有左侧心界扩大，心脏冲动范围较广，可有收缩期杂音，心音较低钝。心电图 ST 段持续抬高。超声心动图、放射性核素检查及心血管造影均可确诊。

5.梗死后综合征

发生率约 10%。于心肌梗死后数周或数月出现，可反复发生，表现为心包炎、胸膜炎或肺炎，有发热、胸痛等症状，可能为机体对坏死物质的变态反应。

## 九、急诊处理

治疗原则:改善心肌供血，挽救濒死心肌，防止心肌梗死面积扩大，缩小心肌缺血范围，维护心脏功能，及时处理严重心律失常、泵衰竭和各种并发症，防止猝死。

(一)院前急救

流行病学调查发现，约 50% 的患者发病后 1h 内在院外猝死，死因主要是可救治的心律失常。因此,院前急救的基本任务是将急性心肌梗死患者安全、迅速地转送到医院,以便尽早开始再灌注治疗。重点是缩短患者就诊延误的时间和院前检查、处理、转运所用时间。

1. 诊断评估

(1)测量生命体征。

(2)通过对疼痛部位、性质、持续时间、缓解方式、伴随症状的询问确定缺血性胸痛,查明心、肺、腹、血管等有无异常体征。

(3)描记 18 导联心电图。

(4)根据缺血性胸痛病史和心电图特点迅速进行简明的鉴别诊断,并做出初步诊断。一旦确诊或可疑急性心肌梗死时,应及时转送并给予紧急处理。

2. 紧急处理及转运

(1)吸氧,嘱患者停止任何主动性活动和运动。

(2)迅速建立至少两条静脉通路。静脉滴注硝酸甘油或立即含服硝酸甘油 1 片,每 5min 可重复使用。

(3)镇静止痛:吗啡 5～10mg 皮下注射,或哌替啶 50～100mg 肌内注射。

(4)口服水溶性阿司匹林或嚼服肠溶阿司匹林 300mg。

(5)持续监测心电、血压和血氧饱和度。除颤仪应随时处于备用状态。

(6)有频发、多源室性期前收缩或室性心动过速者,静脉注射利多卡因 50～100mg,5～10min 后可重复 1 次,必要时 10min 后可再重复 1 次,然后按 1～3mg/min 静脉滴注。有心动过缓者,如心率<50 次/分钟,可静脉注射阿托品 1mg,必要时每 3～5min 可重复使用,总量应<2.5mg。

(7)对心搏骤停者,立即就地心肺复苏,待心律、血压、呼吸稳定后再转送入院。

(8)对有低血压、心动过速、休克或肺水肿体征者,可直接送至有条件进行冠状动脉血管重建术的医院。

(9)有条件可在救护车内进行静脉溶栓治疗。

(10)对于转诊途中可能发生的意外情况,应向家属交代,并签署转诊同意书。

(二)ST 段抬高或伴左束支传导阻滞的急性心肌梗死院内急诊处理

急诊医师应力争在 10min 内完成病史采集、临床检查、18 导联心电图描记,尽快明确诊断,对病情做出基本评价并确定即刻处理方案;送检血常规、血型、凝血系列、血清心肌坏死标记物、血糖、电解质等;建立静脉通路,保持给药途径畅通。对有适应证的患者在就诊后 90min 内进行急诊经皮冠状动脉介入治疗(PCI)或 30min 内在急诊科或 CCU 开始静脉溶栓治疗。

1. 监护和一般治疗

急性心肌梗死患者来院后应立即开始一般治疗,并与诊断同时进行,重点是监测和防治急性心肌梗死的不良事件或并发症。

(1)监测:持续心电、血压和血氧饱和度监测,及时发现和处理心律失常、血流动力学异常和低氧血症。必要时还可监测肺毛细血管楔压和静脉压。

(2)卧床休息:可降低心肌耗氧量,减少心肌损害。对血流动力学稳定且无并发症的患者一般卧床休息 1～3d,对病情不稳定及高危者卧床时间应适当延长。

(3)镇痛:剧烈胸痛使患者交感神经过度兴奋,产生心动过速、血压升高和心肌收缩功能增强,从而增加心肌耗氧量,并易诱发快速室性心律失常,应迅速给予有效镇痛。可给吗啡5~10mg 皮下注射或哌替啶 50~100mg 肌内注射,必要时 1~2h 后再注射 1 次,以后每 4~6h 可重复。不良反应有恶心、呕吐、低血压和呼吸抑制。一旦出现呼吸抑制,可每隔 3min 静脉注射纳洛酮 0.4mg(最多 3 次)以拮抗之。

(4)吸氧:持续鼻导管或面罩吸氧,有严重左侧心力衰竭、肺水肿和有机械并发症的患者,应加压给氧或气管插管行机械通气。

(5)硝酸甘油:以 10μg/min 开始静脉滴注,每 5~10min 增加 5~10μg,直至症状缓解,血压正常者动脉收缩压降低 1.3kPa(10mmHg)或高血压患者动脉收缩压降低 4.0kPa(30mmHg)为有效剂量,最高剂量以不超过 100μg/min 为宜。在静脉滴注过程中,如心率明显加快或收缩压≤12.0kPa(90mmHg),应减慢滴速或暂停使用。该药的禁忌证为急性心肌梗死合并低血压[收缩压≤12.0kPa(90mmHg)]或心动过速(心率>100 次/分钟),下壁梗死伴右心室梗死时即使无低血压也应慎用。急性心肌梗死早期通常给予硝酸甘油静脉滴注24~48h。也可静脉滴注二硝基异山梨酯。静脉用药后可使用二硝基异山梨酯或 5-单硝山梨醇酯口服。

(6)抗血小板治疗:①阿司匹林:所有急性心肌梗死患者只要无禁忌证均应口服水溶性阿司匹林或嚼服肠溶阿司匹林 300mg,每天 1 次,3d 后改为 75~150mg,每天 1 次,长期服用。②二磷酸腺苷受体(ADP)拮抗药:常用的有氯吡格雷和噻氯匹定,由于噻氯匹定导致粒细胞减少症和血小板减少症的发生率高于氯吡格雷,在患者不能应用氯吡格雷时再选用噻氯匹定替代。对于阿司匹林过敏或不能耐受的患者,可使用氯吡格雷替代,或与阿司匹林联合用于置入支架的冠心病患者。初始剂量 300mg 口服,维持量每日 75mg。循证医学显示,对 ST 段抬高的急性心肌梗死患者,阿司匹林与氯吡格雷联用的效果优于单用阿司匹林。

2. 再灌注治疗

再灌注治疗可使闭塞的冠状动脉再通,心肌得到再灌注,挽救濒死的心肌,缩小梗死范围,改善心功能,降低病死率,是一种积极的治疗措施。

(1)经皮冠状动脉介入(PCI)治疗:经皮冠状动脉介入治疗与溶栓治疗相比,梗死相关血管再通率高,再闭塞率低,缺血复发少,且出血(尤其脑出血)的危险性低,目前已被公认为首选的安全有效的恢复心肌再灌注的治疗手段。包括直接 PCI、转运 PCI 和补救性 PCI。

1)直接 PCI:是指对所有发病 12h 以内的 ST 段抬高急性心肌梗死患者采用介入手段直接开通梗死相关动脉的方法。对于 ST 段抬高的急性心肌梗死患者直接 PCI 是最有效降低病死率的治疗。

直接 PCI 适应证:①所有 ST 段抬高心肌梗死患者,发病 12h 以内,就诊—球囊扩张时间90min 以内。②适合再灌注治疗而有溶栓治疗禁忌证者。③发病时间>3h 的患者更趋首选PCI。④心源性休克患者,年龄<75 岁,心肌梗死发病<36h,休克<18h。⑤对年龄>75 岁的心源性休克患者,如心肌梗死发病<36h,休克<18h,权衡利弊后可考虑 PCI。⑥发病 12~24h,仍有缺血证据,或有心功能障碍或血流动力学不稳定或严重心律失常者。应注意:①对发病 12h 以上无症状,血流动力学和心电稳定患者不推荐直接 PCI。②患者血流动力学稳定时,不推荐直接 PCI 干预非梗死相关动脉。③要由有经验者施术,以免延误时机。有心源性休克者宜先行主动脉内球囊反搏术,待血压稳定后再施行 PCI。

2)转运 PCI:转运 PCI 是直接 PCI 的一种,主要适用于患者所处医院无行直接 PCI 的条件,而患者有溶栓治疗的禁忌证,或虽无溶栓治疗的禁忌证,但发病已>3h而<12h,尤其为较大范围心肌梗死和(或)血流动力学不稳定的患者。

3)补救性PCI:是指溶栓失败后梗死相关动脉仍处于闭塞状态,而针对梗死相关动脉所行的PCI。溶栓剂输入后45~60min的患者,胸痛无缓解和心电图ST段无回落,临床提示溶栓失败。

补救性PCI适应证:①溶栓治疗45~60min后仍有持续心肌缺血症状或表现者。②合并心源性休克,年龄<75岁,心肌梗死发病<36h,休克<18h者。③心肌梗死发病<12h,合并心力衰竭或肺水肿者。④年龄>75岁的心源性休克患者,如心肌梗死发病<36h,休克<18h,权衡利弊后可考虑补救性PCI。⑤血流动力学或心电不稳定的患者。

4)溶栓治疗再通者的PCI:溶栓治疗成功的患者,如无缺血复发表现,可在7~10d后行冠状动脉造影,如残留的狭窄病变适宜PCI可行PCI治疗。

(2)溶栓治疗。

1)适应证:①两个或两个以上相邻导联ST段抬高,在肢体导联≥0.1mV、胸导联≥0.2mV,或新出现及可能新出现的左束支传导阻滞,发病时间<12h,年龄<75岁。②ST段显著抬高的心肌梗死患者,年龄>75岁,经慎重权衡利弊仍可考虑溶栓治疗。③ST段抬高,发病时间12~24h,有进行性胸痛和ST段广泛抬高患者,仍可考虑溶栓治疗。④高危心肌梗死,就诊时收缩压≥24.0kPa(180mmHg)和(或)舒张压≥14.7kPa(110mmHg),经认真权衡溶栓治疗的益处与出血性卒中的危险性后,应首先镇痛、降低血压(如应用硝酸甘油静脉滴注、β受体阻滞药等),将血压降至≤20.0/12.0kPa(150/90mmHg)时再考虑溶栓治疗(若有条件应考虑直接PCI)。

下列情况首选溶栓:①不具备24h急诊PCI治疗条件或不具备迅速转运条件或不能在90min内转运PCI,符合溶栓的适应证且无禁忌证者。②具备24h急诊PCI治疗条件,患者就诊早(发病≤3h),且不能及时进行心导管治疗。③具备24h急诊PCI治疗条件,但是就诊-球囊扩张与就诊-溶栓时间相差超过60min、就诊-球囊扩张时间超过90min。④对于再梗死的患者应该及时进行血管造影,并根据情况进行血运重建治疗,包括PCI或冠状动脉旁路移植术(CABG)。如不能立即(症状发作后60min内)进行血管造影和PCI,则给予溶栓治疗。

2)禁忌证:①有出血性脑卒中或1年内有缺血性脑卒中(包括TIA)。②颅内肿瘤。③近期(2~4周内)有活动性出血(消化性溃疡、咯血、痔、月经来潮、出血倾向)。④严重高血压,血压>24.0/14.7kPa(180/110mmHg),或不能除外主动脉夹层动脉瘤。⑤目前正在使用治疗剂量的抗凝药。⑥近期(<2周)曾穿刺过不易压迫止血的深部动脉。⑦近期(2~4周)创伤史,包括头部外伤、创伤性心肺复苏或较长时间(>10min)的心肺复苏。⑧近期(<3周)外科大手术。

溶栓药物的应用:以纤溶酶原激活药激活纤溶酶原,使其转变为纤溶酶而溶解冠状动脉内的血栓。

溶栓药物主要有:①尿激酶:150万U(约2.2万U/kg)溶于100mL 0.9%氯化钠注射液中,30min内静脉滴入。溶栓结束12h,皮下注射肝素7500U或低分子肝素,每天2次,共3~5d。②链激酶或重组链激酶:150万U溶于100mL 0.9%氯化钠注射液中,60min内静脉滴入。溶栓结束12h皮下注射肝素或低分子肝素7500U,每天2次,共3~5d。③阿替普酶:首先静脉注射15mg,继而30min内静脉滴注50mg,其后60min内再静脉滴注35mg。④瑞替普酶:10MU 溶于 5~10mL 注射用水中静脉注射,时间>2min,30min 后重复上述剂量。⑤替奈普酶:一般为 30~50mg 溶于 10mL0.9%氯化钠注射液中静脉注射。根据体重调整剂量:如体重>60kg,剂量为 30mg,体重每增加 10kg,剂量增加 5mg,直至体重>90kg,最大剂量为 50mg。

用阿替普酶、瑞替普酶、替奈普酶前先用肝素 60U/kg(最大量 4000U)静脉注射,用药后以每小时 12U/kg(最大量 1000U/h)的速度持续静脉滴注肝素 48h,将 APTT 调整至 50~70s;以后改为 7500U,每天 2 次,皮下注射,连用 3~5d(也可用低分子肝素)。

溶栓再通临床指征:①心电图抬高的 ST 段于 2h 内回降>50%。②胸痛在 2h 内基本消失。③2h 内出现再灌注性心律失常。④血清 CPK-MB 峰值提前出现(14h 内),肌钙蛋白峰值提前到 12h 内。

3.消除心律失常

首先应加强针对急性心肌梗死、心肌缺血的治疗。溶栓、急诊 PCI、β 受体阻滞药、纠正电解质紊乱均可预防或减少心律失常发生。

(1)急性心肌梗死并发室上性快速心律失常的治疗。

1)房性期前收缩:与交感神经兴奋或心功能不全有关,本身无须特殊治疗。

2)心房颤动:常见,且与预后有关。血流动力学不稳定的患者应迅速行同步电复律。血流动力学稳定的患者,以减慢心室率为目标。常选用美托洛尔、维拉帕米、地尔硫草、洋地黄制剂或胺碘酮治疗。

(2)急性心肌梗死并发室性快速心律失常的治疗。

1)心室颤动、持续多形性室性心动过速:立即非同步电复律。

2)持续单形性室性心动过速:伴心绞痛、肺水肿、低血压,应予同步电复律;不伴上述情况,可首先给予药物治疗,如胺碘酮 150mg 于 10min 内静脉注射,必要时可重复,然后 1mg/min 静脉滴注 6h,再 0.5mg/min 维持静脉滴注;亦可应用利多卡因。

3)频发室性期前收缩、成对室性期前收缩、非持续性室性心动过速:可严密观察或利多卡因治疗(使用不超 24h)。

4)偶发室性期前收缩、加速性室性自主心律:严密观察,不予特殊处理。

(3)缓慢心律失常的治疗。

1)无症状窦性心动过缓:可暂作观察,不予特殊处理。

2)症状性窦性心动过缓、二度Ⅰ型房室传导阻滞、三度房室传导阻滞伴窄 QRS 波逸搏心律:患者常有低血压、头晕、心功能障碍、心动过缓(<50 次/分钟)等,可先静脉注射阿托品 0.5mg,3~5min 重复 1 次,至心率达 60 次/分钟左右。最大可用至 2mg。

3)二度Ⅱ型房室传导阻滞;三度房室传导阻滞伴宽 QRS 波群逸搏心律、心室停搏;症状性窦性心动过缓、二度Ⅰ型房室传导阻滞、三度房室传导阻滞伴窄 QRS 波群逸搏心律经阿托品治疗无效及双侧束支传导阻滞患者,需行临时起搏治疗。

4.其他治疗

(1)β 受体阻滞药:通过减慢心率、降低体循环血压和减弱心肌收缩力,使心肌耗氧量减少,对于改善缺血区的氧供需失衡、缩小心肌梗死面积、降低急性期病死率有肯定的疗效。在无禁忌证的情况下,应及早常规使用。用药过程中需严密观察,使用剂量必须个体化。常用美托洛尔 25~50mg,口服,每天 2~3 次;或阿替洛尔 6.25~25mg,口服,每天 2 次。前壁急性心肌梗死伴剧烈胸痛或高血压者,可静脉注射美托洛尔 5mg,间隔 5min 后可再给予 1～2 次,继之口服维持。

(2)血管紧张素转换酶抑制药(ACEI):近年研究认为,心肌梗死时应用血管紧张素转换酶抑制药有助于改善恢复期心肌的重构,降低心力衰竭的发生率,从而降低病死率。前壁心肌梗死伴有心功能不全的患者获益最大。在无禁忌证的情况下,溶栓治疗后血压稳定,即可开始使用,但剂量和时限应视患者情况而定。通常应从小剂量开始,逐渐增加剂量。如卡托普利 6.25mg,口服,作为试验剂量,1d 之内可加至 12.5mg 或 25mg,次日加至 12.5～25mg,每天 2～3 次。有心力衰竭的患者宜长期服用。

(3)羟甲基戊二酸单酰辅酶 A 还原酶抑制药:有研究表明,本类调脂药可以稳定斑块,改善内皮细胞的功能,建议早期使用,如辛伐他汀 20～40mg/d,普伐他汀 10～40mg/d,氟伐他汀 20～40mg/d,阿托伐他汀 10～80mg/d。

(4)葡萄糖－胰岛素－氯化钾(GIK)溶液:研究结果提示,在急性心肌梗死的早期使用 GIK 静脉滴注及进行代谢调整是可行的。目前不主张常规补镁治疗。

5.右室心肌梗死的院内急诊处理

治疗措施与左室心肌梗死略有不同。右室心肌梗死引起右侧心力衰竭伴低血压,而无左侧心力衰竭的表现时,宜扩张血容量。在血流动力学监测下静脉滴注输液,直到低血压得到纠正或肺毛细血管压达 2.0～2.4kPa(15～18mmHg)。如输液 1～2L 低血压未能纠正,可用正性肌力药,以多巴酚丁胺为优。不宜用利尿药。伴有房室传导阻滞者可予临时起搏。

6.非 ST 段抬高的急性心肌梗死院内急诊处理

(1)危险性分层:对非 ST 段抬高的急性心肌梗死进行危险性分层的主要目的是为迅速作出治疗决策提供依据。临床上主要根据症状、体征、心电图以及血流动力学指标对其进行危险性分层。

1)低危患者:无合并症、血流动力学稳定、不伴有反复缺血发作的患者。

2)中、高危患者(符合以下一项或多项):①心肌坏死标识物升高。②心电图有 ST 段压低(<2mm)。③强化抗缺血治疗 24h 内反复发作胸痛。④有心肌梗死病史。⑤造影显示冠状动脉狭窄病史。⑥PCI 或 CABG 后。⑦左心室射血分数<40%。⑧糖尿病。⑨肾功能不全(肾小球滤过率<60mL/min)。

3)极高危患者(符合以下一项或多项):①严重胸痛持续时间长、无明显间歇或>30min,濒临心肌梗死表现。②心肌坏死物标识物显著升高和(或)心电图 ST 段显著压低(≥2mm)持续不恢复或范围扩大。③有明显血流动力学变化,严重低血压、心力衰竭或心源性休克表现。④严重恶性心律失常:室性心动过速、心室颤动。

(2)急诊处理:非 ST 段抬高的急性心肌梗死多是非 Q 波性,此类患者不宜溶栓治疗。低危患者以阿司匹林和肝素,尤其是低分子肝素治疗为主。对中、高危患者行早期 PCI(72h内)。对极高危患者行紧急 PCI(2h 内)。其他治疗与 ST 段抬高的患者相同。

# 第二节　高血压急症

高血压急症是指短时间内(数小时或数天)血压明显升高,舒张压>16.0kPa(120mmHg)和(或)收缩压>24.0kPa(180mmHg),伴有重要器官组织,如心脏、脑、肾、眼底、大动脉的严重功能障碍或不可逆性损害。高血压急症可以发生于高血压患者，表现为高血压危象或高血压脑病；也可发生在其他许多疾病过程中，主要在心、脑血管病急性阶段，如脑出血、蛛网膜下腔出血、缺血性脑卒中、急性左侧心力衰竭伴肺水肿、不稳定型心绞痛、急性主动脉夹层和急、慢性肾衰竭等情况时。

单纯的血压升高并不构成高血压急症，血压的高低也不代表患者的危重程度；是否出现靶器官损害以及哪个靶器官受累不仅是高血压急症诊断的关键，也直接决定治疗方案的选择。及时正确处理高血压急症，可在短时间内使病情缓解，预防进行性或不可逆性靶器官损害，降低病死率。根据降压治疗的紧迫程度，高血压急症可分为紧急和次急两类。前者需要采用静脉途径给药在几分钟到 1h 内迅速降低血压；后者需要在几小时到 24h 内降低血压，可使用快速起效的口服降压药。

## 一、发病机制

长期高血压及伴随的危险因素可引起小动脉中层平滑肌细胞增殖和纤维化，中动脉、大动脉粥样硬化，管壁增厚和管腔狭窄，导致重要靶器官，如心、脑、肾缺血。在此基础上或在其他许多疾病过程中，因紧张、疲劳、情绪激动、突然停服降压药、嗜铬细胞瘤阵发性高血压发作等诱因，小动脉发生强烈痉挛，血压急剧上升，使重要靶器官缺血加重，而产生严重功能障碍或不可逆性损害，或由于过高的血压突破了脑血流自动调节范围，脑组织血流灌注过多，引起脑水肿、脑功能障碍。

妊娠时子宫胎盘血流灌注减少，使前列腺素在子宫合成减少，从而促使肾素分泌增加，通过血管紧张素系统使血压升高。

## 二、临床表现

### 1.高血压脑病

常见于急性肾小球肾炎，亦可见于其他原因高血压，但在醛固酮增多症和嗜铬细胞瘤患者中少见。常表现为剧烈头痛、烦躁、恶心、呕吐、抽搐、昏迷、暂时局部神经体征。舒张压常≥18.7kPa(130mmHg)，眼底几乎均能见到视网膜动脉强烈痉挛，脑脊液压力可高达3.9kPa(400mmH$_2$O)，蛋白增加。经有效的降压治疗，症状可迅速缓解，否则将导致不可逆脑损害。

### 2.急进型或恶性高血压

多见于中青年，血压显著升高，舒张压持续≥18.7kPa(130mmHg)，并有头痛、视力减退、眼底出血、渗出和视盘水肿，肾损害突出，持续蛋白尿、血尿与管型尿，若不积极降压治疗，预后很差，常死于肾衰竭、脑卒中、心力衰竭。病理上以肾小球纤维样坏死为特征。

### 3.急性脑血管病

其包括脑出血、脑血栓形成和蛛网膜下腔出血。

### 4.慢性肾疾病合并严重高血压

原发性高血压可以导致肾小球硬化、肾功能损害，在各种原发或继发性肾实质疾病中，包括各种肾小球肾炎、糖尿病肾病、红斑狼疮肾炎、梗阻性肾病等，出现肾性高血压者可达 80%～90%，是继发性高血压的主要原因。随着肾功能损害加重，高血压的出现率、严重程度和难治程度也加重。

**5.急性左侧心力衰竭**

高血压是急性心力衰竭最常见的原因之一。

**6.急性冠脉综合征（ACS）**

血压升高引起内膜受损而诱发血栓形成，导致 ACS。

**7.主动脉夹层**

主动脉内的血液经内膜撕裂口流入囊样变性的中层，形成血肿，随血流压力的驱动，逐渐在主动脉中层内扩展。临床特点为急性起病，突发剧烈胸、背部疼痛、休克和血肿压迫相应的主动脉分支血管时出现的脏器缺血症状。多见于中老年患者，约 3/4 的患者有高血压。超高速 CT 和 MRI 能明确诊断，必要时行主动脉造影。一旦诊断明确，立即进行解除疼痛、降低血压、减慢心率的治疗。

**8.子痫**

先兆子痫是指以下三项中有两项者：血压＞21.3/14.7kPa(160/110mmHg)；尿蛋白≥3g/24h；伴水肿、头痛、头晕、视物不清、恶心、呕吐等症状。子痫指妊娠高血压综合征的孕产妇发生抽搐。辅助检查：血液浓缩、血黏度升高，重者肌酐升高，凝血机制异常，眼底可见视网膜痉挛、水肿、出血。

**9.嗜铬细胞瘤**

可产生和释放大量去甲肾上腺素和肾上腺素，常见的肿瘤部位在肾上腺髓质，也可在其他具有嗜铬组织的部位，如主动脉分叉、胸腹部交感神经节等。临床表现为血压急剧升高，伴心动过速、头痛、苍白、大汗、麻木、手足冷冷。发作持续数分钟至数小时。通过发作时尿儿茶酚胺代谢产物香草基杏仁酸(VMA)和血儿茶酚胺的测定可以确诊。

高血压次急症，也称为高血压紧迫状态，指血压急剧升高而尚无靶器官损害。允许在数小时内将血压降低，不一定需要静脉用药，包括急进型或恶性高血压无心、肾和眼底损害，以及先兆子痫、围手术期高血压等。

## 三、诊断与评估

**1.诊断依据**

(1)原发性高血压病史。

(2)血压突然急剧升高。

(3)伴有心功能不全、高血压脑病、肾功能不全、视盘水肿、渗出、出血等靶器官严重损害。

**2.评估**

发生高血压急症的患者基础条件不同，临床表现形式各异，要决定合适的治疗方案，有必要早期对患者进行评估，做出危险分层，针对患者的具体情况制订个体化的血压控制目标和用药方案。

在病情诊断及评估中，简洁但完整的病史收集有助于了解高血压的持续时间和严重性、合并症情况以及药物使用情况；需要明确患者是否有心血管、肾、神经系统疾病病史，检查是否有靶器官损害的相关征象。进行必要的辅助检查：血电解质、尿常规、ECG、检眼镜检查等。根据早期评估，选择适当的急诊检查，如 X 线胸部平片、脑 CT 等。一旦发现患者有靶器官急性受损的迹象，就应该进行紧急治疗，绝不能一味等待检查结果。

#### 四、治疗原则

**1.迅速降低血压**

选择适宜有效的降压药物静脉滴注,在监测下将血压迅速降至安全水平,以预防进行性或不可逆性靶器官损害,避免使血压下降过快或过低,导致局部或全身灌注不足。

**2.降压目标**

高血压急症降压治疗的第一个目标是在 30～60min 将血压降到一个安全水平。由于患者基础血压水平各异,合并的靶器官损害不一,这一安全水平必须根据患者的具体情况决定。指南建议:①1h 内使平均动脉血压迅速下降,但不超过 25%,一般掌握在近期血压升高值的2/3 左右。注意对于临床的一些特殊情况,如主动脉夹层和急性脑血管病患者等,血压控制另有要求。②在达到第一个目标后,应放慢降压速度,加用口服降压药,逐步减慢静脉给药的速度,逐渐将血压降低到第二个目标。在以后的 2～6h 将血压降至 21.3/13.3～14.7kPa(160/100～110mmHg),根据患者的具体病情适当调整。③如果这样的血压水平患者可耐受且临床情况稳定,在以后 24～48h 逐步降低血压达到正常水平,即高血压急症血压控制的第三步。

#### 五、常见高血压急症的急诊处理

**(一)高血压脑病**

高血压脑病临床处理的关键在于,一方面要考虑将血压降低到目标范围内,另一方面要保证脑血流灌注,尽量减少颅内压的波动。脑动脉阻力在一定范围内直接随血压变化而变化,慢性高血压时,该设定点也相应升高,迅速、过度降低血压可能降低脑血流量,造成不利影响。因而,降压治疗以静脉给药为主,1h 内将收缩压降低 20%～25%,血压下降幅度不可超过 50%,舒张压一般不低于 14.7kPa(110mmHg)。在治疗时要同时兼顾减轻脑水肿、降颅压,避免使用降低脑血流量的药物。迅速降压过去首选硝普钠,起始量 20μg/min,视血压和病情可逐渐增至 200～300μg/min。但硝普钠可能引起颅内压增高,并影响脑血流灌注,以及可能产生蓄积中毒,在用药时需对患者进行密切监护。现多用尼卡地平、拉贝洛尔等。其中由于尼卡地平不仅能够安全平稳地控制血压,同时还能较好的保证脑部、心脏、肾等重要脏器的血供。尼卡地平急诊应用于高血压急症时,以静脉泵入为主,剂量为每分钟 0.5～6μg/kg,起始量每分钟 0.5μg/kg,达到目标血压后,根据血压调节静脉滴注速度。拉贝洛尔 50mg 缓慢静脉注射,以后每隔 15min 重复注射,总剂量不超过 300mg,或给初始量后以 0.5～2mg/min 的速度静脉滴注。对合并有冠心病、心功能不全者可选用硝酸甘油。颅压明显升高者,应加用甘露醇、利尿药。一般禁用单纯受体阻滞药、可乐定和甲基多巴等。二氮嗪可反射性地使心率增快,并可增加心搏量和升高血糖,故有冠心病、心绞痛、糖尿病者慎用。

**(二)急性脑血管病**

高血压患者在出现急性脑血管病时,脑部血流的调节机制进一步紊乱,特别是急性缺血性脑卒中患者,几乎完全依靠平均动脉血压的增高来维持脑组织的血液灌注,因而,在严重高血压合并急性脑血管病的治疗中,需首先把握的一个原则就是"无害原则",避免血流灌注不足。急性卒中期间迅速降低血压的风险和好处并不清楚,因此一般不主张对急性脑卒中患者采用积极的降压治疗,在病情尚未稳定或改善的情况下,宜将血压控制在中等水平[约 21.3/13.3kPa(160/100mmHg)],血压下降不要超过 20%。治疗时避免使用减少脑血流灌注的药物,可选用尼卡地平、拉贝洛尔、卡托普利等。联合使用血管紧张素转换酶抑制药(ACEI)和噻嗪类利尿药有利于减少卒中发生率。

**1. 脑梗死**

许多脑梗死患者在发病早期,其血压均有不同程度的升高,且其升高的程度与脑梗死病灶大小及是否患有高血压有关。脑梗死早期的高血压处理取决于血压升高的程度及患者的整体情况和基础血压,如收缩压在 24.0~29.3kPa(180~220mmHg)或舒张压在 14.7~16.0kPa(110~120mmHg),一般不急于降压治疗,但应严密观察血压变化;如血压>29.3/16.0kPa(220/120mmHg),或伴有心肌缺血、心力衰竭、肾功能不全及主动脉夹层等,或考虑溶栓治疗的患者,则应给予降压治疗。根据患者的具体情况选择合适的药物及合适剂量。如尼卡地平5mg/h 作为起始量静脉滴注,每 5min 增加 2.5mg/h 至满意效果,最大 15mg/h。拉贝洛尔50mg 缓慢静脉注射,以后每隔 15min 重复注射,总剂量不超过 300mg,或给初始量后以0.5~2mg/min 的速度静脉滴注。效果不满意者可谨慎使用硝普钠。β 受体阻滞药可使脑血流量降低,急性期不宜用。

**2. 脑出血**

脑出血时血压升高是颅内压增高情况下保持正常脑血流的脑血管自动调节机制,脑出血患者合并严重高血压的治疗方案目前仍有争论,降压可能影响脑血流量,导致低灌注或脑梗死,但持续高血压可使脑水肿恶化。一般认为,在保持呼吸道通畅、纠正缺氧、降低颅内压后,如血压≥26.7/14.7kPa(200/110mmHg)时,才考虑在严密血压监测下使用经静脉降压药物进行治疗,使血压维持在略高于发病前水平或 24.0/14.0kPa(180/105mmHg)左右。收缩压在 22.7~26.7kPa(170~200mmHg)或舒张压在 13.3~14.7kPa(100~110mmHg),暂不必使用降压药,可先脱水降颅压,并严密观察血压情况,必要时再用降压药,可选择 ACEI、利尿药、拉贝洛尔等。钙通道阻滞药能扩张脑血管、增加脑血流,但可能增高颅内压,应慎重使用。α 受体阻滞药往往出现明显的降压作用及明显的直立性低血压,应避免使用。在调整血压的同时,防止继续出血、保护脑组织、防治并发症,需要时采取手术治疗。

**(三)急性冠脉综合征**

急性冠脉综合征包括不稳定性心绞痛和心肌梗死,其治疗目标在于降低血压、减少心肌耗氧量,但不可影响到冠脉灌注压,从而减少冠脉血流量。血压控制的目标是使其收缩压下降 10%~15%。治疗时首选硝酸酯类药物,如硝酸甘油,开始时以 5~10μg/min 速率静脉滴注,逐渐增加剂量,每 5~10min 增加 5~10μg/min。早期联合使用其他降血压药物治疗,如 β 受体阻滞药、ACEI、α₁ 受体阻滞药,必要时还可配合使用利尿药和钙通道阻滞药,另外配合使用镇痛、镇静药等。尼卡地平能增加冠状动脉血流、保护缺血心肌,静脉滴注能发挥降压和保护心脏的双重效果。拉贝洛尔能同时阻断 α₁ 和 β 受体,在降压的同时能减少心肌耗氧量,也可选用。心肌梗死后的患者可选用 ACEI、β 受体阻滞药和醛固酮拮抗药。此外,原发病的治疗,如溶栓、抗凝、血管再通等也非常重要,对 ST 段抬高的患者溶栓前应将血压控制在 20.0/12.0kPa(150/90mmHg)以下。

**(四)急性左侧心力衰竭**

急性左侧心力衰竭主要是由收缩期高血压和缺血性心脏病导致的。严重高血压伴急性左侧心力衰竭治疗的主要手段是通过静脉用药,迅速降低心脏的前后负荷。在应用血管扩张药迅速降低血压的同时,配合使用强效利尿药,尽快缓解患者的缺氧和高度呼吸困难。就心脏功能而言,应力求将血压降到正常水平。血压被控制的同时,心力衰竭亦常得到控制。血管扩张药可选用硝普钠、硝酸甘油、酚妥拉明等,广泛心肌缺血引起的急性左侧心力衰竭,首选硝酸甘油。在降压的同时以吗啡 3~5mg 静脉缓注,必要时每隔 15min 重复 1 次,共 2~3次,老年患者酌减剂量或改为肌内注射;呋塞米 20~40mg 静脉注射,2min 内推完,4h 后可重复 1 次,并予吸氧、氨茶碱药物治疗等。洋地黄仅在心脏扩大或心房颤动伴快速心室率时应用。

（五）急性主动脉夹层

约 3/4 的主动脉夹层患者有高血压,血压增高是病情进展的重要诱因。治疗目标为通过扩张血管、减缓心动过速、抑制心脏收缩、降低血压及左心室射血速度、降低血流对动脉的剪切力,从而阻止夹层血肿的扩展。主动脉夹层在升主动脉及有并发症者尽快手术治疗;主动脉夹层病变局限在降主动脉者应积极内科治疗。患者应绝对卧床休息,严密监测生命体征和血管受累征象,给予有效止痛、迅速降压、镇静和吸氧,忌用抗凝或溶栓治疗。疼痛剧烈患者立即静脉使用较大剂量的吗啡或哌替啶。不论患者有无收缩期高血压,都应首先静脉应用 β受体阻滞药来减弱心肌收缩力,减慢心率,降低左心室射血速度。如普萘洛尔 0.5mg 静脉注射,随后每 3~5min 注射 1~2mg,直至心率降至 60~70/min。心率控制后,如血压仍然很高,应加用血管扩张药。降压的原则是在保证脏器足够灌注的前提下,迅速将血压降低并维持在尽可能低的水平。一般要求在 30min 内将收缩降至 13.3kPa(100mmHg)左右。如果患者不能耐受或有心、脑、肾缺血情况,也应尽量将血压维持在 16.0/10.7kPa(120/80mmHg)以下。治疗首选硝普钠或尼卡地平静脉滴注。其他常用药物有乌拉地尔、艾司洛尔、拉贝洛尔等。必要时加用血管紧张素Ⅱ受体拮抗药、ACEI 或小剂量利尿药,但要注意 ACEI 类药物可引起刺激性咳嗽,可能加重病情。肼苯达嗪和二氮嗪因有反射性增快心率、增加心排血量作用,不宜应用。主动脉大分支阻塞患者,因降压后使缺血加重,不宜采用降压治疗。

（六）子痫和先兆子痫

妊娠急诊患者的处理需非常小心,因为要同时顾及母亲和胎儿的安全。在加强母儿监测的同时,治疗时需把握三项原则:镇静防抽搐、止抽搐;积极降压;终止妊娠。①镇静防抽搐、止抽搐,常用药物为硫酸镁,肌内注射或静脉给药,用药时监测患者血压、尿量、腱反射、呼吸,避免发生中毒反应,镇静药可选用冬眠 1 号或地西泮。②积极降压,当血压升高＞22.7/14.7kPa(170/110mmHg)时,宜静脉给予降压药物控制血压,以防脑卒中及子痫发生。究竟血压应降至多少合适,目前尚无一致意见。注意避免血压下降过快、幅度过大,影响胎儿血供。保证分娩前舒张压在 12.0kPa(90mmHg)以上,否则会增加胎儿死亡风险。紧急降压时可静脉滴注尼卡地平、拉贝洛尔或肼苯达嗪。尼卡地平是欧洲妊娠高血压综合征治疗的首选药,其胎盘转移率低,长时间使用对胎儿也无不良影响,能在有效降压的同时,延长妊娠,有利于改善胎儿结局,尤其适用于先兆子痫患者。另外,尼卡地平有针剂和口服两种剂型,适合孕产妇灵活应用。但应注意其可能抑制子宫收缩而影响分娩,在与硫酸镁合用时应小心产生协同作用。肼苯达嗪常用剂量为 40mg 加于 5％葡萄糖注射液 500mL 静脉滴注,0.5~10mg/h。血压稳定后改为口服药物维持。ACEI、血管紧张素Ⅱ受体拮抗药可能对胎儿产生不利影响,应禁用;利尿药可进一步减少血容量,加重胎儿缺氧,除非存在少尿情况,否则不宜使用;硝普钠可致胎儿氰化物中毒,亦为禁忌。③结合患者病情和产科情况,适时终止妊娠。

（七）特殊人群高血压急症的处理

1.老年性高血压急症

老年人患高血压比例较高,容易出现靶器官损害,甚至是多个靶器官损害,高血压急症的发展速度较快,危险度更高。降压治疗可减少老年患者的心脑血管病及病死率。但是老年高血压患者血压波动大,控制效果差。另外,老年患者多有危险因素和复杂的基础疾病,因而在遵循一般处理原则的同时,需格外注意以下几点:①降压不要太快,尤其是对于体质较弱者。②脏器的低灌注对老年患者的危害更大,建议血压控制目标为收缩压降至 20.0kPa(150mmHg),如能耐受,可进一步降低,舒张压若<9.3kPa(70mmHg),可能产生不利影响。③大多数患者的药物初始剂量宜降低,注意药物不良反应。④常需要两种或更多药物控制血压。由于尼卡地平具有脏器保护功能的优势,对于老年性高血压急症,建议优先使用。⑤注意原有的和药物治疗后出现的直立性低血压。

2. 肾功能不全患者

治疗原则为在强效控制血压的同时,避免对肾功能的进一步损害,通常需要联合用药,根据患者的具体情况选择合适的降压药。血压一般以降至 20.0~21.3/12.0~13.3kPa(150~160/90~100mmHg)为宜,第 1h 使平均动脉压下降 10%,第 2h 下降 10%~15%,在 12h 内使平均动脉压下降约 25%。选用增加或不减少肾血流量的降压药,首选 ACEI 和血管紧张素Ⅱ受体拮抗药,常与钙通道阻滞药、小剂量利尿药、β受体阻滞药联合应用;避免使用有肾毒性的药物;经肾排泄或代谢的降压药,剂量应控制在常规用量的 1/3~1/2。病情稳定后建议长期联合使用降压药,将血压控制在<17.3/10.7kPa(130/80mmHg)。

## 六、常用于高血压急症的药物评价

高血压急症的降压治疗除了选择起效迅速、作用持续时间短、停药后作用消失较快、不良反应小的静脉用药外,为增强降压作用、减少不良反应、保护重要脏器血流,以及出于特殊人群的需要,常需联合使用口服降压药,并且在血压控制后逐步减少静脉用药,转而用口服降压药长期维持治疗。选择药物时应充分权衡血压与组织灌注、心脏负荷、血管损害、出凝血等的关系,合理控制降压的幅度与速度,考虑各种降压药的作用和不良反应。

临床上用于降低血压的药物主要分为钙通道阻滞药、ACEI、血管紧张素Ⅱ受体拮抗药、α受体阻滞药、β受体阻滞药、利尿药及其他降压药 7 类,其中常用于高血压急症的静脉注射药物为:硝普钠、尼卡地平、乌拉地尔、二氮嗪、肼苯达嗪、拉贝洛尔、艾司洛尔、酚妥拉明等。其他药物则根据患者的具体情况酌情配合使用,如紧急处理时可选用硝酸甘油、卡托普利等舌下含服;ACEI、血管紧张素Ⅱ受体拮抗药对肾功能不全的患者有很好的肾保护作用;α受体阻滞药可用于前列腺增生的患者;在预防卒中和改善左心室肥厚方面,血管紧张素Ⅱ受体拮抗药均优于 β受体阻滞药;心衰时需采用利尿药联合使用 ACEI、β受体阻滞药、血管紧张素Ⅱ受体拮抗药等。

部分常用药物如下。

1. 硝普钠

硝普钠能直接扩张动脉和静脉,降压作用迅速,停药后效果持续时间短,可用于各种高血压急症。但是由于快速降低血压的同时也带来一系列不良反应,从而使硝普钠在临床的应用具有一定的局限性。例如其控制血压呈剂量依赖性,同时还可以降低脑血流量,增加颅内压;对心肌供血的影响可引起冠脉缺血,增加急性心肌梗死早期的病死率。静脉滴注时需密切观察血压,以免过度降压,造成器官组织血流灌注不足。长期或大剂量应用时可导致血中氰化物蓄积中毒,引起急性精神病和甲状腺功能低下等。小儿、冠状动脉或脑血管供血不足、肝肾或甲状腺功能不全者禁用;代偿性高血压、动静脉并联、主动脉狭窄和孕妇禁用。高血压急症伴急性冠状动脉综合征、高血压脑病、急性脑血管病或严重肾功能不全者使用时应谨慎。

2.尼卡地平

尼卡地平为二氢吡啶类钙通道阻滞药,是世界上第一个取得抗高血压适应证的钙通道阻滞药。尼卡地平主要扩张动脉,降低心脏后负荷,对椎动脉、冠状动脉、肾动脉和末梢小动脉的选择性远高于心肌,在降低血压的同时,能改善脑、心脏、肾的血流量,并对缺血心肌具有保护作用。另外,该药还具有利尿作用,也不影响肺部的气体交换。基于以上机制,尼卡地平在治疗高血压急症时具有以下特点:降压作用起效迅速、效果显著、血压控制过程平稳、血压波动性小,能有效保护靶器官,不易引起血压的过度降低,用量调节简单、方便,不良反应少且症状轻微,停药后不易出现反跳,长期用药也不会产生耐药性,安全性很好。与硝普钠相比,降压效果上近似,而其安全性及对靶器官的保护作用明显优于硝普钠,因而尼卡地平不仅是治疗高血压的一线药物,也是急诊科在处理大多数高血压急症时的理想选择。

3.乌拉地尔

选择性 $\alpha_1$ 受体阻滞药,具有外周和中枢双重降压作用,起效快,效果显著,不影响心率,无反跳现象,对嗜铬细胞瘤引起的高血压危象有特效。暂不提倡与 ACEI 类药物合用。主动脉峡部狭窄、哺乳期妇女禁用,妊娠妇女仅在绝对必要的情况下方可使用,老年患者需慎用,初始剂量宜小,在脏器供血维持方面欠佳。

4.拉贝洛尔

拉贝洛尔对 $\alpha_1$ 和 β 受体均有阻断作用,能减慢心率,减少心排血量,减小外周血管阻力。其降压作用温和,效果持续时间较长,特别适用于妊娠高血压。充血性心力衰竭、房室传导阻滞、心率过缓或心源性休克、肺气肿、支气管哮喘、脑出血禁用,肝、肾功能不全、甲状腺功能低下等慎用。

5.艾司洛尔

选择性 $\beta_1$ 受体阻滞药,起效快,作用时间短。能减慢心率,减少心排血量,降低血压,特别是收缩压。支气管哮喘、严重慢性阻塞性肺疾病、窦性心动过缓、二至三度房室传导阻滞、难治性心功能不全、心源性休克及对本药过敏者禁用。

# 第三节 主动脉夹层

主动脉夹层指主动脉腔内的血液通过内膜的破口进入主动脉壁中层而形成的血肿。急性主动脉夹层是一种不常见、但有潜在生命危险的疾病,如不予以治疗,早期病死率很高。及时进行适当的药物和(或)手术治疗,可明显提高生存率。

## 一、病因与发病机制

任何破坏中层弹性或肌肉成分完整性的疾病都可使主动脉易患夹层分离。中层胶原及弹性硬蛋白变性所致的中层退行性变是首要的易患因素。囊性中层退行病变是多种遗传性结缔组织缺陷(马方综合征和 Ehlers Danlos 综合征)的内在特点。年龄增长和高血压可能是中层退行病变的两个重要因素。主动脉夹层的好发年龄为 60～70 岁,男性发病率为女性的 2

倍。某些其他先天性心血管畸形,如主动脉瓣单瓣畸形和主动脉缩窄也易并发主动脉夹层。另外,动脉内导管术及主动脉球囊反搏等诊疗操作也可能引起主动脉夹层。

主动脉夹层开始于主动脉内膜撕裂,血液穿透病变中层,将中层平面一分为二,主动脉壁即出现夹层。由于管腔压力不断推动,分离过程沿主动脉壁推进,典型的为顺行推进,即被主动脉血流向前的力推动,有时也可见从内膜撕裂处逆向推进。主动脉壁分离层之间被血液充盈的空间成为一个假腔,剪切力可能导致内膜进一步撕裂,为假腔内的血流提供出口或额外的进口。假腔可由于血液充盈而扩张,引起内膜突入真腔内,使血管腔狭窄变形。

## 二、分类

绝大多数主动脉夹层起源于升主动脉和(或)降主动脉。常用的主动脉夹层分类方法(表 2-2,图 2-1),对累及的主动脉的部位及范围进行定义。考虑预后及治疗的不同,所有这三种分类方法都是基于主动脉夹层是否累及升主动脉而定。一般而言,夹层分离累及升主动脉有外科手术指征,而对那些未累及升主动脉的夹层分离可考虑药物保守治疗。

表 2-2　常用的主动脉夹层分类方法

| 分类 | 起源和累及的主动脉范围 |
|---|---|
| DeBakey 分类法 | |
| Ⅰ 型 | 起源于升主动脉,扩展至主动脉弓或其远端 |
| Ⅱ 型 | 起源并局限于升主动脉 |
| Ⅲ 型 | 起源于降主动脉,沿主动脉向远端扩展 |
| Stanford 分类法 | |
| A 型 | 所有累及升主动脉的夹层分离 |
| B 型 | 所有不累及升主动脉的夹层分离 |
| 解剖描述分类法 | |
| 近端 | 包括 DeBakey Ⅰ 型和Ⅱ型,Stanford 法 A 型 |
| 远端 | 包括 DeBakeyⅢ型,Stanford 法 B 型 |

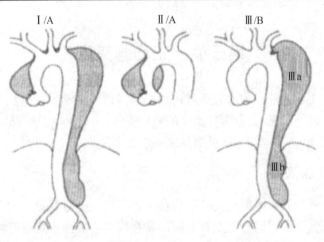

Ⅰ/A:DeBakey Ⅰ 型/Stanford A 型;Ⅱ/A:DeBakeyⅡ型/Stanford A 型;Ⅲ/B:DeBakeyⅢ型/Stanford B 型

图 2-1　主动脉夹层分类

## 三、诊断

### (一)临床表现特点

#### 1.症状

急性主动脉夹层最常见的症状是剧烈疼痛,而慢性夹层分离多数可能并无疼痛。典型的疼痛突然发生,开始时即为剧痛。患者主诉疼痛呈撕裂样、撕扯样或刀刺样。当夹层分离沿主动脉伸展时,疼痛可沿着夹层分离的走向逐步向其他部位转移。疼痛部位对判断主动脉夹层的部位有帮助,因为局部的症状通常反应累及的主动脉。如胸痛只在前胸部,或最痛之处在前胸部,提示夹层绝大多数累及升主动脉。如胸痛只在肩胛之间,或最痛之处在肩胛之间,则绝大部分累及降主动脉。颈、喉、颌、面部的疼痛强烈提示夹层累及升主动脉。另外,疼痛在背部的任何部位或腹部和下肢,强烈提示累及降主动脉。

其他一些不常见情况包括充血性心力衰竭、晕厥、脑血管意外、缺血性周围神经病变、截瘫、猝死等。急性充血性心力衰竭几乎均由近端主动脉夹层所致的严重主动脉瓣反流引起。无神经定位体征的晕厥占主动脉夹层的 4%~5%,一般需紧急外科手术。

#### 2.体征

在一些病例中,单纯的体检结果就足以提示诊断,而在另外一些情况下,即使存在广泛的主动脉夹层,相应的体征也不明显。远端主动脉夹层患者 80% 以上存在高血压,但在近端主动脉夹层患者中高血压较少见。近端主动脉夹层患者与远端主动脉夹层患者相比更易发生低血压。低血压通常是由于心包填塞、胸腔或腹腔内动脉破裂所致。与主动脉夹层相关的最典型体征如脉搏短缺、主动脉反流杂音,神经系统表现更多见于近端夹层分离。急性胸痛伴脉搏短缺(减弱或缺如)强烈提示主动脉夹层。近端主动脉夹层分离中约 50% 有脉搏短缺,而远端主动脉夹层中只占 15%。

主动脉瓣反流是近端主动脉夹层的重要并发症,一些病例可听到主动脉瓣反流杂音。与近端主动脉夹层相关的主动脉瓣反流杂音常呈乐音样,胸骨右缘比胸骨左缘听诊更清晰。根据反流的严重程度不同,可能存在其他主动脉瓣关闭不全的周围血管征象,如水冲脉和脉压增宽。

许多疾病的表现可酷似主动脉夹层,包括急性心肌梗死或严重心肌缺血,非主动脉夹层引起的急性主动脉反流,非夹层分离引起的胸主动脉瘤、腹主动脉瘤、心包炎、肌肉骨骼痛或纵隔肿瘤。

### (二)实验室和其他辅助检查特点

临床上,一旦诊断上已怀疑主动脉夹层,必须迅速并准确地确定诊断。目前可用的诊断方法包括主动脉造影、造影增强 CT 扫描、磁共振成像(MRI)、经胸或经食管的心脏超声。

#### 1.胸部 X 线摄片

最常见的异常是主动脉影变宽,占病例的 80%~90%,局限性的膨出往往出现于病变起源部位。一些病例可出现上纵隔影变宽。如见主动脉内膜钙化影,则可估测主动脉壁的厚度,正常为 2~3mm,如主动脉壁厚度增加到 10mm 以上,高度提示主动脉夹层(图 2-2)。虽然绝大多数患者有一种或多种胸片的异常表现,但相当部分患者胸片改变不明显。因此,正常的胸部 X 线摄片绝不能排除主动脉夹层。

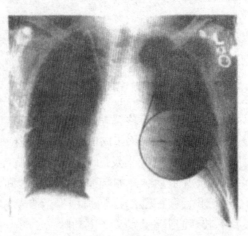

钙化影与主动脉影外侧缘相距 10mm 以上

图 2-2　主动脉夹层,胸片可见主动脉内膜

**2. 主动脉造影**

逆行主动脉造影是主动脉夹层的最可靠诊断技术,如考虑行手术治疗或血管内支架治疗,术前须行主动脉造影。血管造影诊断主动脉夹层的直接征象包括主动脉双腔或分离内膜片,提示夹层分离的间接征象包括主动脉腔变形、主动脉壁变厚、分支血管异常,以及主动脉瓣反流。主动脉造影的主要优点在于:能明确主动脉夹层和累及的分支血管范围,也能显示主动脉夹层的一些主要并发症,如假腔内血栓和主动脉瓣反流。

**3. 计算机体层摄影(CT)**

增强 CT 扫描时,如发现内膜片分割或以造影剂密度差来区分的两个明显的主动脉腔时即可诊断主动脉夹层。与主动脉造影不同,CT 扫描的优点在于它是无创的,但需要使用静脉内造影剂。CT 还有助于识别假腔内的血栓,发现心包积液。但 CT 扫描不能可靠地发现有无主动脉瓣反流和分支血管病变。

**4. 磁共振成像(MRI)**

MRI 特别适用于诊断主动脉夹层,能显示主动脉夹层的真假腔、内膜的撕裂位置、剥离的内膜片和可能存在的血栓等。MRI 是无创性检查,也不需使用静脉内造影剂,从而避免了离子辐射。虽然 MRI 以其高度的准确性成为目前无创性诊断主动脉夹层的主要标准,但其存在一些缺点,如对已植入起搏器、血管夹、人工金属心脏瓣膜和人工关节患者禁忌。MRI 也仅提供有限的分支血管图像,不能可靠地识别主动脉瓣反流的存在。另外,由于显影所需时间较长,急性主动脉夹层患者行 MRI 有风险。

**5. 超声心动图(UCG)检查**

对诊断升主动脉夹层具有重要意义,且易识别并发症(如心包积血、主动脉瓣关闭不全和胸腔积血等)。在 M 型超声中可见主动脉根部扩大,夹层分离处主动脉壁由正常的单条回声带变成两条分离的回声带。在二维超声中可见主动脉内分离的内膜片呈内膜摆动征,主动脉夹层形成主动脉真假双腔征。有时可见心包或胸腔积液。多普勒超声不仅能检出主动脉夹层管壁双重回声之间的异常血流,而且对主动脉夹层的分型、破口定位及主动脉瓣反流的定量分析都具有重要的诊断价值。经食管超声心动图(TEE)克服了经胸廓 UCG 的一些局限性,可以采用更高频率的超声检查,从而提供更好的解剖细节。

几种影像学方法都各有其特定的优缺点,在选择时,必须考虑各种检查的准确性、安全性和可行性。几种影像学方法诊断主动脉夹层的性能见表 2-3。

表 2-3 几种影像学方法诊断主动脉夹层的性能

| 诊断性能 | ANGIO | CT | MRI | TEE |
|---|---|---|---|---|
| 敏感性 | ++ | ++ | +++ | +++ |
| 特异性 | +++ | +++ | +++ | ++/+++ |
| 内膜撕裂部位 | ++ | + | +++ | + |
| 有无血栓 | +++ | ++ | +++ | +++ |
| 有无主动脉关闭不全 | +++ | — | + | +++ |
| 心包积液 | — | ++ | +++ | +++ |
| 分支血管累及 | +++ | + | ++ | + |
| 冠状动脉累及 | ++ | — | — | ++ |

注 "+++"极好,"++"好,"+"一般,—无法检测。ANGIO:主动脉造影;CT:计算机体层摄影;MRI:磁共振成像;TEE:经食管超声心动图

## 四、治疗

治疗主动脉夹层的主要目的在于阻止夹层分离的进展。那些致命的并发症并不是内膜撕裂本身,而是随之而来的主动脉夹层的并发症,如分离主动脉破裂、急性主动脉瓣关闭不全、急性心包压塞等。如果不进行及时、适当的治疗,主动脉夹层有很高的病死率。

1. 紧急内科处理

所有高度怀疑有急性主动脉夹层的患者必须予以监护。首要的治疗目的在于解除疼痛并将收缩压降至 13.3～14.7kPa(100～110mmHg)[平均动脉压为 8.0～9.3kPa(60～70mmHg)]。无论是否存在疼痛和高血压,均应使用 β 受体阻滞剂以降低 dp/dt。对可能要进行手术的患者要避免使用长效降压药,以免使术中血压控制变得复杂。疼痛本身可以加重高血压和心动过速,可静脉注射吗啡以缓解疼痛。

硝普钠对紧急降低动脉血压十分有效。开始滴速 20μg/min,然后根据血压反应调整滴速,最高可达 800μg/min。当单独使用时,硝普钠可能升高 dp/dt,这一作用可能潜在地促进夹层分离的扩展。因此,同时使用足够剂量的 β 受体阻滞剂十分必要。

为了迅速降低 dp/dt,应静脉内剂量递增地使用 β 受体阻滞剂,直至出现满意的 β 受体阻滞效应(心率 60～70 次/分钟)。超短效 β 受体阻滞剂艾司洛尔对动脉血压不稳定准备行手术治疗的患者十分有用,因为如果需要可随时停用。当存在使用 β 受体阻滞剂的禁忌证,如窦性心动过缓、二度或三度房室传导阻滞、充血性心力衰竭、气管痉挛,应当考虑使用其他降低动脉压和 dp/dt 的药物,如钙通道阻滞剂。

当分离的内膜片损害一侧或双侧肾动脉时,可引起肾素大量释放,导致顽固性高血压。在这种情况下,可静脉内注射血管紧张素转化酶(ACE)抑制剂。

如果患者血压正常而非高血压,可单独使用 β 受体阻滞剂降低 dp/dt,如果存在禁忌证,可选择使用非二氢吡啶类钙通道阻滞剂,如地尔硫草或维拉帕米。

如果可疑主动脉夹层的患者表现为严重低血压,提示可能存在心包填塞或主动脉破裂,应快速扩容。如果迫切需要升压药治疗顽固性低血压,可使用去甲肾上腺素。

治疗后一旦患者情况稳定,应立即进行诊断检查。如果病情不稳定,优先使用 TEE,因其能在急诊室或重症监护病房床边操作而不需停止监护和治疗。如果一个高度可疑夹层分离的患者病情变得极不稳定,很可能发生了主动脉破裂或心包填塞,患者应立即送往手术室而不是进行影像学诊断。在这种情况下,可使用术中 TEE 确定诊断,同时指导手术修补。

2.心包填塞的处理

急性近端主动脉夹层经常伴有心包填塞,这是患者死亡的最常见原因之一。心包填塞往往是主动脉夹层患者低血压的常见原因。在这种情况下,在等待外科手术修补时通常应进行心包穿刺以稳定病情。

3.外科手术治疗

主动脉夹层外科手术药物治疗的指征见表 2-4。应该尽可能在患者就诊之初决定是否手术,因为这将帮助选择何种诊断检查方法。手术目的包括切除最严重的主动脉病变节段,切除内膜撕裂部分,通过缝合夹层分离动脉的近端和远端以闭塞假腔的入口。下列因素增加患者的手术风险:高龄、伴随其他严重疾病(特别是肺气肿)、动脉瘤破裂、心包填塞、休克、心肌梗死、脑血管意外等。

表 2-4　主动脉夹层外科手术和药物治疗的指征

| 手术指征 | 药物治疗指征 |
| --- | --- |
| 1.急性近端夹层分离 | 1.无并发症的远端夹层分离 |
| 2.急性远端夹层分离伴下列情况之一 | 2.稳定的孤立的主动脉弓夹层分离 |
| ·重要脏器进行性损害 | 3.稳定的慢性夹层分离 |
| ·主动脉破裂或接近破裂 | |
| ·主动脉瓣反流 | |
| ·夹层逆行进展至升主动脉 | |
| ·马方综合征并发夹层分离 | |

4.血管内支架技术

使用血管内介入技术可治疗主动脉夹层的高危患者。例如,夹层分离累及肾动脉或内脏动脉时手术死亡率较高,血管内支架置入可降低死亡率。带膜支架植入血管隔绝术主要适用于 Stanford B 型夹层。

## 五、长期治疗和随访

主动脉夹层患者晚期并发症包括主动脉反流、夹层分离复发、动脉瘤形成或破裂。无论住院期间采用手术还是药物治疗,长期药物治疗以控制血压和 dp/dt,这对所有主动脉夹层存活患者都适用。主动脉夹层患者随访评估包括反复认真的体格检查,定期胸片检查和一系列影像学检查,包括 TEE、CT 扫描或 MRI。患者刚出院的 2 年内危险性最高,后危险性逐步降低。因此,早期经常的随访十分重要。

# 第四节　重症心律失常

心律失常是指心脏冲动的频率、节律、起源部位、传导速度或激动次序的异常。正常心脏冲动起源于窦房结,先后经结间束、房室结、希氏束、左束支和右束支及浦肯野纤维至心室。心律失常的发生是由于多种原因引起心肌细胞的自律性、兴奋性、传导性改变,导致心脏冲动形成和(或)传导异常。临床上根据发作时心率的快慢,可将心律失常分为快速心律失常和缓慢心律失常。前者包括期前收缩、心动过速、心房颤动、心室颤动等,后者包括窦性心动过缓、房室传导阻滞等。心律失常发生在无器质性心脏病者,大多病程短,可自行恢复,对血流动力学无明显影响,一般不增加心血管死亡危险性。发生于严重器质性心脏病或离子通道病的心律失常,病程较长,常有严重血流动力学障碍,可诱发心绞痛、休克、心力衰竭、昏厥甚至猝死,属于重症心律失常。常见的病因为急性冠脉综合征、陈旧性心肌梗死、慢性充血性心力衰竭(射血分数<40%)、各类心肌病、长 Q-T 间期综合征、预激综合征等。

心律失常的诊断应从详尽采集病史入手,病史通常能提供对诊断有用的线索。心电图检查是诊断心律失常最重要的一项无创性检查技术,应记录 12 导联心电图,并记录清楚显示 P 波导联的心电图长条以备分析,通常选择 $V_1$ 或 Ⅱ 导联。系统分析应包括:心房与心室节律是否规则,频率各为若干? P-R 间期是否恒定? P 波与 QRS 波群是否正常? P 波与 QRS 波群的相互关系等。在确定心律失常类型后,对重症心律失常患者,在院前和院内对其进行急救时首先要判断有无严重血流动力学障碍,并建立静脉通道,给予吸氧、心电监护,使用电击复律和(或)抗心律失常药物迅速纠正心律失常。在血流动力学稳定、心律失常已纠正的情况下再分析、判断导致心律失常的病因和诱因,并给予相应的处理。

## 一、阵发性室上性心动过速

阵发性室上性心动过速,简称室上速,是一种阵发性、规则而快速的异位心律。根据起搏点部位及发生机制的不同,包括窦房折返性心动过速、心房折返性心动过速、自律性房性心动过速、房室结内折返性心动过速等。此外,利用隐匿性房室旁路逆行传导的房室折返性心动过速习惯上也归属于室上性心动过速的范畴。由于心动过速发作时频率很快,P 波往往埋伏于前一个 T 波中,不易判定起搏点的部位,故常统称为阵发性室上性心动过速。在全部室上速病例中,房室结内折返性心动过速和房室折返性心动过速约占 90%。

(一)病因

阵发性室上性心动过速常见于正常的青年,情绪激动、疲劳或烟酒过量常可诱发。亦可见于各种心脏病患者,如冠心病、风湿性心脏病、慢性肺源性心脏病、甲状腺功能亢进性心脏病等。

(二)发病机制

折返是阵发性室上性心动过速发生的主要机制。由触发活动、自律性增高引起者为数甚少。在房室结存在双径路、房室间存在隐匿性房室旁路、窦房结细胞群之间存在功能性差异、心房内三条结间束或心房肌的传导性能不均衡或中断的情况下,两条传导性和不应期不一致的传导通路如形成折返环,其中一条传导通路出现单向传导阻滞时,适时的期前收缩或程序刺激在非阻滞通路上传导的时间使单向传导阻滞的通路脱离不应期,冲动在折返环中沿着一定的方向运行,即可形成阵发性室上性心动过速。

(三)临床表现

心动过速发作突然起始与终止,持续时间长短不一。症状包括心悸、胸闷、焦虑不安、头晕,少数患者可出现晕厥、心绞痛、心力衰竭、休克。症状轻重取决于发作时心室率快速的程度、持续时间以及有无血流动力学障碍,亦与原发病的严重程度有关。体检心尖区第一心音强度恒定,心律绝对规则。

(四)诊断

1.心电图特征

(1)心率 150～250 次/分钟,节律规则。

(2)QRS 波群形态与时限正常,发生室内差异性传导或原有束支传导阻滞时,QRS 波群形态异常。

(3)P 波形态与窦性心律时不同,且常与前一个心动周期的 T 波重叠而不易辨认。

(4)ST 段轻度下移,T 波平坦或倒置。阵发性室上性心动过速的心电图见图 2-3。

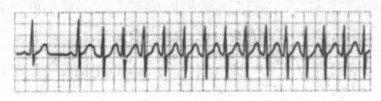

图 2-3  阵发性室上性心动过速的心电图

2.评估

(1)判断有无严重的血流动力学障碍、缺氧、二氧化碳潴留和电解质紊乱。

(2)判断有无器质性心脏病、心功能状态和发作的诱因。

(3)询问既往有无阵发性心动过速发作,每次发作的持续时间、主要症状及诊治情况。

(五)急诊处理

在吸氧、心电监护、建立静脉通路后,根据患者基础的心脏状况、既往发作的情况、有无血流动力学障碍以及对心动过速的耐受程度做出处理。

1.同步直流电复律

当患者有严重的血流动力学障碍时,需要紧急电击复律。抗心律失常药物治疗无效时亦应施行电击复律。能量一般选择 100～150J。电击复律时如患者意识清楚,建议给予地西泮 10～30mg 静脉注射。应用洋地黄者不应予以电复律治疗。

2.刺激迷走神经

如患者心功能与血压正常,可先尝试刺激迷走神经的方法。刺激方法包括:颈动脉窦按摩(患者取仰卧位,先行右侧,每次 5～10s,切不可两侧同时按摩,以免引起脑缺血)、ValsalVa 动作(深吸气后屏气、再用力作呼气)、诱导恶心、将面部浸没于冰水中等,这些刺激方法可使心动过速终止。

3.腺苷与钙通道阻滞药

首选治疗药物为腺苷,6～12mg 静脉注射,时间 1～2s。腺苷起效迅速,不良反应有胸部压迫感、呼吸困难、面部潮红、窦性心动过缓、房室传导阻滞等。由于其半衰期短于 6s,不良反应即使发生亦很快消失。如腺苷无效可改用维拉帕米,首次 5mg 稀释后静脉注射,时间 3～5min,无效者,间隔 10min 再静脉注射 5mg。也可使用地尔硫草 0.25～0.35mg/kg。上述药物疗效可达 90% 以上。如患者合并心力衰竭、低血压或为宽 QRS 波心动过速,尚未明确室上性心动过速的诊断时,不应选用钙通道阻滞药,宜选用腺苷静脉注射。

4.洋地黄与β受体阻滞药

毛花苷C(西地兰)0.44~0.8mg稀释后静脉缓慢注射,以后每2~4h静脉注射0.2~0.4mg,24h总量在1.6mg以内。目前洋地黄已较少应用,但对伴有心功能不全者仍为首选。

β受体阻滞药也能有效终止心动过速,但应避免用于失代偿的心力衰竭患者,并以选用短效β受体阻滞药(如艾司洛尔)较为合适,剂量50~200μg/(kg·min)。

5.普罗帕酮

1~2mg/kg(常用70mg)稀释后静脉注射,无效者间隔10~20min再静脉注射1次,一般静脉注射总量不超过280mg。由于普罗帕酮有负性肌力作用及抑制传导系统作用,且个体间存在较大差异,对有心功能不全者禁用,对有器质性心脏病、低血压、休克、心动过缓者等慎用或禁用。

6.其他

合并低血压者可应用升压药物,通过升高血压反射性地兴奋迷走神经,终止心动过速。可选用间羟胺10~20mg或甲氧明10~20mg,稀释后缓慢静脉注射。有器质性心脏病或高血压者不宜使用。

## 二、室性心动过速

室性心动过速简称室速,是指连续3个或3个以上的室性期前收缩,频率>100次/分钟所构成的快速心律失常。

(一)病因

室速常发生于各种器质性心脏病,以缺血性心脏病为最常见,其次为心肌病、心力衰竭、二尖瓣脱垂、瓣膜性心脏病等,其他病因包括代谢紊乱、电解质紊乱、长Q-T间期综合征、Brugada综合征、药物中毒等。少数室速可发生于无器质性心脏病者,称为特发性室速。

(二)发病机制

1.折返

折返形成必须具备两条解剖或功能上相互分离的传导通路、部分传导途径的单向阻滞和另一部分传导缓慢这三个条件。心室内的折返可为大折返、微折返。前者具有明确的解剖途径;后者为发生于小块心肌甚至于细胞水平的折返,是心室内折返最常见的形式。心肌的缺血、低血钾及代谢障碍等引起心室肌细胞膜电位改变,动作电位时间、不应期、传导性的非均质性,使心肌电活动不稳定而诱发室速。

2.自律性增高

心肌缺血、缺氧、牵张过度均可使心室异位起搏点4相舒张期除极坡度增加、降低阈电位或提高静息电位的水平,使心室肌自律性增高而诱发室速。

3.触发活动

由后除极引起的异常冲动的发放。常由前一次除极活动的早期后除极或延迟后除极所诱发。可见于局部儿茶酚胺浓度增高、心肌缺血-再灌注、低血钾、高血钙及洋地黄中毒时。

(三)临床表现

室速临床症状的轻重视发作时心脏基础病变、心功能状态、频率及持续时间等不同而异。非持续性室速的患者通常无症状。持续性室速常伴有明显的血流动力学障碍与心肌缺血,临床症状包括心悸、气促、低血压、心绞痛、少尿、晕厥等,听诊心律轻度不规则,第一、第二心音分裂。室速发生房室分离时,颈静脉搏动出现间歇性 α 波,第一心音响度及血压随每次心搏而变化;室速伴有房颤时,则第一心音响度变化和颈静脉搏动间歇性 α 波消失。部分室速蜕变为心室颤动而引起患者猝死。

(四)诊断与鉴别诊断

1.心电图特征

(1)3 个或 3 个以上的室性期前收缩连续出现。

(2)QRS 波群宽大、畸形,时间>0.12s,ST-T 波方向与 QRS 波群主波方向相反。

(3)心室率通常为 100~250 次/分钟,心律规则,但也可不规则。

(4)心房独立活动与 QRS 波群无固定关系,形成房室分离;偶尔会出现个别或所有心室激动逆传夺获心房的情形。

(5)通常发作突然开始。

(6)心室夺获与室性融合波:室速发作时,少数室上性冲动可下传心室,产生心室夺获,表现为在 P 波之后提前发生一次正常的 QRS 波群。室性融合波的 QRS 波群形态介于窦性与异位心室搏动之间,其意义为部分夺获心室。心室夺获与室性融合波的存在对确立室速的诊断有重要价值。室性心动过速的心电图见图 2-4。

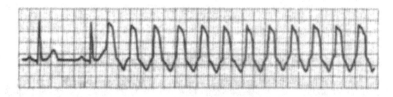

图 2-4　室性心动过速的心电图

2.室速的分类

(1)按室速发作持续时间的长短分为:①持续性室速,发作时间 30s 以上,或室速发作时间未达 30s,但出现严重的血流动力学异常,需药物或电复律始能终止。②非持续性室速,发作时间短于 30s,能自行终止。

(2)按室速发作时 QRS 波群形态不同分为:①单形性室速,室速发作时,QRS 波群形态一致。②多形性室速,室速发作时,QRS 波群呈 2 种或 2 种以上形态。

(3)按室速发作时血流动力学的改变分为:①血流动力学稳定性室速。②血流动力学不稳定性室速。

(4)按室速持续时间和形态的不同分为:①单形性持续性室速。②单形性非持续性室速。③多形性持续性室速。④多形性非持续性室速。

3.鉴别诊断

室速与阵发性室上性心动过速伴束支传导阻滞或室内差异性传导或合并预激综合征的心电图十分相似,但各自的临床意义及治疗完全不同,因此,应进行鉴别。

(1)阵发性室上性心动过速伴室内差异性传导:室速与阵发性室上性心动过速伴室内差异性传导酷似,均为宽 QRS 波群心动过速,二者应仔细鉴别。下述诸点有助于阵发性室上性心动过速伴室内差异性传导的诊断:①每次心动过速均由期前发生的 P 波开始。②P 波与 QRS 波群相关,通常呈 1∶1 房室比例。③刺激迷走神经可减慢或终止心动过速。

(2)预激综合征伴心房颤动:预激综合征患者发生心房颤动,冲动沿旁道下传预激心室,表现为宽 QRS 波,沿房室结下传时表现为窄 QRS 波,有时二者融合,则 QRS 波介于二者之间。当室率较快时易与室速混淆。下述诸点有助于预激综合征伴心房颤动的诊断:①心房颤动发作前后有预激综合征的心电图形。②QRS 时限>0.20s,且由于预激心室程度不同,QRS 时限可有差异。③心律明显不齐,心率多>200 次/分钟。④心动过速、QRS 波中有预激综合征心电图形时有利于预激综合征伴心房颤动的诊断。

4.评估

(1)判断血流动力学状态、有无脉搏:当心电图显示为室性心动过速或宽 QRS 波心动过速时,首先要判断患者血流动力学是否稳定、有无脉搏。

(2)确定室速的类型、持续时间。

(3)判断有无器质性心脏病、心功能状态和发作的诱因。

(4)判断 Q-T 间期有无延长、是否合并低血钾和洋地黄中毒等。

(五)急诊处理

室速的急诊处理原则是:对非持续性的室速,若无症状、无晕厥史、无器质性心脏病者无须治疗;对持续性室速发作,无论有无器质性心脏病,均应迅速终止发作,积极治疗原发病;对非持续性室速,但有器质性心脏病者亦应积极治疗。

1.吸氧

室性心动过速的患者常有器质性心脏病,发作时间长时即有明显缺氧,应该注意氧气吸入。

2.直流电复律

无脉性室速、多形性室速应视同心室颤动,立即进行复苏抢救和非同步直流电复律,首次单相波能量为 360J,双相波能量为 150J 或 200J。伴有低血压、休克、呼吸困难、肺水肿、心绞痛、晕厥或意识丧失等严重血流动力学障碍的单形性持续性室性心动过速者,首选同步直流电复律;药物治疗无效的单形性持续性室性心动过速者,也应行同步直流电复律。首次单相波能量为 100J,如不成功,可增加能量。如血流动力学情况允许,应予短时麻醉。洋地黄中毒引起的室性心动过速者不宜用电复律,应给予药物治疗。

3.抗心律失常药物的使用

(1)胺碘酮:静脉注射胺碘酮基本不诱发尖端扭转性室速,也不加重或诱发心力衰竭。适用于血流动力学稳定的单形性室速、不伴 Q-T 间期延长的多形性室速、未能明确诊断的宽 QRS 心动过速、电复律无效或电复律后复发的室速、普鲁卡因胺或其他药物治疗无效的室速。对于合并严重心功能受损或缺血的患者,胺碘酮优于其他抗心律失常药,疗效较好,促发心律失常的可能性小。首剂静脉用药 150mg,用 5%葡萄糖注射液稀释后,于 10min 注入。首剂用药 10~15min 后仍不能转复,可重复静脉注射 150mg。室速终止后以 1mg/min 速度静脉滴注 6h,随后以 0.5mg/min 速度维持给药,原则上第一个 24h 不超过 1.2g,最大可达 2.2g。第二个 24h 及以后的维持量一般推荐 720mg/24h。静脉胺碘酮的使用剂量和方法要因人而异,使用时间最好不要超过 4d。静脉使用胺碘酮的主要不良反应是低血压和心动过缓,减慢静脉注射速度、补充血容量、使用升压药或正性肌力药物可以预防,必要时采用临时起搏。

(2)利多卡因:近年来发现利多卡因对起源自正常心肌的室速终止有效率低;终止器质性心脏病或心力衰竭中室速的有效率不及胺碘酮和普鲁卡因胺;急性心肌梗死中预防性应用利

多卡因,室颤发生率降低,但病死率上升;此外,用其终止室速、室颤时,复发率高。因此利多卡因已不再是终止室速、室颤的首选药物。首剂用药 50～100mg,稀释后 3～5min 内静脉注射,必要时间隔 5～10min 后可重复 1 次,至室速消失或总量达 300mg,继以 1～4mg/min 的速度维持给药。主要不良反应有嗜睡、感觉迟钝、耳鸣、抽搐、一过性低血压等。禁忌证有高度房室传导阻滞、严重心衰、休克、肝功能严重受损等。

(3)苯妥英钠:其能有效消除由洋地黄过量引起的延迟性后除极触发活动,主要用于洋地黄中毒引起的室性和房性快速心律失常。也可用于长 Q-T 间期综合征所诱发的尖端扭转性室速。首剂用药 100～250mg,以注射用水 20～40mL 稀释后 5～10min 内静脉注射,必要时每隔 5～10min 重复静脉注射 100mg,但 2h 内不宜超过 500mg,1d 不宜超过 1000mg。治疗有效后改口服维持,第二、第三天维持量 100mg,每天 5 次;以后改为每 6h 1 次。主要不良反应有头晕、低血压、呼吸抑制、粒细胞减少等。禁忌证有低血压、高度房室传导阻滞(洋地黄中毒例外)、严重心动过缓等。

(4)普罗帕酮:用法为 1～2mg/kg(常用 70mg)稀释后以 10mg/min 静脉注射,无效者,间隔 10～20min 再静脉注射 1 次,一般静脉注射总量不超过 280mg。由于普罗帕酮有负性肌力作用及抑制传导系统作用,且个体间存在较大差异,对有心功能不全者禁用,对有器质性心脏病、低血压、休克、心动过缓者等慎用或禁用。

(5)普鲁卡因胺:用法为 100mg 稀释后 3～5min 内静脉注射,每隔 5～10min 重复 1 次,直至心律失常被控制或总量达 1～2g,然后以 1～4mg/min 的速度维持给药。为避免普鲁卡因胺产生的低血压反应,用药时应有另外一条静脉通路,可随时滴入多巴胺,保持在推注普鲁卡因胺过程中血压不降。用药时应有心电图监测。应用普鲁卡因胺负荷量时可产生 QRS 增宽,如超过用药前 50％ 则提示已达最大耐受量,不可继续使用。

(六)特殊类型的室性心动过速

1.尖端扭转性室速

尖端扭转性室速是多形性室速的一个特殊类型,因发作时 QRS 波群的振幅与波峰呈周期性改变,宛如围绕等电位线连续扭转而得名。往往连续发作 3～20 个冲动,间以窦性冲动,反复出现,频率 200～250 次/分钟。尖端扭转性室速的心电图见图 2-5。在非发作期可有 Q-T 间期延长。室性期前收缩发生在舒张晚期、落在前面 T 波的终末部分时可诱发室速。由于发作时频率过快,可伴有血流动力学不稳定的症状,甚至出现心脑缺血表现,持续发作控制不满意时,可恶化为心室颤动和猝死。临床见于先天性长 Q-T 间期综合征、严重的心肌损害和代谢异常、电解质紊乱(如低血钾或低血镁)、吩噻嗪和三环类抗抑郁药及抗心律失常药物(如奎尼丁、普鲁卡因胺或丙吡胺)的使用时。

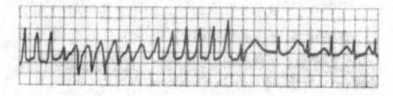

图 2-5 尖端扭转性室速的心电图

药物终止尖端扭转性室速时,首选硫酸镁,首剂 2g,用 5％葡萄糖注射液稀释至 40mL 缓慢静脉注射,时间 3～5min,然后以 8mg/min 的速度静脉滴注。ⅠA 类和Ⅲ类抗心律失常药物可使 Q-T 间期更加延长,故不宜应用。先天性长 Q-T 间期综合征治疗应选用 β 受体阻滞药。对于基础心室率明显缓慢者,可起搏治疗,并联合应用 β 受体阻滞药。药物治疗无效者,可考虑左颈胸交感神经切断术,或置入埋藏式心脏复律除颤器。

2.加速性室性自主心律

又称非阵发性室速、缓慢型室速。心电图常表现为连续发生 3～10 个起源于心室的 QRS 波群,心室率通常为 60～110 次/分钟。心动过速的开始与终止呈渐进性,跟随于一个室性期前收缩之后,或当心室异位起搏点自律性高于窦性频率时发生。由于心室与窦房结两个起搏点轮流控制心室节律,融合波常出现于心律失常的开始与终止时,心室夺获亦很常见。

加速性室性自主心律常发生于心脏病患者,特别是急性心肌梗死再灌注期间、心脏手术、心肌病、风湿热与洋地黄中毒时。发作短暂或间歇。患者一般无症状,亦不影响预后。通常无须治疗。

## 三、心房扑动

心房扑动简称房扑,是一种快速而规则、药物难以控制的心房异位心律,较心房颤动少见。

(一)病因

心房扑动常发生于器质性心脏病,如风湿性心脏病、冠心病、高血压性心脏病、心肌病等。此外,肺栓塞、慢性充血性心力衰竭、二尖瓣狭窄、三尖瓣狭窄与反流导致心房扩大者,亦可出现心房扑动。其他病因有甲状腺功能亢进症、酒精中毒、心包炎等,亦可见于一些无器质性心脏病的患者。

(二)发病机制

心脏电生理研究表明,房扑系折返所致。因这些折返环占领了心房的大部分区域,故称为"大折返"。下腔静脉至三尖瓣环间的峡部常为典型房扑折返环的关键部位。围绕三尖瓣环呈逆时钟方向折返的房扑最常见,称为典型房扑(Ⅰ型);围绕三尖瓣环呈顺时钟方向折返的房扑较少见,称为非典型房扑(Ⅱ型)。

(三)临床表现

心房扑动往往有不稳定的倾向,可恢复为窦性心律或进展为心房颤动,亦可持续数月或数年。按摩颈动脉窦能突然成比例减慢心房扑动者的心室率,停止按摩后又恢复至原先心室率水平。令患者运动、施行增加交感神经张力或降低迷走神经张力的方法,可促进房室传导,使心房扑动的心室率成倍数增加。

房扑患者常有心悸、呼吸困难、乏力或胸痛等症状。有些房扑患者症状较为隐匿,仅表现为活动时乏力。如房扑伴有极快的心室率,可诱发心绞痛、心力衰竭。体检可见快速的颈静脉扑动。房室传导比例发生改变时,第一心音强度也随之变化。未得到控制且心室率极快的房扑,长期发展会导致心动过速性心肌病。

(四)诊断

1.心电图特征

(1)反映心房电活动的窦性 P 波消失,代之以规律的锯齿状扑动波称为 F 波,扑动波之间的等电位线消失,在 Ⅱ、Ⅲ、aVF 或 V₁ 导联最为明显,典型房扑在 Ⅱ、Ⅲ、aVF 导联上的扑动波呈负向,V₁ 导联上的扑动波呈正向,移行至 V₆ 导联时则扑动波演变成负向波。心房率为

250～350次/分钟。非典型房扑表现为Ⅱ、Ⅲ、aVF导联上的正向扑动波和$V_1$导联上的负向扑动波，移行至$V_6$导联时则扑动波演变成正向扑动波，心房率为340～430次/分钟。

(2)心室率规则或不规则，取决于房室传导比例是否恒定。当心房率为300次/分钟，未经药物治疗时，心室率通常为150次/分钟(2∶1房室传导)。使用奎尼丁、普罗帕酮等药物，心房率减慢至200次/分钟以下，房室传导比例可恢复1∶1，导致心室率显著加速。预激综合征和甲状腺功能亢进症并发房扑时，房室传导比例如为1∶1，可产生极快的心室率。不规则的心室率是由于房室传导比例发生变化，如2∶1与4∶1传导交替所致。

(3)QRS波群呈室上性，时限正常。当合并预激综合征、室内差异性传导和束支传导阻滞时，QRS波增宽、畸形。心房扑动的心电图见图2-6。

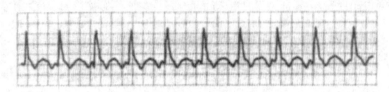

图2-6　心房扑动的心电图

2.评估

(1)有无严重的血流动力学障碍。

(2)判断有无器质性心脏病，评判心功能状态和发作的诱因。

(3)判断房扑的持续时间。

(五)急诊处理

心房扑动常发生于器质性心脏病，在吸氧、心电监护、建立静脉通路后，根据患者基础的心脏状况、有无血流动力学障碍做出处理。房扑时，急诊处理的目的是在对原发病进行治疗的基础上将其转复为窦性心律，预防复发或单纯减慢心率以缓解临床症状。

1.心律转复

(1)直流电同步复律：是终止房扑最有效的方法。房扑发作时有严重的血流动力学障碍或出现心力衰竭，应首选直流电复律；对持续性房扑药物治疗无效者，亦宜用电复律。大多数房扑仅需50J的单相波或更小的双相波电击，即能成功地将房扑转复为窦性心律。成功率为95％～100％。

(2)心房快速起搏：适用于电复律无效者，或已应用大剂量洋地黄不适宜复律者。成功率为70％～80％。对典型房扑(Ⅰ型)效果较好而非典型房扑(Ⅱ型)无效。对于房扑伴1∶1传导或旁路前向传导，由于快速心房起搏可诱发快速心室率甚至心室颤动，故为心房快速起搏禁忌。将电极导管插至食管的心房水平，或经静脉穿刺插入电极导管至右心房处，以快于心房率10～20次/分钟开始，当起搏至心房夺获后突然终止起搏，常可有效地转复房扑为窦性心律。当初始频率不能终止房扑时，在原来起搏频率基础上增加10～20次/分钟，必要时重复上述步骤。终止房扑最有效的起搏频率一般为房扑频率的1.2～1.3倍。

(3)药物复律：对房扑复律有效的药物有以下几种。

伊布利特：转复房扑的有效率为38％～76％，转复时间平均为30min。研究证实，其复律成功与否与房扑持续时间无关。严重的器质性心脏病、Q-T间期延长或有窦房结病变的患者，不应给予伊布利特治疗。

普罗帕酮:急诊转复房扑的成功率为40%。

索他洛尔:1.5mg/kg转复房扑成功率远不如伊布利特。

2.药物控制心室率

对血流动力学稳定的患者,首先以降低心室率为治疗目的。

(1)洋地黄制剂:是房扑伴心功能不全患者的首选药物。可用毛花苷C(西地兰)0.4～0.6mg稀释后缓慢静脉注射,必要时于2h后再给0.2～0.4mg,使心率控制在100次/分钟以下后改为口服地高辛维持。房扑大多数先转为房颤,如继续使用或停用洋地黄过程中,可能恢复窦性心律;少数可从心房扑动转为窦性心律。

(2)钙通道阻滞药:首选维拉帕米5～10mg稀释后缓慢静脉注射,偶可直接复律,或经房颤转为窦性心律,口服疗效差。静脉应用地尔硫䓬亦能有效控制房扑的心室率。主要不良反应为低血压。

(3)β受体阻滞药:可减慢房扑之心室率。

(4)对于房扑伴1:1房室传导,多为旁道快速前向传导,可选用延缓旁道传导的普罗帕酮、胺碘酮、普鲁卡因胺等,禁用延缓房室传导、增加旁道传导而加快心室率的洋地黄和维拉帕米等。

3.药物预防发作

多非利特、氟卡尼、胺碘酮均可用于预防发作。但ⅠC类抗心律失常药治疗房扑时必须与β受体阻滞药或钙通道阻滞药合用,原因是ⅠC类抗心律失常药可减慢房扑频率,并引起1:1房室传导。

4.抗凝治疗

新近观察显示,房扑复律过程中栓塞的发生率为1.7%～7.0%,未经充分抗凝的房扑患者直流电复律后栓塞风险为2.2%。房扑持续时间超过48h的患者,在采用任何方式的复律之前均应抗凝治疗。只有在下列情况下才考虑心律转复:患者抗凝治疗达标(INR值为2.0～3.0)、房扑持续时间少于48h或经食管超声未发现心房血栓。食管超声阴性者,也应给予抗凝治疗。

## 四、心房颤动

心房颤动又称心房纤颤,简称房颤,指心房丧失了正常的、规则的、协调的、有效的收缩功能而代之以350～600次/分钟的不规则颤动,是一种十分常见的心律失常。绝大多数见于器质性心脏病患者,可呈阵发性或呈持续性。在人群中的总发病率约为0.4%,65岁以上老年人发病率为3%～5%,80岁后发病率可达8%～10%。合并房颤后心脏病病死率增加2倍,如无适当抗凝,脑卒中增加5倍。

(一)病因

房颤常发生于原有心血管疾病者,常见于风湿性心脏病、冠心病、高血压性心脏病、甲状腺功能亢进、缩窄性心包炎、心肌病、感染性心内膜炎以及慢性肺源性心脏病等。房颤发生在无心脏病变的中青年,称为孤立性房颤。老年房颤患者中,部分是心动过缓-心动过速综合征的心动过速期表现。

(二)发病机制

目前得到公认的是多发微波折返学说和快速发放冲动学说。多发微波折返学说认为:多发微波以紊乱方式经过心房,互相碰撞、再启动和再形成,并有足够的心房组织块来维持折返。快速发放冲动学说认为:左右心房、肺静脉、腔静脉、冠状静脉窦等开口部位,或其内一定距离处(存在心房肌袖)有快速发放冲动灶,驱使周围心房组织产生心房颤动,由多发微波折返机制维持,快速发放冲动停止后心房颤动仍会持续。

(三)临床表现

房颤时心房有效收缩消失,心排血量比窦性心律时减少 25% 或更多。症状的轻重与患者心功能和心室率的快慢有关。轻者可仅有心悸、气促、乏力、胸闷;重者可致急性肺水肿、心绞痛、心源性休克甚至昏厥。阵发性房颤者自觉症状常较明显。房颤伴心房内附壁血栓者,可引起栓塞症状。房颤的典型体征是第一心音强弱不等,心律绝对不规则,脉搏短绌。

(四)诊断

1. 心电图特点

(1)各导联中正常 P 波消失,代之以形态、间距及振幅均绝对不规则的心房颤动波(f 波),频率 350～600 次/分钟,通常在 Ⅱ、Ⅲ、aVF 或 V₁ 导联较为明显。

(2)R-R 间期绝对不规则,心室率较快,但在并发完全性房室传导阻滞或非阵发性交界性心动过速时,R-R 规则,此时诊断依靠 f 波的存在。

(3)QRS 波群呈室上性,时限正常。当合并预激综合征、室内差异性传导和束支传导阻滞时,QRS 波群增宽、畸形,此时心室率又很快时,极易误诊为室速,食管导联心电图对诊断很有帮助。

(4)在长 R-R 间期后出现的短 R-R 间期,其 QRS 波群呈室内差异性传导(常为右束支传导阻滞型)称为 Ashman 现象;差异传导连续发生时称为蝉联现象。心房颤动的心电图见图 2-7。

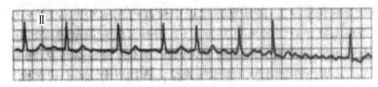

图 2-7　心房颤动的心电图

2. 房颤的分类

(1)阵发性房颤:持续时间<7d(通常在 48h 内),能自行终止,反复发作。

(2)持续性房颤:持续时间>7d,或以前转复过,非自限性,反复发作。

(3)永久性房颤:终止后又复发,或患者无转复愿望,持久发作。

3. 评估

(1)根据病史和体格检查,确定患者有无器质性心脏病、心功能不全、电解质紊乱,是否正在使用洋地黄制剂。

(2)心电图中是否间歇出现或持续存在 δ 波? 如存在,则表明为 WPW,洋地黄制剂和维拉帕米为禁忌药物。

(3)紧急复律是否有益处? 如快速心室率所致的心肌缺血、肺水肿、血流动力学不稳定。

(4)复律后是否可维持窦性心律? 如甲状腺疾病、左心房增大、二尖瓣疾病。

(5)发生栓塞并发症的危险因素有哪些? 是否需要抗凝治疗?

(五)急诊处理

房颤急诊处理的原则及目的:①恢复并维持窦性心律。②控制心室率。③抗凝治疗预防栓塞并发症。

**1. 复律治疗**

(1)直流电同步复律:急性心肌梗死、难治性心绞痛、预激综合征等伴房颤患者,如有严重血流动力学障碍,首选直流电同步复律,初始能量 200J。初始电复律失败后,保持血钾在 4.5~5.0mmol/L,30min 静脉注射胺碘酮 300mg,随后 24h 静脉滴注 900~1200mg,并尝试进一步除颤。血流动力学稳定、房颤时心室率快(>100 次/分钟),用洋地黄难以控制,或房颤反复诱发心力衰竭或心绞痛,药物治疗无效,也需尽快电复律。

(2)药物复律:房颤发作在 7d 内的患者药物复律的效果最好。大多数这样的患者房颤是第一次发作,不少患者发作后 24~48h 可自行复律。房颤时间较长的患者(>7d)很少能自行复律,药物复律的成功率也大大减少。复律成功与否与房颤持续时间的长短、左心房大小和年龄有关。已证实有效的房颤复律药物有胺碘酮、普罗帕酮、氟卡尼、伊布利特、多非利特、奎尼丁。

普罗帕酮:用于≤7d 的房颤患者,单剂口服 450~600mg,转复有效率可达 60% 左右。但不能用于 75 岁以上的老年患者、心力衰竭、病态窦房结综合征、束支传导阻滞、QRS≥0.12s、不稳定心绞痛、6 个月内有过心肌梗死、二度以上房室传导阻滞者等。

胺碘酮:可静脉或口服应用。口服用药,住院患者 1.2~1.8g/d,分次服,直至总量达 10g,然后 0.2~0.4g/d 维持;门诊患者 0.6~0.8g/d,分次服,直至总量达 10g 后以 0.2~0.4g/d 维持。静脉用药者为 30~60min 内静脉注射 5~7mg/kg,然后以 1.2~1.8g/d 持续静脉滴注,直至总量达 10g 后以 0.2~0.4g/d 维持。转复有效率为 20%~70%。

伊布利特:适用于 7d 左右的房颤。1mg 静脉注射 10min,若 10min 后未能转复,可重复给予 1mg。应用时必须心电监护 4h。转复有效率为 20%~75%。

**2. 控制心室率**

(1)短期迅速控制心室率:血流动力学稳定的患者最初治疗目标是迅速控制心室率,使患者心室率<100 次/分钟,保持血流动力学稳定,减轻患者症状,以便赢得时间,进一步选择最佳治疗方案。初次发作且在 24~48h 的急性房颤或部分阵发性发作患者心室率控制后,可能自行恢复为窦性心律。

1)毛花苷 C(西地兰):是伴有心力衰竭、肺水肿患者的首选药物。0.2~0.4mg 稀释后缓慢静脉注射,必要时于 2~6h 后可重复使用,24h 内总量一般不超过 1.2mg。若近期曾口服洋地黄制剂者,可在密切观察下给毛花苷 C 0.2mg。

2)钙通道阻滞药:地尔硫草 15mg,稀释后静脉注射,时间 2min,必要时 15min 后重复 1次,继以 15mg/h 维持,调整静脉滴注速度,使心室率达到满意控制。维拉帕米 5~10mg,稀释后静脉注射,时间 10min,必要时 30~60min 重复 1 次。应注意这两种药物均有一定的负性肌力作用,可导致低血压,维拉帕米更明显,伴有明显心力衰竭者不用维拉帕米。

3)β受体阻滞药:普萘洛尔 1mg 静脉注射,时间 5min,必要时每 5min 重复 1 次,最大剂量至 5mg,维持剂量为每 4h 1~3mg;或美托洛尔 5mg 静脉注射,时间 5min,必要时每 5min 重复 1 次,最大剂量 10~15mg;艾司洛尔 0.25~0.5mg/kg 静脉注射,时间>1min,继以 50μg/(kg·min)静脉滴注维持。低血压与心力衰竭者忌用β受体阻滞药。

上述药物应在心电监护下使用,心室率控制后应继续口服该药进行维持。地尔硫草或β受体阻滞药与毛花苷 C 联合治疗能更快控制心室率,且毛花苷 C 的正性肌力作用可减轻地尔

硫草和 β 受体阻滞药的负性肌力作用。

4)特殊情况下房颤的药物治疗。

预激综合征伴房颤:控制心室率避免使用 β 受体阻滞药、钙通道阻滞药、洋地黄制剂和腺苷等,因这些药物延缓房室结传导、房颤通过旁路下传,从而使心室率反而增快。对心功能正常者,可选用胺碘酮、普罗帕酮、普鲁卡因胺或伊布利特等抗心律失常药物,使旁路传导减慢,以降低心室率,恢复窦律。胺碘酮用法:150mg(3~5mg/kg),用 5％ 葡萄糖注射液稀释,于 10min 静脉注入。首剂用药 10~15min 后仍不能转复,可重复 150mg 静脉注射。继以 1.0~1.5mg/min 速度静脉滴注 1h,以后根据病情逐渐减量,24h 总量不超过 1.2g。

急性心肌梗死伴房颤:提示左心功能不全,可静脉注射毛花苷 C 或胺碘酮,以减慢心室率,改善心功能。

甲状腺功能亢进症伴房颤:首先予积极的抗甲状腺药物治疗。应选用非选择性 β 受体阻滞药(如卡维地洛)。

急性肺疾患或慢性肺部疾病伴房颤:应纠正低氧血症和酸中毒,尽量选择钙通道阻滞药控制心室率。

(2)长期控制心室率:持久性房颤的治疗目的为控制房颤过快的心室率,可选用 β 受体阻滞药、钙通道阻滞药或地高辛。但应注意这些药物的禁忌证。

3.维持窦性心律

房颤心律转复后要用药维持窦性心律。除伊布利特外,用于复律的药物也用于转复后维持窦性心律,常用普罗帕酮、胺碘酮和多非利特,还可使用阿奇利特、索他洛尔。

4.预防栓塞并发症

慢性房颤(永久性房颤)患者有较高的栓塞发生率。过去有栓塞病史、瓣膜病、高血压、糖尿病、老年患者、左心房扩大、冠心病等,可使发生栓塞的危险性增大。存在以上任何一种情况,均应接受长期抗凝治疗。口服华法林,可使凝血酶原时间国际标准化比率(INR)维持在 2.0~3.0,能安全而有效地预防脑卒中的发生。不宜应用华法林的患者以及无以上危险因素的患者,可改用阿司匹林(每日 100~300mg)。房颤持续时间不超过 2d,复律前无须做抗凝治疗,否则应在复律前接受 3 周的华法林治疗,待心律转复后继续治疗 4 周。紧急复律治疗可选用静脉注射肝素或皮下注射低分子肝素,复律后仍需给予 4 周的抗凝治疗。在采取上述治疗的同时,要积极寻找房颤的原发疾病和诱发因素,给予相应处理。对房颤发作频繁、心室率很快、药物治疗无效者,可施行射频消融、外科手术等。

## 五、心室扑动与心室颤动

心室扑动(简称室扑)和心室颤动(简称室颤)是最严重的心律失常。前者心室有快而微弱的收缩,后者心室各部分肌纤维发生快而不协调的颤动,对血流动力学的影响等同于心室停搏。室扑常为室颤的先兆,很快即转为室颤。而室颤则是导致心脏性猝死的常见心律失常,也是临终前循环衰竭的心律改变。原发性室颤为无循环衰竭基础上的室颤,常见于冠心病,及时电除颤可逆转。在各种心脏病的终末期发生的室扑和室颤,为继发性室扑和室颤,预后极差。

(一)病因

各种器质性心脏病及许多心外因素均可导致室扑和室颤,以冠心病、原发性心肌病、瓣膜性心脏病、高血压性心脏病为最常见。原发性室颤则好发于急性心肌梗死、心肌梗死溶栓再灌注后、原发性心肌病、病态窦房结综合征、心肌炎、触电、低温、麻醉、低血钾、高血钾、酸碱平衡失调、奎尼丁、普鲁卡因胺、锑剂和洋地黄等药物中毒、长 Q-T 间期综合征、Brugada 综合征、预激综合征合并房颤等。

（二）发病机制

室颤可以被发生于心室易损期的期前收缩所诱发，即"R on T"现象。然而，室颤也可在没有"R on T"的情况下发生，故有理论认为，当一个行进的波正面碰到解剖障碍时可碎裂产生多个子波，后者可以单独存在并作为高频率的兴奋起源点触发室颤。多数学者认为，心室肌结构的不均一是形成自律性增高和折返的基质，而多个研究都提示起源于浦肯野系统的触发活动在室颤发生起始阶段的重要作用。

（三）诊断

1.临床特点

典型的表现为阿-斯（Adams-Stokes）综合征：患者突然抽搐，意识丧失，面色苍白，几次断续的叹息样呼吸之后呼吸停止；此时心音、脉搏、血压消失，瞳孔散大。部分患者阿-斯综合征表现不明显即已猝然死亡。

2.心电图

（1）心室扑动：正常的 QRS-T 波群消失，代之以连续、快速、匀齐的大振幅波动，频率150～250 次/分钟，一般在发生心室扑动后，常迅速转变为心室颤动，但也可转变为室性心动过速，极少数恢复窦性心律。室扑与室性心动过速的区别在于后者 QRS 与 T 波能分开，波间有等电位线，且 ORS 时限不如室扑宽。

（2）心室颤动：QRS-T 波群完全消失，代之以形状不同、大小各异、极不均匀的波动，频率250～500 次/分钟，开始时波幅尚较大，以后逐渐变小，终于消失。室颤与室扑的区别在于前者波形及节律完全不规则，且电压极小。

心室扑动与颤动的心电图见图 2-8。

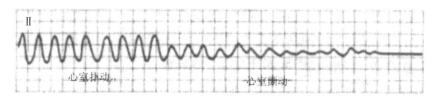

图 2-8　心室扑动与颤动的心电图

3.临床分型

（1）据室颤波振幅分型：①粗颤型：室颤波振幅＞0.5mV，多见于心肌收缩功能较好的患者，心肌蠕动幅度相对粗大有力，张力较好，对电除颤效果好。②细颤型：室颤波振幅＜0.5mV，多见于心肌收缩功能较差的情况。对电除颤疗效差。

（2）据室颤前心功能分型：①原发性室颤：又称非循环衰竭型室颤。室颤前无低血压、心力衰竭或呼吸衰竭，循环功能相对较好，室颤的发生与心肌梗死等急性病变有关，除颤成功率约为 80%。②继发性室颤：又称循环衰竭型室颤。室颤前常有低血压、心力衰竭或呼吸衰竭，常同时存在药物、电解质紊乱等综合因素，除颤成功率低（＜20%）。③特发性室颤：室颤发生前后均未发现器质性心脏病，室颤常突然发生，多数来不及复苏而猝死，部分自然终止而幸存,室颤幸存者常有复发倾向,属于单纯的心电疾病。④无力型室颤:又称临终前室颤。临终患者约有 50％可出现室颤,室颤波频率慢,振幅低。

（四）急诊处理

**1. 非同步直流电击除颤**

心室扑动或心室颤动一旦发生,紧急给予非同步直流电击除颤 1 次,单相波能量选择 360J,双相波选择 150～200J。电击除颤后不应检查脉搏、心律,应立即进行胸外心脏按压,2min 或 5 个 30：2 按压/通气周期后如仍然是室颤,再予除颤 1 次。

**2. 药物除颤**

2～3 次电击后仍为室颤,首选胺碘酮静脉注射,无胺碘酮或有 Q-T 间期延长者,可使用利多卡因,并重复电除颤。

**3. 病因处理**

由严重低血钾引起的室颤反复发作,应静脉滴注大量氯化钾,一般用 2～3g 氯化钾溶于 5％葡萄糖注射液 500mL 内,在监护下静脉滴注,最初 24h 内常需补充氯化钾 10g 左右,持续到心电图低血钾表现消失为止。由锑剂中毒引起的室颤反复发作,可反复用阿托品 1～2mg 静脉注射或肌内注射,同时亦需补钾。由奎尼丁或普鲁卡因胺引起的室颤,不宜用利多卡因,需用阿托品或异丙肾上腺素治疗。

**4. 复苏后处理**

若经以上治疗心脏复跳,但仍有再次骤停的危险,并可能继发脑、心、肾损害,从而发生严重并发症和后遗症。因此,应积极防治导致心室颤动的原发疾患,维持有效的循环和呼吸功能,保持水、电解质和酸碱平衡,防治脑水肿、急性肾衰竭和继发感染。

## 六、房室传导阻滞

房室传导阻滞又称房室阻滞,是指房室交界区脱离了生理不应期后、冲动从心房传至心室的过程中异常延迟、传导部分中断或完全被阻断。房室传导阻滞可为暂时性或持久性。根据心电图上的表现分三度:一度房室传导阻滞,指 P-R 间期延长,如心率＞50 次/分钟且无明显症状,一般不需要特殊处理,但在急性心肌梗死时要观察发展变化;二度房室传导阻滞指心房冲动有部分不能传入心室,又分为Ⅰ型(莫氏Ⅰ型即文氏)与Ⅱ型(莫氏Ⅱ型);三度房室传导阻滞指房室间传导完全中断,可引起严重临床后果,要积极治疗。

二度以上的房室传导阻滞,由于心搏脱漏,可有心动过缓及心悸、胸闷等症状;高度或完全性房室传导阻滞时严重的心动过缓可致心源性晕厥,需急诊抢救治疗。

（一）病因

正常人或运动员可发生二度Ⅰ型房室传导阻滞,与迷走神经张力增高有关,常发生于夜间。导致房室传导阻滞的常见病变为:急性心肌梗死、冠状动脉痉挛、病毒性心肌炎、心肌病、急性风湿热、钙化性主动脉瓣狭窄、心脏肿瘤(特别是心包间皮瘤)、原发性高血压、心脏手术、电解质紊乱、黏液性水肿等。

（二）发病机制

一度及二度Ⅰ型房室传导阻滞,阻滞部位多在房室结,病理改变多不明显,或仅有暂时性房室结缺血、缺氧、水肿、轻度炎症。二度Ⅱ型及三度房室传导阻滞,病理改变广泛而严重,且常持久存在,包括传导系统的炎症或局限性纤维化、急性前壁心肌梗死及希氏束、左右束支分叉处或双侧束支坏死、束支的广泛纤维性变。先天性完全性房室传导阻滞，可见房室结或希氏束的传导组织完全中断或缺如。

（三）临床表现

一度房室传导阻滞常无自觉症状。二度房室传导阻滞由于心搏脱漏，可有心悸、乏力等症状，亦可无症状。三度房室传导阻滞的症状决定于心室率的快慢与伴随病变，症状包括疲倦、乏力、头晕、晕厥、心绞痛、心力衰竭。如合并室性心律失常，患者可感到心悸不适。当一度、二度突然进展为三度房室传导阻滞时，因心室率过缓，每分钟心排血量减少，可导致脑缺血，患者可出现暂时性意识丧失甚至抽搐，称为阿-斯综合征，严重者可引起猝死。患者往往感觉疲劳、软弱、胸闷、心悸、气短或晕厥，听诊心率缓慢、规律。

一度房室传导阻滞，听诊时第一心音强度减弱。二度Ⅰ型房室传导阻滞的第一心音强度逐渐减弱并有心搏脱漏。二度Ⅱ型房室传导阻滞亦有间歇性心搏脱漏，但第一心音强度恒定。三度房室传导阻滞的第一心音强度经常变化，第二心音可呈正常或反常分裂，间或听到响亮亢进的第一心音。凡遇心房与心室同时收缩，颈静脉出现巨大的a波（大炮波）。

（四）诊断

1.心电图特征

（1）一度房室传导阻滞：每个心房冲动都能传导至心室，仅 P-R 间期>0.20s，儿童>0.16～0.18s。房室传导束的任何部位传导缓慢，均可导致 P-R 间期延长。如 QRS 波群形态与时限正常，房室传导延缓部位几乎都在房室结，极少数在希氏束。QRS 波群呈现束支传导阻滞图形者，传导延缓可能位于房室结和（或）希氏束-浦肯野系统。希氏束电图记录可协助确定部位。一度房室传导阻滞的心电图见图 2-9。

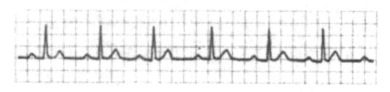

图 2-9　一度房室传导阻滞的心电图

（2）二度Ⅰ型房室传导阻滞：是最常见的二度房室传导阻滞类型。表现为 P-R 间期随每一心搏逐次延长，直至一个 P 波受阻不能下传心室，QRS 波群脱漏，如此周而复始；P-R 间期增量逐次减少；脱漏前的 P-R 间期最长，脱漏后的 P-R 间期最短；脱漏前 R-R 间期逐渐缩短，且小于脱漏后的 R-R 间期。最常见的房室传导比率为 3∶2 和 5∶4。在大多数情况下，阻滞位于房室结，QRS 波群正常，极少数位于希氏束下部，QRS 波群呈束支传导阻滞图形。二度Ⅰ型房室传导阻滞很少发展为三度房室传导阻滞。二度Ⅰ型房室传导阻滞的心电图见图2-10。

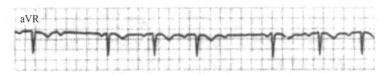

图 2-10　二度Ⅰ型房室传导阻滞的心电图

（3）二度Ⅱ型房室传导阻滞：P-R 间期固定，可正常或延长，QRS 波群呈周期性脱漏，房室传导比例可为 2∶1、3∶1、3∶2、4∶3、5∶4 等。房室传导比例呈 3∶1 或 3∶1 以上者称为高度房室传导阻滞。当 QRS 波群增宽、形态异常时,阻滞位于希氏束－浦肯野系统。若 QRS 波群正常,阻滞可能位于房室结。二度Ⅱ型房室传导阻滞的心电图见图 2-11。

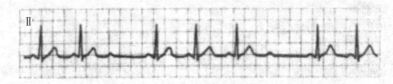

图 2-11　二度Ⅱ型房室传导阻滞的心电图

(4)三度房室传导阻滞:又称完全性房室传导阻滞。全部 P 波不能下传,P 波与 ORS 波群无固定关系,形成房室脱节。P-P 间期<R-R 间期。心室起搏点在希氏束分叉以上或之内为房室交界性心律,QRS 波群形态与时限正常,心室率 40～60 次/分钟,心律较稳定;心室起搏点在希氏束以下,心室率 30～40 次/分钟,心律常不稳定。三度房室传导阻滞的心电图见图 2-12。

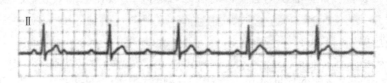

图 2-12　三度房室传导阻滞的心电图

2.评估

(1)根据病史、体格检查、实验室和其他检查判断有无器质性心脏病、心功能状态和诱因。

(2)判断血流动力学状态。

(五)急诊处理

病因治疗主要针对可逆性病因和诱因。如急性感染性疾病者,应控制感染,其他病因治疗如洋地黄中毒的治疗和电解质紊乱的纠正等。应急治疗可用药物和电起搏。

1.二度Ⅰ型房室传导阻滞

常见于急性下壁心肌梗死,阻滞是短暂的。若心室率>50 次/分钟,无症状者不必治疗,可先严密观察,注意勿发展为高度房室传导阻滞。当心室率<50 次/分钟,有头晕、心悸症状者,可用阿托品 0.5～1.0mg 静脉注射,或口服麻黄碱 25mg,每天 3 次。异丙肾上腺素 1～2mg 加入生理盐水 500mL,静脉滴注,根据心室率调节滴速。

2.二度Ⅱ型房室传导阻滞

可见于急性前壁心肌梗死,病变范围较广泛,常涉及右束支、左前分支、左后分支,甚或引起三度房室传导阻滞,病死率极高。经用上述药物治疗不见好转时,需安装临时起搏器。

3.洋地黄中毒的治疗

洋地黄中毒可停用洋地黄;观察病情,非低钾者一般应避免补钾;静脉注射阿托品;试用抗地高辛抗体。

4.药物应急治疗的选择

(1)异丙肾上腺素:为肾上腺能 β 受体激动药。兴奋心脏高位节律点窦房结和房室结,增快心率,加强心肌收缩力,改善传导功能,提高心律的自律性,适用于三度房室传导阻滞伴阿－斯综合征急性发作、病态窦房结综合征。心肌梗死、心绞痛患者禁用或慎用。

（2）肾上腺素：兴奋 α 受体及 β 受体，可增强心肌收缩力，增加心排血量，加快心率；扩张冠状动脉，增加血流量，使周围小血管及内脏血管收缩（对心、脑、肺血管收缩作用弱）；松弛平滑肌，解除支气管及胃肠痉挛；可兴奋心脏的高位起搏点及心脏传导系统，故心脏停搏时肾上腺素是首选药物。可用于二度或三度房室传导阻滞者。

（3）麻黄碱：为间接及直接兼有作用的拟肾上腺素药，对 α 受体、β 受体有兴奋作用，升压作用弱而持久，有加快心率的作用，适用于二度或三度房室传导阻滞症状较轻的患者。

（4）阿托品：主要是解除迷走神经对心脏的抑制作用，使心率加快。适用于治疗各种类型的房室传导阻滞、窦性心动过缓、病态窦房结综合征。

（5）肾上腺皮质激素：具有抗炎、抗过敏、抗内毒素、抑制免疫反应的作用，可减轻机体对各种损伤的病理反应，有利于房室传导改善，适用于炎症或水肿等引起的急性获得性完全性心脏传导阻滞。5％碳酸氢钠或 11.2％乳酸钠，除能纠正代谢性酸中毒外，还具有兴奋窦房结的作用，适用于酸中毒、高血钾所致完全性房室传导阻滞及心脏停搏。

5.起搏

适用于先天性或慢性完全性心脏传导阻滞。通常选用永久按需起搏器，急性获得性完全性心脏传导阻滞可选用临时按需起搏器。

# 第五节　急性病毒性心肌炎

急性病毒性心肌炎是指嗜心性病毒感染引起的，以心肌非特异性间质性炎症为主，伴有心肌细胞变性、溶解或坏死病变的心肌炎。病变可累及心脏传导和起搏系统，亦可累及心包膜。临床上以肠道病毒（如柯萨奇病毒 B 组 2、4 两型最多见，其次为 5、3、1 型及 A 组的 1、4、9、16、23 型，艾柯病毒和脊髓灰质炎病毒等）和流感病毒较为常见。此外，麻疹、腮腺炎、乙型脑炎、肝炎和巨细胞病毒等也可引起心肌炎。

## 一、发病机制

病毒如何引起心肌损伤的机制迄今尚未阐明，可能途径如下。

1.病毒直接侵犯心肌

病毒感染后可引起病毒血症，经血流直接侵犯心肌，导致心肌纤维溶解、坏死、水肿及炎性细胞浸润。有人认为，急性暴发性病毒性心肌炎和病毒感染后 1～4 周内猝死者，病毒直接侵犯心肌可能是主要的发病机制。

2.免疫变态反应

对于大多数病毒性心肌炎，尤其是慢性心肌炎，目前认为主要是通过免疫变态反应而致病。参与免疫反应可能是病毒本身，也可能是病毒-心肌抗体复合物。既有体液免疫参与，又有细胞免疫参与。此外，患者免疫功能低下在发病中也起重要作用。

## 二、诊断

1.临床表现特点

（1）起病前 1～3 周内常有上呼吸道或消化道感染史。

（2）心脏受累表现：心悸、气促、心前区疼痛等。体检显示，轻者心界不扩大，重者心浊音界扩大,心率增快且与体温升高不相称,可出现舒张期奔马律,心律失常以频发早搏多见,亦可表现为房室传导阻滞,以至出现心动过缓、心尖区第一心音低钝,可闻及收缩期吹风样杂音。重症患者可短期内出现心衰或心源性休克,少数因严重心律失常而猝死。

(3)老幼均可发病,但以儿童和年轻人较易发病。

2. 实验室检查及其他辅助检查特点

(1)心电图常有各种心律失常表现,以室性早搏最常见,其次为房室传导阻滞、束支及室内阻滞、心动过速等。心肌损害可表现为 ST 段降低、T 波低平或倒置、Q-T 间期延长等。暴发性病毒性心肌炎可有异常 Q 波、阵发性室性心动过速、高度房室传导阻滞,甚至心室颤动等。心电图改变对心肌炎的诊断并无特异性。

(2)血清酶学检查可有 CK 及其同工酶(CK-MB)、AST 或 LDH 及其同工酶(LDH1)增高。

(3)胸部 X 线摄片、超声心动图检查示心脏轻至中度增大,搏动减弱,有时可伴有心包积液,此时称心肌心包炎。

(4)血白细胞可轻至中度增多,红细胞沉降率加速。

(5)从咽拭子标本、尿、粪、血液及心包穿刺液中分离出病毒,且在恢复期血清中同型病毒抗体滴度较初期或急性期(第一份)血清升高或下降 4 倍以上,可认为是新近有病毒感染。

诊断病毒性心肌炎必须排除可能引起心肌损害的其他疾病,常见的如风湿性心肌炎、中毒性心肌炎、结缔组织和代谢性疾病所致心肌损害,以及原发性心肌病等。

## 三、治疗

目前对急性病毒性心肌炎尚缺乏特异性治疗方法,但多数患者经过一段时间休息及对症治疗后能自行痊愈,少数可演变为慢性心肌炎或遗留不同程度心律失常表现,个别暴发型重症病例可导致死亡。本病主要治疗措施如下。

1. 充分休息,防止过劳

本病一旦确诊,应卧床休息,进食易消化和富含维生素、蛋白质的食物。充分休息在急性期应列为主要治疗措施之一。早期不重视卧床休息,可能会导致心脏进行性增大和带来较多的后遗症,一般需休息 3 个月左右。心脏已经扩大或曾出现过心功能不全者应延长至半年,直至心脏不再扩大、心功能不全症状消失后,在密切观察下逐渐增加活动量,恢复期仍应适当限制活动 3～6 个月。

2. 酌情应用改善心肌细胞营养与代谢的药物

辅酶 A 50～100U 或肌苷 200～400mg,每天 1～2 次,肌内注射或静脉注射;细胞色素 C 15～30mg,每天 1～2 次,静脉注射,该药应先皮试,无过敏者才能注射。ATP 或三磷酸胞苷(CTP)20～40mg,每天 1～2 次,肌内注射,前者尚有口服或静脉制剂,剂量相同。辅酶 Q10,每天 30～60mg,口服;或 10mg,每天 2 次,肌内注射及静脉注射。FDP 5～10g,每天 1～2 次,静脉滴注,对重症病毒性心肌炎可能有效。一般情况下,上述药物视病情可适当搭配或联合应用 2 或 3 种即可,10～14d 为一疗程。此外,还可采用极化液疗法:氯化钾 1～1.5g 及普通胰岛素 8～12U 加入 10％葡萄糖注射液 500mL 内,每天 1 次,静脉滴注,尤适用于频发室性期前收缩者。在极化液基础上再加入 25％硫酸镁 5～10mL,对快速型心律失常疗效更佳,7～14d 为一疗程。大剂量维生素 C,每天 5～10g 静脉滴注,以及丹参酮注射液 40～80mg,分

2 次加入 50％葡萄糖注射液 20mL 内静脉注射或稀释后静脉滴注,连用 2 周,也有一定疗效。

3. 肾上腺皮质激素

激素有抑制炎性反应、降低血管通透性、减轻组织水肿及抗过敏作用,但可抑制免疫反应和干扰素的合成、促进病毒繁殖和炎症扩散、加重心肌损害,因此,应用激素有利有弊。为此,多数学者主张病毒性心肌炎急性期,尤其是最初 2 周内,病情并非危重者不用激素。但短期内心脏急剧增大、高热不退、急性心力衰竭、严重心律失常、休克、全身中毒症状严重、合并多脏器损害或高度房室传导阻滞者,可试用地塞米松,每天 10～30mg,分次静脉注射,或用氢化可的松,每天 200～300mg,静脉滴注,连用 3～7d,待病情改善后改口服,并迅速减量至停,一般疗程不宜超过 2 周。若用药 1 周仍无效,则停用。激素对重症病毒性心肌炎有效,其可能原因与抑制了心肌炎症、水肿,消除过度、强烈的免疫反应和减轻毒素作用有关。

4. 抗生素

急性病毒性心肌炎可使用广谱抗生素,如氨苄西林、头孢菌素等,以防止继发性细菌感染,因后者常是诱发病毒感染的条件,特别是流感、柯萨奇及腮腺炎病毒感染,且可加重病毒性心肌炎的病情。

5. 抗病毒药物

疗效不肯定,因为病毒性心肌炎主要是免疫反应的结果。即使是由于病毒直接侵犯所致,但抗病毒药物能否进入心肌细胞内杀灭病毒也尚有疑问。流感病毒所致心肌炎可试用吗啉胍(ABOB)100～200mg,每天 3 次;金刚胺 100mg,每天 2 次。疱疹病毒性心肌炎可试用阿糖胞苷和利巴韦林(三氮唑核苷),前者剂量为每天 50～100mg,静脉滴注,连用 1 周;后者为100mg,每天 3 次,视病情连用数天至 1 周,必要时亦可静脉滴注,剂量为每天 300mg。此外,中草药如板蓝根、连翘、大青叶、黄连、黄芩、虎杖等也具抗病毒作用。

6. 免疫调节剂

(1)人白细胞干扰素 1.5 万～2.5 万 U,每天 1 次,肌内注射,7～10d 为一疗程,间隔 2～3d,视病情可再用 1～2 个疗程。

(2)应用基因工程制成的干扰素 100 万 U,每天 1 次,肌内注射,2 周为一疗程。

(3)聚肌胞(ploy:c),每天 1～2mg,每 2～3d 1 次,肌内注射,2～3 个月为一疗程。

(4)简化胸腺素 10mg,每天肌内注射 1 次,共 3 个月,以后改为 10mg,隔天肌内注射 1 次,共 6 个月。

(5)免疫核糖核酸(IRNA)3mg,每 2 周 1 次,皮下注射或肌内注射,共 3 个月,以后每月肌内注射 3mg,连续 6～12 个月。

(6)转移因子(TF)1mg 加注射水 2mL,每周 1～2 次,于上臂内侧或两侧腋部皮下或臀部肌内注射。

(7)黄芪有抗病毒及调节免疫功能,对干扰素系统有激活作用,在淋巴细胞中可诱生 γ 干扰素,还能改善内皮细胞生长及正性肌力作用,可口服、肌内注射或静脉内给药。用量为黄芪口服液(每支含生黄芪 15g)1 支,每天 2 次,口服;或黄芪注射液(每支含生黄芪 4g/2mL)2 支,每天 1～2 次,肌内注射;或在 5％葡萄糖注射液 500mL 内加黄芪注射液 4～5 支,每天 1 次,静脉滴注,3 周为一疗程。

7. 纠正心律失常

基本上按一般心律失常治疗。对于室性早搏、快速型心房颤动可用胺碘酮 0.2g,每天 3

次,1~2周后或有效后改为每天 0.1~0.2g 维持。阵发性室性心动过速、心室扑动或颤动,应尽早采用直流电电击复律,亦可迅速静脉注射利多卡因 50~100mg,必要时隔 5~10min 后再注射 1 次,有效后静脉滴注维持 24~72h。心动过缓可用阿托品治疗,也可加用激素。对于莫氏Ⅱ型和Ⅲ度房室传导阻滞,尤其有脑供血不足表现或有阿一斯综合征发作者,应及时安置人工心脏起搏器。

### 8.心力衰竭和休克的防治

重症急性病毒性心肌炎可并发心力衰竭或休克。有心力衰竭者应给予低盐饮食、供氧,视病情缓急可选用口服或静脉注射洋地黄类制剂,但剂量应控制在常规负荷量的 1/2~2/3,必要时可并用利尿剂、血管扩张剂和非洋地黄类正性肌力药,同时注意水、电解质平衡。

# 第六节　扩张型心肌病

扩张型心肌病(dilated cardiomyopathy,DCM)主要特征是左心室或双心室扩大,心肌收缩期泵功能障碍而产生充血性心力衰竭,以往被称为充血型心肌病。常伴有心律失常,病死率较高,常见于中、青年,男多于女(2.5:1),近年住院患者数有明显增多趋势,发病率为 5/10 万~10/10 万。

## 一、病因与发病机制

### (一)病因

病因不完全清楚,除特发性、家族遗传性外,近年认为病毒感染是其重要原因,病毒对心肌的直接损伤,或体液、细胞免疫反应所致心肌炎可导致 DCM。此外,围产期、酒精中毒、抗肿瘤药、代谢异常等多因素亦引起本病。表 2-5 列出部分 DCM 的病因。

表 2-5　DCM 的病因

| 特发性 | 肉芽肿病 | 神经肌肉疾病 |
| --- | --- | --- |
| • 感染 | • 特发性疾病 | • 神经肌肉疾病 |
| 病毒感染 | 结节病 | Duchenne 肌营养不良 |
| 柯萨奇病毒 | 巨细胞病 | Friedreich 共济失调 |
| Echo 病毒 | Wegener 肉芽肿 | 肢带肌营养不良 |
| 腺病毒 | • 代谢性/内分泌性疾病 | 神经纤维瘤病 |
| 虫媒病毒 | 巨人症 | 重症肌无力 |
| 细菌感染 | 甲状腺功能减退症 | • 中毒 |
| 白喉杆菌 | 嗜铬细胞瘤 | 乙醇 |
| 结核杆菌 | 糖尿病 | 砷 |
| 钩端螺旋体病 | 脚气病 | 钴 |
| 立克次体病 | 硒缺乏 | 铅 |
| 斑疹伤寒 | Kwashiorkor 病 | 四氯化碳 |
| Q 热 | 胶原血管性疾病 | 儿茶酚胺 |
| 原虫感染 | 红斑狼疮 | 苯丙胺 |
| Chaga's 病 | 皮肌炎 | 阿霉素 |
| 疟疾 | 结节性多动脉炎 | 环磷酰胺 |
| 利什曼病 | 硬皮病 | |

(二)病理解剖

病理解剖以心腔扩大为主,肉眼见心室扩张,室壁多变薄,心肌苍白而松弛,纤维瘢痕形成,且常有心内膜附壁血栓。瓣膜及冠状动脉多无病变。组织学改变为心肌细胞灶性坏死、变性、萎缩和间质纤维化,部分心肌细胞代偿性肥大。

(三)病理生理

1. DCM 的血流动力学改变

DCM 者左和右心室损害程度不等,但以左心室受累者居多。早期在心室等容收缩期左心室内压力上升速度减慢,喷血速度也减慢。此时心搏量由加速心率代偿,心排血量尚可维持。此后左心室排空不尽,舒张末压增高,逐步发展为充血性心力衰竭。左心房和肺静脉压力升高,继而出现肺动脉高压,且肺小动脉也因病变和发生栓塞而加重,最后导致右心衰竭。因此,晚期患者常有严重的双心室功能衰竭。DCM 左右心室收缩和舒张功能均受损,但其心功能不全以收缩障碍为主。

2. 循环内分泌和心脏组织自分泌、旁分泌的激活

DCM 发展到充血性心力衰竭阶段时,神经内分泌包括交感神经系统(SNS)、肾素血管紧张素系统(RAS)和加压素常有过度激活,从而促进心力衰竭恶化。内源性心房肽虽亦有激活,但不足以抵消 SNS 和 RAS 的作用。在 DCM 初始的心肌损害后,循环内分泌迅速激活 SNS、RAS、加压素和心房肽,但当心血管取得代偿,循环内分泌即恢复正常,或仅有轻度升高,此时即进入适应性或代偿性阶段,直至最后发生显著的心力衰竭,即进入适应不良或失代偿性阶段,循环内分泌才又重新激活。目前认为,心肌和微血管内局部的自分泌和旁分泌较循环内分泌在 DCM 心力衰竭发展过程中起更为重要的作用。心脏组织自分泌和旁分泌的持续激活,将损伤心肌,进入适应不良阶段,而发生显著的心力衰竭,此时循环内分泌又重新激活,如此形成恶性循环。

3. 心室重构

DCM 原发性心肌损害引起的心室壁应力增加,可能是心室重构的始动机制,而各种促生长因子如血管紧张素Ⅱ、醛固酮、成纤维细胞生长因子、β型转化生长因子起了重要作用,其中血管紧张素Ⅱ可能是所有生化反应的核心。在初始的心肌损伤作用下,胶原酶被激活,使胶原网支架遭到破坏,导致成纤维细胞合成新的胶原以加强支架,从而使细胞外基质-胶原网的量和组成发生新的变化,胶原总量尤其是机械性能较弱的Ⅲ型胶原含量增加,使心肌僵硬度增加,出现心肌收缩和舒张功能不全。心肌纤维的拉长,胶原支架的破坏及含量、成分变化所引起的心肌细胞滑行都可能参与了心室扩大的过程。

4. 心力衰竭时交感神经的激活与 β 受体的变化

有学者发现,DCM 者心室 β 受体数量减少,且 DCM 者受体下调主要发生于 $\beta_1$ 受体,DCM 发生充血性心力衰竭时,SNS 激活,血中去甲肾上腺素水平增高,且与心力衰竭严重程度呈正相关。DCM 心力衰竭患者长期处于高水平的 NE,可使细胞内钙超负荷而损伤心肌,而 NE 与 $\beta_1$ 受体的亲和力较之与 $\beta_2$ 受体大 10 倍。因此,在重度心力衰竭 NE 水平明显增高情况下,$\beta_1$ 受体密度下调可维持心肌细胞活力,但对 cAMP 依赖性正性肌力药物的反应亦明显下降。

5. 能量来源、生成和利用障碍

正常心肌以脂肪酸为主要能源(约占供能物资总量的 2/3)。DCM 伴严重心力衰竭时由

于心肌缺血缺氧,造成脂肪酸的氧化减慢,心肌能量来源不足,因而葡萄糖成为心肌的主要供能物质。但此时因心肌缺血缺氧,糖的无氧酵解加强,氧化不全,使能量生成不足。且心力衰竭时由于胰腺供血不足,胰岛素分泌减少,血糖也不易进入心肌细胞,使心肌供能物质进一步缺乏,能量生成明显减少。正常心肌氧化磷酸化过程中所产生的ATP,在心肌兴奋-收缩偶联过程中受到肌球蛋白头部ATP酶的作用而水解,为心肌收缩提供能量。心力衰竭时心肌收缩蛋白结构发生变化,球蛋白头部ATP酶活性降低,ATP水解减少,因此能量利用发生障碍,使心肌收缩力减弱。

## 二、临床表现

### 1.心脏扩大

心脏扩大可能是本病最早的表现。心脏多呈普遍性扩大,而在充血性心力衰竭控制后心脏可以缩小是其特征。由于心腔扩大,可形成相对性二尖瓣或三尖瓣关闭不全而出现收缩期杂音,此杂音在心功能改善后可减弱或消失。

### 2.充血性心力衰竭

起病缓慢,最初表现为心排血量减少所致的疲乏和虚弱;以后则以充血性心力衰竭为主要表现。临床有心悸、呼吸困难、颈静脉怒张、肝大、下肢水肿,血压常偏低而脉压变小;晚期出现充血性心力衰竭,可有胸水和腹水。听诊第一心音减低,常有第三、第四心音奔马律。

### 3.心律失常

约半数患者以心律失常为早期表现。可出现各种类型的心律失常,室性期前收缩最为常见,房性、交界性期前收缩及各种传导阻滞、心动过速可发生。20%病例有心房颤动,个别患者可因心室颤动而猝死。同一患者多种心律失常并存是其重要特征。

### 4.栓塞症状

约20%患者由于心腔内附壁血栓脱落,临床有脑、心、肾、肺、肠系膜或肢体动脉的栓塞。

## 三、辅助检查

### (一)胸部X线摄片检查

心影多呈普遍性增大(球形心)。透视或计波摄影示心脏和大血管搏动减弱。肺淤血(轻)和心脏扩大程度(重)不成比例。

### (二)心电图

可见各种类型心律失常,如房性、室性期前收缩,房室、室内传导阻滞,心房颤动等。常有ST-T波异常,部分患者可见病理性Q波,后者可能与心肌灶性坏死纤维化有关,需与心肌梗死鉴别。

### (三)心音图

可见第三心音和(或)第四心音及肺动脉瓣区第二心音增强,这些均为血流动力学改变的反映。有时可在心尖区或三尖瓣区记录到全收缩期杂音,是因为相应瓣膜环扩大而使相应二尖瓣或三尖瓣关闭不全所致,需与风湿性心脏瓣膜病鉴别。

### (四)超声心动图

显示各心腔内径均增大而以左侧增大为著,左心室流出道也扩大,室间隔、左室后壁运动普遍减弱,提示心肌收缩力下降。M型超声心动图可见二尖瓣曲线活动幅度减低,呈钻石样改变;二维超声心动图显示大的左室心腔和小的二尖瓣开口是其特征;彩色多普勒超声可见收缩期二尖瓣和三尖瓣相对性关闭不全的血液反流。

（五）心导管检查和心血管造影

可见左室舒张末压、左心房压和肺毛细血管楔压增高,心搏量、心脏指数减低。心室造影可见左心室扩大,弥漫性室壁运动减弱,心室射血分数低下。冠状动脉造影多无异常。

（六）心内膜心肌活检

可见心肌细胞肥大、变性、间质纤维化等,虽缺乏特异性,但有时可用于病变程度及预后评价的参考。

（七）放射核素检查

$^{99m}$Tc-MIBI心肌灌注显像呈弥漫性花斑样缺损区,无再分布现象;心血池扫描显示心腔增大,室壁搏动弱,射血分数低。

### 四、诊断与鉴别诊断

临床上有心脏扩大、心力衰竭及（或）心律失常、栓塞,而能除外风湿性、高血压性、冠状动脉性、肺源性及先天性心脏病等,且查不到其他病因者,可考虑为扩张型心肌病。如超声心动图证实各心腔扩大及室壁运动普遍减弱,则可确定诊断。

1.本病应与下列疾病鉴别

（1）风湿性心脏病:二者均可出现二尖瓣或三尖瓣收缩期杂音,但扩张型心肌病的杂音在心力衰竭控制后减弱或消失,而风湿性心脏病者杂音在心力衰竭控制后增强。超声心动图可显示风湿性瓣膜病变的特征。

（2）心包积液:二者胸部X线摄片检查均显示心影增大且搏动减弱。但心包积液时心尖搏动常不能明视或在心浊音界左外缘的内侧,而扩张型心肌病心尖搏动与心浊音界的左外缘相符。心包积液者无心脏杂音,超声心动图可显示心包腔内有液性暗区。

（3）冠心病:冠心病发病年龄多在40岁以后,常有冠心病易患因素或冠心病病史。超声心动图检查冠心病多为节段性室壁运动异常,而扩张型心肌病则呈弥漫性室壁运动减弱。冠状动脉造影可以证实诊断。

2.几种特殊病因的心肌病

（1）酒精性心肌病:酒精性心肌病对药物治疗的反应与特发性心肌病并无多大区别。乙醇成瘾是心肌病的重要危险因子,据报道在心肌病的构成比可高达20%～39%。

酒精性心肌病的临床表现差异颇大。一般认为,在心力衰竭出现前,患者一般有10年以上的大量饮酒史;男性对乙醇损害的易感性高于女性;如合并有吸烟、高血压、营养不良则可能加速心肌病的形成。器官对乙醇的易感性也存在差异,酒精性心肌病患者似乎不太容易形成肝硬化。

戒酒对酒精性心肌病患者的预后有好处。据一组64例患者的临床研究报道,近1/3病例停止过度饮酒随后4年的病死率仅9%,而其他患者则高达57%。

（2）糖尿病心肌病:本病应指发生在糖尿病患者的DCM,患者一般无冠心病、心瓣膜病或其他心肌病危险因子。Framinghan在回顾性分析中发现,应用胰岛素治疗的糖尿病患者心力衰竭发生率比正常高出 2.4 倍,在特发性心肌病(IDCM)患者中糖尿病的发病率也较高。

糖尿病心肌病的临床表现与 IDCM 并无不同,多数可见心脏容积、左室充盈压、心室质量增高,心指数显著降低,左室收缩时间间期异常等。

合并糖尿病的 DCM 患者心脏的组织病理学改变与不合并糖尿病者相似。除心肌肥厚和间质纤维化外,间质内一种对高碘酸,即 Schiff(PAS)反应阳性物质增多。

(3)围产期心肌病:20 世纪 30 年代中期,不少学者报道了分娩后的妇女出现不明原因的心力衰竭。这一现象起初只是注意到分娩后的患者,实际上从妊娠中晚期到分娩后数个月均可发生,以分娩后占多数。

围产期心肌病的病因不明。由于在贫困妇女中发生率较高,有学者推测发病与妊娠期营养不良有关。其他可能的原因还包括妊娠毒血症,免疫因素如抗心肌抗体形成、遗传易感性、药物过敏等。部分病例心肌活检的结果发现心肌有慢性炎症的组织学证据,其确切临床意义尚不清楚。

## 五、治疗与预后

DCM 的病因及发病机制尚不清楚,故很难有针对性的特效治疗,也无法建立一级预防。当 DCM 发展到失代偿期时,治疗方案与充血性心力衰竭大致相同。心力衰竭的治疗目标不仅仅是改善症状、提高生活质量,更重要的是针对心肌重塑的机制,防止和延缓心肌重塑的发展,从而降低心力衰竭的病死率和住院率。

(一)一般治疗

1.去除诱发因素

避免劳累,预防呼吸道感染;治疗心律失常特别是心房颤动并快速心室律;纠正贫血、电解质紊乱;注意是否并发肺梗死等。

2.改善生活方式,降低新的心脏损害的危险性

如戒烟、戒酒,肥胖患者应减轻体重。控制高血压、高血脂、糖尿病。饮食宜低脂、低盐,重度心力衰竭患者应限制入水量,每日称体重,以早期发现液体潴留。鼓励心力衰竭患者做动态运动,以避免去适应状态。重度心力衰竭患者可在床边小坐,其他不同程度的心力衰竭患者可每日多次步行,每次 3~5min;心力衰竭稳定、心功能较好者,可在专业人员监护下进行症状限制性有氧运动,如步行,每周 3~5 次,每次 20~30min。但应避免作用力的等长运动。

3.关于心肌能量药物的应用问题

心肌能量药物如辅酶 Q10、肌苷、1,6-二磷酸果糖或某些激素,如生长激素等常用于心力衰竭的治疗。虽然这些药物常被称为是"天然"的,然而,它们对心力衰竭的有效性和作用机制,短期和长期应用的安全性等均未经过验证,再者,这些制剂和已肯定的治疗心力衰竭有效药物之间是否有相互作用亦不清楚,因此,不推荐应用营养制剂或激素治疗。

4.注意避免应用的药物

非甾体抗炎药如吲哚美辛(消炎痛)、Ⅰ类抗心律失常药以及大多数的钙通道阻滞剂均应避免应用。

(二)心力衰竭的药物治疗

其包括肯定为标准治疗的药物和目前尚未肯定为标准治疗的其他药物两部分。

1. 肯定为标准治疗的药物

(1)利尿剂：所有心力衰竭患者，有液体潴留的证据或原先有过液体潴留者，均应给予利尿剂。NYHA 心功能Ⅰ级患者一般不需应用利尿剂。

应用利尿剂后心力衰竭症状得到控制，临床状态稳定，亦不能将利尿剂作为单一治疗。一般应与血管紧张素转换酶抑制剂(ACEI)和 β 受体阻滞剂联合应用。

氯噻嗪适用于轻度液体潴留、肾功能正常的心力衰竭患者，如有显著液体潴留，特别当有肾功能损害时，宜选用袢利尿剂如呋塞米。

利尿剂通常从小剂量开始(氢氯噻嗪 25mg/d，呋塞米 20mg/d)逐渐加量，氯噻嗪 100mg/d 已达最大效应，呋塞米剂量不受限制。

一旦病情控制(肺部啰音消失，水肿消退，体重稳定)，即可以最小有效量长期维持，一般需无限期使用。在长期维持期间，仍应根据液体潴留情况随时调整剂量。

每日体重的变化是最可靠的监测利尿剂效果和调整利尿剂剂量的指标。

利尿剂用量不当有可能改变其他治疗心力衰竭药物的疗效和不良反应。如利尿剂用量不足，致液体潴留，可减弱 ACEI 的疗效和增加 β 受体阻滞剂治疗的危险。反之，剂量过大，引起血容量减少，可增加 ACEI 和血管扩张剂的低血压反应及 ACEI 和 AngⅡ受体阻滞剂出现肾功能不全的危险。

在应用利尿剂过程中，如出现低血压和氮质血症而患者已无液体潴留，则可能是利尿过量、血容量减少所致，应减少利尿剂剂量。如患者有持续液体潴留，则低血压和氮质血症很可能是心力衰竭恶化，终末器官灌注不足的表现，应继续利尿，并短期使用能增加肾灌注的药物，如多巴胺或多巴酚丁胺。

出现利尿剂抵抗时(常伴有心力衰竭恶化)，可用以下方法：①静脉给予利尿剂，如呋塞米持续静脉滴注(1～5mg/d)。②2 种或 2 种以上利尿剂联合应用。③应用增加肾血流的药物，如短期应用小剂量的多巴胺或多巴酚丁胺 2～5$\mu$g/(kg·min)。

(2)ACEI：全部收缩性心力衰竭患者必须应用 ACEI，包括无症状性心力衰竭，LVEF＜45％者，除非有禁忌证或不能耐受。

必须告知患者：①疗效在数周或数月后才出现，即使症状未见改善，仍可降低疾病进展的危险性。②不良反应可能早期就发生，但不妨碍长期应用。

ACEI 需无限期、终身应用。

ACEI 一般与利尿剂合用，如无液体潴留时亦可单独应用，一般不需补充钾盐。ACEI 亦可与 β 受体阻滞剂和(或)地高辛合用。

ACEI 禁忌证或须慎用的情况：对 ACEI 曾有致命性不良反应的患者，如曾有血管神经性水肿、无尿性肾衰竭或妊娠妇女，绝对禁用 ACE 抑制剂。以下情况须慎用：①双侧肾动脉狭窄。②血肌酐水平显著升高[＞225.2$\mu$mol/L(3mg/dL)]。③高血钾症(＞5.5mmol/L)。④低血压(收缩压＜90mmHg)：低血压患者需经其他处理，待血液动力学稳定后再决定是否应用 ACEI。

ACEI 的剂量：必须从极小剂量开始，如能耐受，则每隔 3～7d 剂量加倍。滴定剂量及过程需个体化，起始治疗前需注意利尿剂已维持在最合适剂量。起始治疗后 1～2 周内应监测肾功能和血钾，以后定期复查。根据 ATLAS 临床试验结果，推荐应用大剂量。ACEI 的目标剂量或最大耐受量不根据患者治疗反应来决定，只要患者能耐受，可一直增加到最大耐受量，一旦达到最大耐受量后，即可长期维持应用。

(3)β 受体阻滞剂：所有慢性收缩性心力衰竭，NYHA 心功能 Ⅱ、Ⅲ 级患者，LVEF＜40%，病情稳定者，均必须应用 β 受体阻滞剂，除非有禁忌证或不能耐受。

应告知患者：①症状改善常在治疗 2～3 个月后才出现，即使症状不改善，也能防止疾病的进展。②不良反应常发生在治疗早期，一般不妨碍长期用药。

β 受体阻滞剂不能应用于抢救急性心力衰竭患者，包括难治性心力衰竭需静脉给药者。NYHA 心功能Ⅳ级心力衰竭患者，需待病情稳定（4d 内未静脉用药，已无液体潴留且体重恒定）后，在严密监护下由专科医师指导应用。应在 ACEI 和利尿剂基础上加用 β 受体阻滞剂，地高辛亦可应用。

β 受体阻滞剂的禁忌证：①支气管痉挛性疾病。②心动过缓（心率＜60 次/分钟）。③二度及以上房室传导阻滞（除非已安装起搏器）。④有明显液体潴留，需大量利尿者，暂时不能应用。

β 受体阻滞剂的起始和维持治疗：起始治疗前患者已无明显液体潴留，体重恒定，利尿剂已维持在最合适剂量。β 受体阻滞剂必须从极小剂量开始（美托洛尔 12.5mg/d，比索洛尔 1.25mg/d，或卡维地洛 3.125mg，每天 2 次）。每 2～4 周剂量加倍。达最大耐用受量或目标剂量后长期维持，不按照患者的治疗反应来确定剂量。

β 受体阻滞剂应用时的监测：①低血压：特别是有 α 受体阻滞作用的制剂易于发生，一般在首剂或加量的 24～48h 内发生，可将 ACE 抑制剂或扩血管剂减量或与 β 受体阻滞剂在每日不同时间应用，一般不将利尿剂减量。②液体潴留和心力衰竭恶化：常在起始治疗 3～5d 体重增加，如不处理，1～2 周后常致心力衰竭恶化，应告知患者每日称体重，如有增加，立即加大利尿剂用量。③心动过缓和房室阻滞：与 β 受体阻滞剂剂量大小成正比，如心率＜55 次/分钟，或出现二、三度房室传导阻滞，应将 β 受体阻滞剂减量或停用。

(4)洋地黄制剂：地高辛应用的目的在于改善收缩性心力衰竭患者的临床状况，应与利尿剂、某种 ACE 抑制剂和 β 受体阻滞剂联合应用。地高辛也可用于伴有快速心室率的心房颤动患者，尽管 β 受体阻滞剂可能对运动时心室率增加的控制更为有效。

地高辛没有明显的降低心力衰竭患者病死率的作用，因而不主张早期应用。不推荐应用于 NYHA 心功能Ⅰ级患者。

地高辛常用剂量为 0.25mg/d。70 岁以上、肾功能减退者宜用 0.125mg，每天 1 次或隔天 1 次。

虽然有学者主张应用地高辛血清浓度测定来指导选择地高辛的合适剂量，但尚无证据支持这一观点。

与传统观念相反，地高辛安全、耐受性良好。不良反应主要见于大剂量时，但大剂量对治疗心力衰竭并不需要。

长期应用地高辛,剂量在一般认可的治疗范围内,是否会产生不良的心血管作用,目前还不清楚。

2.其他药物

(1)醛固酮拮抗剂:对近期或目前为 NYHA 心功能Ⅳ级心力衰竭患者,可考虑应用小剂量的螺内酯 20mg/d。至于醛固酮拮抗剂在轻、中度心力衰竭的有效性和安全性则尚待确定。

(2)AngⅡ受体阻滞剂(ARB):ARB 治疗心力衰竭有效,但未证实相当于或是优于ACEI。未应用过 ACEI 和能耐受 ACEI 的患者不宜用 ARB 取代。可用于不能耐受 ACEI 的患者。ARB 与 ACEI 相同,亦能引起低血压、高血钾、肾功能损害及恶化。心力衰竭患者对 β受体阻滞剂有禁忌证时,可 ARB 与 ACEI 合用。

(3)钙通道阻滞剂:由于缺乏钙拮抗剂治疗心力衰竭疗效的证据,该类药物不宜用于心力衰竭治疗。考虑用药的安全性,即使用于治疗心绞痛或高血压,在大多数的心力衰竭患者中,也应避免使用大多数的钙通道阻滞剂。在现有供临床应用的钙通道阻滞剂中,只有氨氯地平和非洛地平有临床试验显示长期用药的安全性,氨氯地平对生存率无不利影响。

(4)环腺苷酸依赖性正性肌力药的静脉应用:环腺苷酸(cAMP)依赖性正性肌力药包括:①β肾上腺素能激动剂,如多巴酚丁胺。②磷酸二酯酶抑制剂,如米力农。这两种药物均通过提高细胞内 cAMP 水平而增加心肌收缩力,而且兼有外周血管扩张作用,短期应用均有良好的血流动力学效应。然而长期口服时,不仅不能改善症状或临床情况,反能增加病死率。

cAMP 正性肌力药的静脉应用:由于缺乏有效的证据,以及考虑到此类药物的毒性,不主张对慢性心力衰竭患者长期、间歇静脉滴注此类正性肌力药。对心脏移植前的终末期心力衰竭、心脏手术后心肌抑制所致的急性心力衰竭以及难治性心力衰竭,可考虑短期支持应用 3~5d。推荐剂量:多巴酚丁胺 2~5μg/(kg·min);米力农 50μg/kg 负荷量,继以 0.375~0.750μg/(kg·min)。

(三)心力衰竭伴心律失常的治疗

无症状性、非持续性室性和室上性心律失常不主张抗心律失常药物治疗。持续性室性心动过速、心室颤动、曾经猝死复苏或室上性心动过速伴快速心室率或血流动力学不稳定者,应予治疗,治疗原则与非心力衰竭者相同。

Ⅰ类抗心律失常药不宜用于心力衰竭患者,除非是短期应用于难治性、致死性室律失常。Ⅲ类抗心律失常药胺碘酮可抑制心律失常且不增加心力衰竭患者的死亡危险性,故优于Ⅰ类或其他Ⅲ类药物而推荐应用于心力衰竭患者并心律失常的治疗。胺碘酮对预防心力衰竭猝死或延长生存尚无确切有效的证据,且有一定的毒性,因而不推荐预防性应用,特别是已在应用 ACEI 和 β受体阻滞剂的患者。

任何心力衰竭合并心律失常患者,均应注意寻找和去除各种可能引起心律失常的原因,如心力衰竭未控制、心肌缺血、低钾血症、低镁血症,以及药物的致心律失常作用,特别是各种正性肌力药和血管扩张剂。

(四)心力衰竭抗凝、抗血小板治疗

心力衰竭时,扩张且低动力的心腔,以及促凝因子活性的增高可能有较高血栓栓塞事件危险,临床研究提示,心力衰竭时血栓栓塞事件的年发生率在 $1\%\sim3\%$。至今尚无心力衰竭患者中华法林或其他抗血栓药物对预防血栓栓塞事件的对照研究,几项回顾性的分析也未得到一致意见。

有关心力衰竭时的抗凝治疗可参照下列原则:①心力衰竭伴房颤及心力衰竭有血栓栓塞史的患者必须长期抗凝治疗,可常规方法口服华法林,并调整剂量使国际标准化比值保持在 $2\sim3$ 之间。②极低 LVEF 值、左室室壁瘤、显著心腔扩大、心腔内有血栓存在,这些指标在评估血栓栓塞危险中的意义尚未明确,也缺乏长期抗凝效果的评价,但有些医师对上述情况仍给予抗凝治疗以预防可能发生的血栓栓塞事件。③抗血小板治疗常用于心力衰竭以预防冠状动脉事件,对心力衰竭本身的适应证尚未建立。

(五)心力衰竭氧气治疗

慢性心力衰竭并非氧气治疗的适应证,重度心力衰竭患者氧疗可能使血液动力学恶化,但对心力衰竭伴严重睡眠低氧血症患者,夜间给氧可减少潮式呼吸,减少低氧血症的发生。

(六)心力衰竭的起搏治疗

多中心临床试验的结果证明,双心室起搏治疗充血性心力衰竭有效。2002 年 10 月,由美国 ACC/AHA/NASEPE 共同制订的心脏起搏器新的临床应用指南中,已正式将双心室起搏治疗充血性心力衰竭列入心脏起搏治疗适应证中。根据这个新的临床应用指南,双心室起搏治疗充血性心力衰竭适应证为:NYHA 分级 Ⅲ 或 Ⅳ 级、伴心室内传导阻滞、QRS 宽度≥130ms、LVEDD≥55mm、LVEF≤35%。双心室同步起搏为心力衰竭治疗展示了新的希望。随着研究的不断深入,起搏电极的不断改进,起搏治疗心力衰竭将会使更多的患者受益。但临床应用时需注意掌握好适应证。

(七)心脏移植

由于 DCM 患者比较年轻,没有其他系统疾病,故若能做心脏移植可延长生命,特别应用环孢菌素抑制免疫排异反应提高成效后,心脏移植能使预后大为改观。但据目前国内实际情况,尚难以普遍开展此项治疗。

心力衰竭治疗建议提出了不同心功能分级心力衰竭患者的治疗。

NYHA 心功能 Ⅰ 级:控制危险因素,ACE 抑制剂。

NYHA 心功能 Ⅱ 级:ACEI,利尿剂,β 受体阻滞剂,地高辛用或不用。

NYHA 心功能 Ⅲ 级:ACEI,利尿剂,β 受体阻滞剂,地高辛。

NYHA 心功能 Ⅳ 级:ACEI,利尿剂,地高辛,醛固酮受体拮抗剂;病情稳定者,谨慎应用 β 受体阻滞剂。

# 第七节　急性左心衰竭

## 一、诊疗流程

急性左心衰竭的诊疗流程见图 2-13。

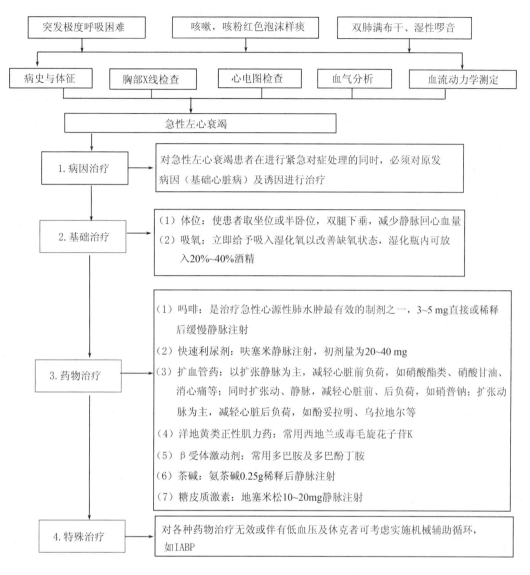

图 2-13　急性左心衰竭的诊疗流程

## 二、病因与发病机制

急性心力衰竭是指由于某种原因使心肌收缩力急剧下降或心脏前、后负荷突然加重,而引起的心排血量急剧降低所致的临床综合征,急性左心衰竭以肺水肿为主要表现,个别表现为心源性晕厥、心源性休克或心脏停搏。

(一)病因

急性左心衰竭常见的病因有急性心肌炎、急性广泛性心肌梗死、急进型(恶性)高血压、高血压危象、严重的二尖瓣或主动脉瓣狭窄、感染性心内膜炎或外伤所致的乳头肌功能不全、腱索断裂、瓣膜穿孔、急性二尖瓣或主动脉瓣反流、左室流出道梗阻、左房内球瓣样血栓形成、左房黏液瘤二尖瓣口嵌顿等,以及急性大量心包渗液所致急性心脏填塞。

急性左心衰竭往往在以上病因基础上,在以下诱因作用下发病,常见诱因有劳累、情绪激动、感染、发热、快速或缓慢的心律失常及输液过多、过快等。

（二）发病机制

急性左心衰竭时心脏收缩力突然严重减弱，心排血量急剧减少或左室瓣膜性急性反流，左室舒张末压（LVEDP）迅速增高，与之相关的左房压和肺毛细血管压也相应地增高。一旦肺毛细血管压突然升高超过血浆胶体渗透压时，血清即渗入肺组织间隙，引起间质性肺水肿，如渗出速度大于淋巴回流速度，渗出液体迅速增多，则又可进一步从组织间隙通过肺泡上皮渗入肺泡或进入终末小支气管后再到达肺泡，从而引起肺泡性肺水肿。

## 三、临床表现

（一）病史与症状

有前述急性心源性肺水肿的病因和诱因病史，常表现为突发呼吸困难或呼吸困难加重，迫使患者端坐呼吸或前倾坐位呼吸，常呈喘息性，呼吸极度窘迫，可有三凹征和鼻翼煽动，患者往往焦虑不安、恐惧、大汗淋漓、面色苍白、口唇发绀、肢端湿冷。急性间质性肺水肿以干咳为主，急性肺泡性肺水肿时可咳出或自口鼻涌出大量白色泡沫痰或粉红色泡沫痰。

（二）体征

双肺或双肺底布满大、中、小水泡音伴哮鸣音。心率加速，肺动脉瓣区第二心音亢进，心尖区可闻及第三或第四心音奔马律，原有心脏杂音常被响亮的哮鸣音遮掩而不易满意听诊。可触及交替脉，提示心肌受损严重。血压可增高，尤其原为高血压病者，偶可极度增高，以致与高血压危象很容易混淆。血压亦可降低，甚至发生心源性休克，常见于大面积急性心肌梗死和严重慢性心力衰竭急性恶化。

（三）实验室检查

1. 胸部 X 线检查

肺血增多，肺门影增宽，密度增大，界线模糊，出现 Kerley B 线，为肺间质水肿所致，肺泡水肿表现为两肺门有呈放射状分布的大片云雾状阴影，典型者呈蝶翼状外延。可有心脏扩大等原有心脏病 X 线征象。

2. 心电图检查

有助于判断急性肺水肿原因，如可发现急性心肌梗死心电图改变等。

3. 血气分析

可见动脉血氧分压降低，通气过度者可有动脉二氧化碳分压降低，pH 略升高（呼吸性碱中毒）。肺水肿严重者，尤其应用较大剂量吗啡后可出现呼吸性酸中毒，pH 可降低。

4. 血流动力学测定

肺毛细血管楔嵌压（PCWP）升高，右房压正常或轻度升高，LVEDP 升高，心脏指数（CI）降低。

## 四、诊断与鉴别诊断

对急性左心衰竭的诊断和鉴别诊断重点在于及时鉴别和诊断急性肺水肿。急性肺水肿的诊断主要依据突然出现的呼吸困难、咳粉红色泡沫样痰、双肺满布湿性啰音等临床症状及体征，并结合 X 线检查及病因综合判断，典型者诊断并不困难，但对于不典型者，特别是早期肺水肿，较容易误诊。

急性肺水肿需与伴有突然出现呼吸困难的疾病相鉴别,如支气管哮喘(表2-6)、气胸、急性肺源性心脏病、急性呼吸衰竭,也需与其他疾病引起的肺水肿相鉴别,如成人呼吸窘迫综合征、有害气体的吸入、中枢神经系统疾病等。另外,肾脏疾病(急性肾小球肾炎和慢性尿毒症)可出现肺水肿,肺水肿可由多因素所致,需与左心衰竭相鉴别。

表2-6 急性左心衰竭与支气管哮喘的鉴别

| 鉴别点 | 急性左心衰竭 | 支气管哮喘 |
|---|---|---|
| 病史 | 有引起急性肺淤血的基础心脏病,如高血压性心脏病、心肌梗死、心肌炎、二尖瓣狭窄 | 有过敏史,常反复发作 |
| 症状 | 多见于中年以上,常在夜间发作,坐起后可减轻 | 多见于年轻人,任何时间均可发作,以冬春季节较多 |
| 体征 | 血压升高,原发心脏病的体征,如二尖瓣或主动脉瓣的杂音,左室或左房增大,心尖区奔马律,肺部干、湿性啰音 | 血压正常或略微升高,心脏正常,两肺哮鸣音 |
| X线 | 心影增大,肺淤血的表现 | 心影正常,两肺野可清晰,或有肺气肿表现 |
| 对治疗的反应 | 快速利尿治疗后症状明显减轻 | 应用解痉平喘药后症状缓解 |

## 五、急救处理

(一)病因治疗

对急性左心衰竭患者在进行紧急对症处理的同时,必须对原发病因(基础心脏病)及诱因进行治疗,它直接关系到整个治疗的成败。如高血压性心脏病引起的急性左心衰并有严重高血压时,必须选择快速有效的降压药使血压恢复正常;快速型心律失常(如快速性房颤、室上性或室性心动过速)引起的急性左心衰竭,纠正心律失常或控制心室率为治疗的关键;急性心肌梗死并发肺水肿时,除应用血管扩张剂、快速利尿剂等药物治疗外,应尽早行心肌再灌注治疗,如静脉溶栓、急诊行经皮冠状动脉腔内成形术及冠状动脉内支架置入术,以挽救濒死心肌;若肺水肿系室间隔穿孔、腱索或乳头肌断裂引起,应先用血管扩张剂等内科治疗,使病情稳定后4～6周再行外科手术治疗。

(二)基础治疗

1.体位

使患者取坐位或半卧位,双腿下垂,以减少静脉回心血量。有人统计,双下肢下垂20min可减少回心血量400mL左右,必要时四肢轮流扎紧束脉带可以减轻前负荷。

2.吸氧

立即给予吸入湿化氧以改善缺氧状态,氧流量应逐渐增加,开始2～3L/min,以后可增加至5～6L/min,突然给予大流量高浓度吸氧易引起呼吸抑制,通常将患者的动脉血氧分压提高到8.0～12.0kPa(60～90mmHg)即可。湿化瓶内可加入20％～40％的酒精或二甲基硅油去泡剂,有去泡沫作用。在用去泡剂治疗的同时,应间歇使用吸引器吸出气道内分泌物,以保持呼吸道通畅,有利于改善通气。

(三)药物治疗

1.吗啡

吗啡是治疗急性心源性肺水肿最有效的药物之一,主要机制:①增加容量血管容积,降低回心血量,减轻左房压。②降低呼吸频率,减轻呼吸窘迫。③镇静,减轻烦躁和恐惧,有利于降低耗氧量。禁忌证：①慢性支气管炎及严重肺疾病，伴肺功能不全、肺心病。②颅内出血、肝衰竭及严重中枢神经系统疾病及意识不清时。③低血压慎用，休克禁用。

用法和用量：3～5mg 直接或稀释后缓慢静脉注射，若无效，可间隔 15～20min 重复一次，用药过程中应严密观察呼吸，如出现呼吸抑制，可用纳洛酮 0.4mg 拮抗。

2. 快速利尿剂

静脉注射利尿剂可迅速去除体内水分，减少循环血量及回心血量，减轻前负荷，减轻肺水肿。有学者观察到，单独使用速尿治疗左心衰竭时，在尚未出现大量利尿前，肺内啰音已减少，呼吸困难改善，且认为速尿还具有扩张肺小动脉、降低肺动脉压的效果。速尿静脉注射初次剂量为 20～40mg，如果患者既往为慢性心力衰竭，可再给 40～120mg。在急性心肌梗死左心衰竭时应慎用，因此类心力衰竭血容量增多不明显，以免用药后引起低血压，且应防止过度利尿导致低血钾，另外，血容量急剧降低也可引起休克。

3. 血管扩张剂

主要机制：①扩张容量血管，减少回心血量，使血液从肺循环转移向体循环，起到内放血作用，降低 PCWP。②扩张阻力血管，减轻后负荷，降低左室射血阻力，从而增加 EF 和心排血量，LVEDP 下降，PCWP 降低。③降低左室舒张末压，使室壁张力下降、舒张期心肌供血改善，有助于减轻心肌缺血。④扩张阻力血管，使心脏做功减少，降低心肌耗氧量。

(1) 硝酸甘油：主要扩张小静脉，减轻心脏前负荷。用法：10mg 溶于 250mL 液体中，在密切监测血压的情况下，从 $10\mu g/min$ 开始，逐渐增加剂量（每 5min 增加 $5\mu g/min$），直到肺水肿缓解或已增大到 $200\mu g/min$，维持该剂量静脉滴注，直至病情稳定再逐步减量。消心痛，10mg 舌下含服，可 20min 重复一次，其效应可维持 9h。

(2) 硝普钠：该药既扩张小动脉又扩张小静脉，因而可减轻心脏前、后负荷。对急性心肌梗死导致的急性肺水肿效果优于硝酸甘油，尤其适用于严重高血压性心脏病伴急性左心衰竭者。用法：以 25～50mg 溶于 500～1000mL 液体中，避光条件下，由 $5\sim10\mu g/min$ 开始，在保持血压不低于 13.3kPa(100mmHg) 的情况下，逐渐增加剂量（每 5～10min 增加 $5\mu g/min$），直至出现明显疗效或已达到 $40\sim50\mu g/min$，则维持该剂量持续静脉滴注。使用硝普钠时间不宜过长，一般不超过 24h，以免氰化物蓄积。

(3) 酚妥拉明：是一种 α 受体阻滞剂，松弛血管平滑肌而有较强的扩血管作用，减轻心脏后负荷，又有轻微扩张静脉、减轻心脏前负荷作用，以上作用改善左室功能，增加心排血量，可降低毛细血管前、后括约肌张力，改善微循环，扩张支气管，减轻呼吸道阻力，改善急性肺水肿时病理生理状态。

4. 洋地黄类正性肌力药

速效强心苷适用于左室负荷过重引起的急性肺水肿，如高血压性心脏病、风心病、二尖瓣关闭不全及主动脉瓣病变（关闭不全或狭窄）、输血或补液过多过快引起的肺水肿。一般选用西地兰或毒毛花子苷 K 等快速制剂。西地兰适用于心室率快或伴快速型心房颤动等心律失常的肺水肿，如 2 周内未用过洋地黄，可给予西地兰 0.4～0.8mg 加入 5% 葡萄糖注射液 20～40mL 内缓慢静脉注射（5min 以上），必要时在用药后 2h、4h 再给予 0.1～0.2mg，总剂量不宜超过 1.2mg。如心率不快（＜100 次/分钟）亦可给予毒毛苷 K，首剂 0.125～0.25mg，加入 5% 葡萄糖注射液中缓慢静脉注射 5～10min，必要时可在数小时后再给 0.25mg，24h 总量小于 0.75mg。若发病前 2 周曾用过洋地黄,强心苷宜从小剂量开始,以后视病情逐渐增加剂量,一般可在密切观察下先给予西地兰 0.2mg 或毒毛苷 K 0.125mg,若无中毒症状,可酌情在 2～4h 后重复以上剂量。

在急性心肌梗死发生的 24h 内,一般主张尽可能不使用洋地黄制剂,因为此时期心肌对洋地黄非常敏感,容易激发心律失常,加剧心肌缺血、缺氧。但急性心肌梗死 24h 内若合并快速心房颤动者,亦需考虑应用。

5.β受体激动剂

常用者为多巴胺及多巴酚丁胺。

多巴胺可兴奋 $\beta_1$、$\alpha_1$ 受体及多巴胺受体,不同剂量兴奋不同的受体而有不同的血流动力学效应。静脉滴速小于 $2\mu g/(kg \cdot min)$ 时主要兴奋多巴胺受体,$2～5\mu g/(kg \cdot min)$ 时有明显的强心、利尿作用,而剂量大于 $5\mu g/(kg \cdot min)$ 时才对血管起收缩作用,使血压升高。

由于多巴胺和多巴酚丁胺对心肌收缩的增强作用较洋地黄弱,且又有扩血管作用,因此在急性心肌梗死并发急性左心衰竭时常作为首选药物。

多巴胺宜从 $0.5～1.0\mu g/(kg \cdot min)$ 开始,逐渐增加剂量至心排血量及心脏指数增加、心功能改善为止,一般用 $2～6\mu g/(kg \cdot min)$。多巴酚丁胺一般常用剂量为 $2～10\mu g/(kg \cdot min)$,最高可用至 $40\mu g/(kg \cdot min)$,因人而异,该药半衰期短,仅 2～3min,静脉滴注方便,易于调整剂量,其对外周血管的收缩及心率增快作用较多巴胺小,因而对于有低血压的心力衰竭患者宜选用有较强收缩血管作用的多巴胺,对伴有心率较快而血压正常的心力衰竭患者可选用多巴酚丁胺。需要指出的是,对重度左心衰竭(肺水肿时)多巴胺的强心作用所起到的效果很微弱,仍需考虑应用洋地黄制剂。

多巴胺禁忌证有室性心律失常、高血压性心脏病并发的急性左心衰竭。

6.氨茶碱

氨茶碱为磷酸二酯酶抑制剂,可解除支气管痉挛,减轻呼吸困难。将氨茶碱 0.25g 溶于 20～40mg 葡萄糖注射液中缓慢静脉注射,注意若注射过快可引起心动过速、心前区疼痛和低血压,甚至发生严重心律失常。急性心肌梗死者禁用,在难以鉴别心源性哮喘或支气管哮喘时是首选的治疗方法。

7.糖皮质激素

糖皮质激素可降低周围血管阻力,减少回心血量和解除支气管痉挛,降低肺毛细血管壁通透性,减轻肺水肿。可用地塞米松 10～20mg 静脉注射。

(四)特殊治疗

对各种药物治疗无效的患者或伴有低血压及休克者可考虑实施机械辅助循环,常用的为经皮主动脉内球囊反搏术(IABP),从股动脉插入一特制的导管,顶端置于降主动脉的起始部位,此导管头部有 30mm 气囊,可注入 20～40mL 二氧化碳气体,将导管另一端连接于带气泵的机器上,该机器由心电图 R 波触发充气、放气。当心脏收缩时,气囊放气,使射血流经主动脉,当心室舒张、主动脉瓣关闭时,气囊充气堵住血流,从而提高降主动脉上段的舒张压,增加冠状动脉灌流量,改善心肌供血。这种辅助循环装置既能使心肌得到较好的灌注,又能减轻后负荷,帮助患者度过危机。

# 第八节　充血性心力衰竭

充血性心力衰竭亦称为慢性心衰或慢性心功能不全。它是指慢性原发性心肌病变和心室因长期压力或容量负荷过重,致心肌收缩力减弱,心室顺应性降低,导致心排血量降低。早期机体通过各种代偿机制,包括根据 Frank-Starling 定律的内在反射机制,即当心排血量减少导致心室舒张末期容量和室壁张力增加、心腔扩大时,使心肌细胞伸张增加,在适当范围内可使心肌收缩力增加;通过颈动脉窦及主动脉弓压力感受器,反射性地兴奋交感-肾上腺素系统的外在后备机制,提高心率和加强心肌收缩力;通过肾素-血管紧张素-醛固酮系统调整血容量,以及心肌细胞肥大、心腔扩大等一系列代偿机制,使心排血量尚能满足机体需要时称为代偿期。后期即使通过充分代偿机制也不能维持足够的排血量,以及神经体液激素过度激活、心脏重塑,使心功能进一步恶化,称为失代偿期。

根据充血性心力衰竭首先或主要发生在哪一侧心腔,可分为左心衰竭、右心衰竭和全心衰竭 3 种临床类型。分述如下。

## 一、左心衰竭的诊断

左心衰竭是指左心不能将肺静脉回流血液充分排出,引起肺淤血和动脉系统缺血,重要脏器供血不足。左心衰竭可分为左心房衰竭和左心室衰竭。前者常见病因有二尖瓣狭窄、左心房黏液瘤、左心房巨大血栓或赘生物阻塞二尖瓣口,导致左心室充盈受阻,左心房淤血、扩大,继而导致肺淤血;后者常见病因包括高血压、缺血性心脏病、心肌炎、心肌病、主动脉瓣狭窄和(或)关闭不全、二尖瓣关闭不全、克山病、急性肾小球肾炎,以及室间隔缺损、动脉导管未闭、主动脉缩窄等先天性心脏病。

（一）临床表现特点

1. 呼吸困难

呼吸困难是左心衰竭最主要的临床症状,根据病情轻重,由开始仅在剧烈运动或体力劳动后出现呼吸困难,直至轻微活动甚至休息时也感呼吸困难,当肺淤血和肺水肿严重时,可出现端坐呼吸或夜间阵发性呼吸困难等。此外,可伴有咳嗽、咯血、咳白色或粉红色泡沫样痰(急性肺水肿)、乏力、发绀、心悸等症状。严重者可出现潮式呼吸,系脑部严重缺血、缺氧所致。

2. 不同病因的心脏病可有不同病史,并出现相应的特殊症状

缺血性心脏病患者可有心绞痛、心肌梗死、乳头肌功能不全等表现;高血压患者有头晕、头痛,甚至脑血管意外的症状;二尖瓣狭窄者可有风湿热史和声音嘶哑;而肥厚型心肌病者可有昏厥史等。

3. 左心衰竭者常有心浊音界向左下扩大(左心室肥大)

心尖区呈抬举性搏动,心率加快,第一心音减弱,出现各种心律失常,心尖区可有收缩期吹风样杂音(左心室扩大,二尖瓣相对关闭不全),常有病理性第三心音、第四心音(奔马律)、脉搏强弱交替(即交替脉)。此外,不同心脏病尚可出现相应体征,如主动脉瓣病变可在相应瓣膜区出现收缩期或舒张期杂音;室间隔缺损可在胸骨左缘第三、第四肋间出现 3 级以上收缩期杂音;二尖瓣关闭不全者在心尖区有 3 级以上收缩期反流性杂音等。肺底有小水泡音,

可伴哮鸣音,约 1/4 患者有胸腔积液体征。左心房衰竭临床上以二尖瓣狭窄和左房黏液瘤最常见,除有肺水肿体征外,可有第一心音亢进、心尖区舒张期杂音,前者尚有二尖瓣开瓣音,后者可出现肿瘤扑落音。当肺动脉高压时,可出现肺动脉瓣第二音亢进和格雷厄姆·斯蒂尔(Graham Stell)杂音等体征。

(二)实验室及其他辅助检查特点

1.胸部 X 线检查

常有左心室和(或)左心房扩大、肺淤血或肺水肿征,出现 Kerley B 线(肺淋巴管扩张,肺小叶间隔变粗所致)。不同病因尚有相应 X 线表现,如主动脉瓣病变时,心脏常呈靴型心,主动脉增宽、伸长等;而二尖瓣狭窄时,常呈梨形心改变,食管吞钡常有左心房局限性压迹等。慢性左心衰竭患者尚可有胸腔积液 X 线征。

2.心电图检查

左心房和(或)左心室肥大、ST-T 改变,$V_1$ 导联 P 波终末电势负值增大≤−0.02mm/s。此外,可出现各种心律失常图形,左心房明显扩大者,尤其是二尖瓣狭窄、扩大型心肌病,常出现心房颤动。

3.超声心动图检查

除可直接显示瓣膜病变、室间隔缺损和其他先天性畸形外,尚可检测心腔大小和室壁活动情况,并可做有关心功能检查,对确立左心衰竭的病因、衡量病变严重程度和评估心功能状况颇有帮助。

4.B 型利钠肽(BNP)

在急诊情况下结合临床评估应用,可有助于鉴别引起呼吸困难的原因是心力衰竭还是其他原因,应用这种方法可减少住院时间与治疗费用。

5.其他检查

在某些情况下,左心室功能不全程度尚可用左侧、右侧血流导向气囊导管(Swan-Ganz 导管)和心血管 X 线电影造影术等创伤性检查,以及放射性核素扫描、血池显像、收缩时间间期测定、超声多普勒彩色血流显像或频谱分析等无创性方法予以评价。常用指标有容积指数、心排血量、心脏指数、射血分数、肺毛细血管楔嵌压等。

## 二、右心衰竭的诊断

右心衰竭是指右心不能将静脉回流血液充分地排出,引起体静脉系统淤血和动脉系统供血不足。常继发于左心衰竭所致肺动脉高压,也可因肺源性心脏病、肺动脉栓塞、肺动脉瓣狭窄或关闭不全、原发性肺动脉高压症、房间隔缺损、法洛四联症、主动脉窦瘤破入右心、心肌炎、心肌病、甲状腺功能亢进性心脏病等疾病所致。

(一)临床表现特点

(1)常有尿少、夜尿增多及胃肠道淤血症状,如恶心、呕吐、食欲减退等,也可出现心悸、气促、乏力等症状。

(2)体循环淤血征象,包括下垂性水肿、胸水、腹水、颈静脉怒张并搏动、肝颈静脉反流征阳性、发绀、腹胀、肝肿大,甚至出现黄疸、心源性肝硬化等。

(3)可有相应心脏病的有关体征,因右心衰竭多继发于左心衰竭基础上,故常有左、右心扩大,心前区抬举性搏动,肝有扩张性搏动,以及三尖瓣听诊区有收缩期杂音(三尖瓣相对性关闭不全)、右心室性第三心音或奔马律。

(二)实验室及其他辅助检查特点

1. X 线检查

可有右心或左、右心扩大,上腔静脉和奇静脉扩张,可伴有双侧或单侧胸腔积液征。

2. 心电图检查

右心房、右心室肥大、ST-T 改变、电轴右偏等。

3. 超声心动图检查

常有右心房、右心室肥大,右心室流出道增宽,以及相应心脏病改变。

4. 其他检查

静脉压明显增高。重度右心衰竭时可有肝、肾功能异常。

## 三、心力衰竭的治疗

同时伴有肺循环和体循环淤血表现,其临床表现为左、右侧心力衰竭征象的综合,但可以某一侧心力衰竭为主。不少右心衰竭是继发于左心衰竭,一旦出现右心衰竭后,肺淤血和左心衰竭的症状反而得以部分缓解。

心力衰竭的治疗应包括病因、诱因的防治和心力衰竭本身的治疗两个方面,分述如下。

(一)病因的防治

病因的治疗应视为治疗心力衰竭的基本措施。不少心脏病的病因是可以根治或控制的,因此必须认真对待,如多数先天性心脏病若能及时诊断,可以获得手术根治,若迟至发生不可逆性的血流动力学变化时,如原先左向右分流变为右向左分流,则往往会失去手术时机,心力衰竭也难以纠治。先天性或获得性心瓣膜病变可通过介入性球囊导管扩张术、分离术、瓣膜修补成形术或人造瓣膜置换术,使患者心功能状态获得明显改善。脚气性心脏病、贫血性心脏病、甲状腺功能亢进性或甲状腺功能减退性心脏病,若能及时诊治,均可阻止心力衰竭的发生,或使心力衰竭明显好转或消失。高血压患者采用有效的降血压措施,可以有效地控制心力衰竭。缺血性心脏病、心肌炎、心肌病等通过适当的内科治疗,也可使病情改善。因此,针对病因作相应治疗,在防治心力衰竭方面具有重要的价值。

控制或消除心力衰竭的诱因。患者心功能的恶化常常与某些诱因有关,控制或消除这些诱因常能使患者的心功能明显改善,起到事半功倍的作用。临床上心力衰竭最常见诱因包括感染,特别是呼吸道感染、严重心律失常、过度疲劳、风湿活动、情绪激动或忧虑、过度劳累、肺栓塞、妊娠和分娩等,必须针对诱因进行相应治疗,如应用抗生素控制感染、应用抗心律失常药物或电治疗消除心律失常、应用激素或阿司匹林治疗风湿活动等。

(二)心力衰竭本身的治疗

包括减轻心脏负荷、提高心肌收缩力、改善心脏泵血功能等。减轻心脏负荷的措施有休息、镇静、限制水钠摄入、应用利尿剂和容量血管扩张剂以降低心脏前负荷,以及使用阻力血管扩张剂以降低心脏后负荷。提高心肌收缩力的措施主要是应用洋地黄类及其他正性肌力药物,改善心室重塑则应使用 β 受体阻滞剂和血管紧张素转换酶抑制剂(ACEI),现分述如下。

1. 休息

休息是减轻心脏负荷和能量消耗的重要措施之一,但休息的程度应根据心力衰竭的轻重而定。属于轻度心功能降低者,可根据具体情况允许做一些轻度活动;心功能3~4级者,则应卧床休息。急性左心衰竭者宜采取半坐卧位。但是长期卧床休息易发生静脉血栓、肢体失用性萎缩、食欲减退等症状。因此,待病情改善后,应鼓励患者做轻度力所能及的活动,做到劳逸结合,这样有利于康复。必须指出,休息不仅仅局限于体力上的休息,亦应包括脑力、精神上的休息,对于焦虑、烦躁不安、失眠的患者,可酌情应用镇静剂,如地西泮等,同时要做好耐心细致的思想工作,取得患者的配合,使其树立战胜疾病的信心。

2. 限制水钠摄入

心力衰竭患者的饮食宜清淡和少食多餐,食物应富含维生素和易于消化,并注意热量平衡。对于肥胖、冠心病患者宜低热量、低脂饮食,适当减轻体重。长期营养不良的慢性患者则要保证营养,提高体质。鉴于心力衰竭的水肿与静脉及毛细血管淤血、细胞外液增加有关,而水肿的发生多继发于钠的潴留,因此,适当限制钠的摄入对消除水肿有效。一般认为轻度心力衰竭者每日氯化钠摄入量应控制在5g以下,中度心力衰竭者需少于2.5g,重度心力衰竭者不超过1.0g,而不加盐的正常人饮食中每日含氯化钠2~4g。因此,对于重度心力衰竭或顽固性心力衰竭者,必要时应采取戒盐饮食。但是长期、严格戒盐往往会影响患者的食欲,必须权衡利弊。近年来,由于各种利尿剂不断问世,目前过分严格限制钠盐摄入已无必要,特别是大量利尿时,有时由于钠盐排泄过多会造成低钠血症,而血钠过低亦会影响利尿剂的疗效,应予注意。在限钠情况下,水分一般可不加限制,但重度心力衰竭、明显水肿者,每日水分摄入应控制在2000mL左右。

3. 利尿剂的应用

经适当限制水钠摄入后仍有水肿者,可使用利尿剂,其可消肿、减少血容量和减轻心脏前负荷。此外,利尿剂亦能降低血压而减轻心脏后负荷,从而增加心排血量,改善心功能。

(1)噻嗪类:大多数噻嗪类利尿剂口服后迅速吸收,口服2h左右达血浓度高峰,作用持续15h以上,多数以原形药从尿中排出,主要由近曲小管分泌。其作用部位是髓袢升支粗段的皮质部,抑制该段肾小管对氧化物、钠及水的重吸收,从而促进肾脏对氯化钠的排泄而产生利尿作用。同时,由于转运到远曲小管的钠增加,遂与钾进行交换,促进了钾的分泌和丢失,故长期使用可引起低钠血症、低氯血症和低钾血症及碱血症。不良反应除可造成上述电解质紊乱外,尚可引起高尿酸血症,这是由于在近曲小管,噻嗪类可与尿酸竞争同一载体,干扰尿酸分泌,致血中尿酸浓度增高,也可使血糖升高,这是由于噻嗪类能抑制胰岛素的释放及葡萄糖的利用所致。为了减轻上述不良反应,服药期间要补充钾盐或与潴钾利尿剂联用。合并糖尿病、痛风的患者应慎用。

常用制剂有以下几种:①氢氯噻嗪25mg,每天2~3次。②苄氟噻嗪5mg,每天1~2次。③环戊氯噻嗪0.25mg,每天2次。④氯噻酮50~100mg,每天1次。

噻嗪类属中效利尿剂,一般适用于轻、中度充血性心力衰竭的治疗,对于急、重度心力衰竭或顽固性心力衰竭,则需与其他利尿剂合用,或改用强利尿剂。长期服用时,需使用最小维持量,必要时间歇服用,这样不仅利尿效果较好,且可减少水、电解质紊乱。

(2)袢利尿剂:该类药物主要作用于髓袢升支的髓质部及皮质部,抑制其对钠、氯的再吸收,促进钠、氯、钾的排出和影响肾髓质高渗透压的形成,从而干扰尿的浓缩过程。此外,对近曲小管、肾小球滤过率也有作用。本类药物属强利尿剂,视病情可口服或注射,主要适用于急性心力衰竭和重度充血性心力衰竭的患者。

常用制剂有以下几种：①呋塞米：20～40mg，每天1～3次，口服后20～30min开始利尿，1～2h达高峰，持续6～8h；20～40mg，每天1～2次，肌内注射或静脉注射，注射后2～5min开始利尿，30～90min达高峰，持续4～6h；对于严重顽固性心力衰竭、明显水肿者，有时可采用冲击剂量，每天用量可达400～600mg，分次静脉注射或静脉滴注，待利尿和心力衰竭改善后减量，常能取得较好疗效。由于本药属强利尿剂，不良反应包括水、电解质紊乱、低血容量、低血钾、低血氯性碱中毒，长期应用可使听力减退、高尿酸血症和出现胃肠道症状，为了避免不良反应，一般从小剂量开始，酌情加量，并适当补充钾盐或与潴钾利尿剂联用，以避免水、电解质紊乱。②依他尼酸：其作用机制与呋塞米相似，但不良反应较大。一般剂量为25～50mg，每天1～2次，服后30min开始利尿，2h达高峰，持续6～8h；静脉注射25～50mg，注射后2～10min开始利尿，1～2h达作用高峰，持续2～3h。③布美他尼：其作用与呋塞米相似，1～2mg，每天1～2次，口服，服后30min开始利尿，1～1.5h达高峰，持续5～6h；0.5～2mg，每天1次，静脉注射，注射后10min开始利尿，30min后达高峰，持续2h。其利尿作用强度为呋塞米的20～25倍，不良反应较少，可引起水、电解质紊乱，偶可使血糖、血尿酸增高。④天尼酸：一般剂量为250～500mg，每天1～2次，口服1h开始利尿，3～5h达高峰，持续12～24h。

（3）潴钾利尿剂（含醛固酮拮抗剂）：主要作用于远曲小管的远端，有排钠、排氯的作用，对钾则相对潴留，单独应用时其利尿作用弱且起效慢，长期应用可导致血钾增高，临床上常与排钾利尿剂（如噻嗪类和袢利尿剂）联用，这样既可加强利尿作用，又可减轻电解质的紊乱。

常用制剂有以下几种：①螺内酯：尤适用于继发性醛固酮增多性顽固性水肿。常用量为20～40mg，每天3～4次。不良反应少，偶有头痛、嗜睡现象，伴肾功能不全及高血钾者忌用，目前认为，本药除利尿作用外，尚能改善心脏重塑，尤其适用于心功能Ⅳ级患者。②氨苯蝶啶：50～100mg，每天3次，服后1h开始利尿，4～6h达高峰，持续12～16h。目前认为，本药并非通过拮抗醛固酮起作用，而是作用于远曲小管和集合管，抑制钠的重吸收和钾的排泄，使尿中钠、氯排出增加而利尿，对钾则有潴留作用。其不良反应较少，偶有嗜睡及胃肠道相关症状。③阿米洛利（氨氯吡咪）：其作用机制与氨苯蝶啶相似，一般使用剂量为5～10mg，每天1～2次。

（4）其他利尿剂：如汞撒利，由于毒性大，现已少用；碳酸酐酶抑制剂如乙酰唑胺，因利尿作用弱，且易产生耐受性，也很少应用。

4. 血管扩张剂的应用

自20世纪70年代以来，各种新型正性肌力药物的问世，血管扩张剂的广泛使用，大大提高了心力衰竭的治疗效果，使不少以往认为是顽固性（难治性）心力衰竭变为可治。血管扩张剂治疗心力衰竭的机制或是通过降低外周血管阻力和心室排血阻力，从而减轻心脏的后负荷，或是通过降低静脉张力、扩张容量血管使回心血量减少，从而降低心室舒张末期容量，减轻心脏的前负荷，进而减少心肌耗氧，改善心室功能。

血管扩张剂主要适用于心功能3～4级的慢性充血性心力衰竭，对于瓣膜反流性心脏病（如二尖瓣、主动脉瓣关闭不全）、室间隔缺损等，可减少反流或分流，增加前向心排血量，但对于主动脉瓣关闭不全者，不宜将其血压尤其是舒张压过分降低，以免冠状动脉灌注减少，诱发或加重心绞痛及心肌缺血。对于二尖瓣和（或）主动脉瓣狭窄及左心室流出道梗阻患者，不宜应用动脉扩张剂，可用静脉扩张剂。此外，血容量不足、低血压和肾衰竭者不宜用血管扩张剂。目前认为，单纯血管扩张剂虽可改善临床症状，但长期使用并不能改善心力衰竭的预后。

根据血管扩张剂的作用部位和血流动力学反应不同,大致可分为 3 类。

(1)扩张静脉为主:代表药物为硝酸酯类,以硝酸甘油应用最广,视疾病情况采用皮肤、舌下、口服或静脉给药。急性心力衰竭和危重患者通常选用静脉给药,一般患者可口服或舌下含服。本类药物小剂量时主要扩张外周静脉,中等剂量能降低心室前负荷,较大剂量有扩张动脉作用。最理想的状态是患者经洋地黄和利尿剂治疗后,仍有呼吸困难和端坐呼吸,左室充盈压增高超过 2.7kPa(20mmHg),低心排血量和外周阻力增高。对于左室充盈压<2.7kPa(20mmHg)的患者,因其可引起低血压和心动过速,不仅不能改善心力衰竭,反而可使心排血量减少,应予以注意。一般开始剂量为 2～10$\mu$g/min,视病情可每隔 5～15min 递增 2～10$\mu$g/min。硝酸酯类不良反应有头胀、头痛、心动过速、面红、恶心等,偶有体位性低血压,适当减量或停药后多能消失。

(2)扩张小动脉为主:本类药物主要降低心脏后负荷,对于外周阻力增高为主、心排血量降低的心力衰竭患者最为理想。常用药物包括肼屈嗪、乌拉地尔、血管紧张素转换酶抑制剂。肼屈嗪口服剂量为 25～50mg,每天 3 次,尤其适用于慢性心力衰竭,若与硝酸酯类如硝酸异山梨酯联用,可获最大每搏量。但长期服用本药,可通过肾素-血管紧张素-醛固酮系统导致水钠潴留,需合用利尿剂来克服。此外,长期服用偶可引起红斑狼疮、类风湿关节炎和周围神经病等不良反应,停药后多能消失。

乌拉地尔具有外周和中枢阻断 $\alpha$ 受体的作用,适用于急性肺水肿及难治性心力衰竭,特别是左心衰竭伴外周阻力明显增高者,但急性肺水肿并非首选。静脉使用,开始用量为每分钟 6mg,维持量为每小时 120mg。

血管紧张素转换酶抑制剂已成为防治充血性心力衰竭的基石,除有禁忌外,几乎所有心力衰竭患者均应使用血管紧张素转换酶抑制剂,其禁忌证为低血压、明显肾功能不全和双侧肾动脉狭窄。血管紧张素转换酶抑制剂治疗心力衰竭的作用机制包括:①抑制血管紧张素 I 转变成缩血管活性更强的血管紧张素 II;抑制缓激肽的降解,增加循环前列环素水平,从而扩张外周小动脉和静脉系统,减轻心脏的前、后负荷。②抑制心脏、血管组织的肾素-血管紧张素系统,可能防止心室和血管重塑。③抑制交感神经系统,降低循环儿茶酚胺水平(其活性水平直接与心力衰竭预后有关),因而血管紧张素转换酶抑制剂扩张血管不伴有反射心动过速和继发性血去甲肾上腺素升高。此外,可使心力衰竭患者下调的 $\beta$ 受体密度上升而改善心室功能。④有助于纠正心力衰竭患者低钾血症、低镁血症,降低室性心律失常的发生率。血管紧张素转换抑制剂常用制剂有卡托普利,6.25～25mg,每 8h 1 次,必要时可增至每天 150mg;依那普利 2.5～5mg,每天 1～2 次,可增至 10mg,每天 2 次;培哚普利 2～4mg,每天 1 次;培那普利 10～20mg,每天 1 次;福辛普利 5～20mg,每天 1 次等。

(3)动、静脉扩张剂:临床上主要使用的是硝普钠,急性肺水肿时硝普钠常为首选,本药需静脉给药,避光使用,且应临时新鲜配制,并于 4～6h 更换 1 次,开始量为 2～10$\mu$g/min,每5～10min 增加 2～10$\mu$g,直至获效。使用过程中应密切注意血压、心率和全身情况,对血压偏低者可与多巴胺或多巴酚丁胺合用。不良反应有低血压、嗜睡、恶心、呕吐等。长期用药时,血中代谢产物硫氰化物浓度过高,可引起神经中毒的表现及甲状腺功能低下。

选用血管扩张剂应视病情而定,一般选用原则是:以急性肺水肿为主时,多选用硝普钠,其他则首选硝酸甘油。

5.增强心肌收缩力

正性肌力性药物大致分为两大类,即洋地黄和非洋地黄类正性肌力药物,现分述如下。

(1)强心苷:以洋地黄为代表的强心苷迄今仍是治疗心力衰竭的主要正性肌力药物。目前认为洋地黄应用的目的在于改善收缩性心力衰竭患者的临床状况,其无明显降低心力衰竭患者病死率的作用,因而不推荐应用于心功能Ⅰ级患者,但其能直接增强心肌收缩力,对于功能不全的心脏,可使其心肌净耗氧量明显降低。此外,能减慢心率,减慢房室传导,缩短心肌细胞的复极过程,使周围血管收缩,抑制肾小管对钠的再吸收而产生直接利尿作用。但洋地黄的正性肌力作用机制迄今尚未完全阐明。现已证实,钙是启动心肌收缩的关键物质,治疗量的洋地黄能增加兴奋时胞质内 $Ca^{2+}$ 浓度,从而增强兴奋—收缩偶联过程。目前认为,心肌细胞收缩所需的 $Ca^{2+}$,主要不是来自肌浆网或线粒体,而是来自细胞膜外,洋地黄类的强心作用在于它能增加 $Ca^{2+}$ 进入细胞内,从而促进肌凝蛋白和肌纤维蛋白结合的过程。此外,尚能抑制细胞膜上 $Na^+$-$K^+$-ATP 酶(离子主动运转酶系)的活性,使 $Na^+$-$K^+$ 交换系统活性降低,导致细胞内 $K^+$ 减少而 $Na^+$ 相对增加,以致细胞内 $Na^+$-$Ca^{2+}$ 交换活跃,促进 $Ca^{2+}$ 内流增加。洋地黄通过直接或间接作用于自主神经系统,以及对心功能的改善,而使心率减慢。洋地黄通过减慢心肌细胞动作电位曲线 0 位相上升速率,降低膜反应性而减慢传导,缩短动作电位间期,缩短不应期,使 Q-T 间期缩短,改变 1、2 位相的斜率,使 ST 段偏移,增强 4 位相舒张期自动除极,可兴奋低位异位起搏点的自律性,导致心律失常。中毒量洋地黄还可直接作用于心脏传导系统,造成部分或完全性传导阻滞。

洋地黄的适应证:①充血性心力衰竭,特别是心功能3~4级收缩性心力衰竭。②心力衰竭伴快速心房颤动(肥厚型心肌病或预激综合征所致者应属禁忌或慎用)。③对于窦性心律的慢性心力衰竭应先用利尿剂和血管扩张剂(包括血管紧张素转换酶抑制剂),只有在上述治疗无效、无低血钾情况下,方可给予洋地黄。④非洋地黄引起的心律失常,包括快速心室率性心房扑动或颤动、阵发性室上性心动过速(预激综合征所致者慎用)等。⑤曾有心力衰竭史患者或疑有潜在心功能低下者,施行外科手术(包括心脏手术)、妊娠、分娩或并发其他严重疾病时,可预防性酌情应用洋地黄,以预防心力衰竭发生。

下列情况不宜应用洋地黄:①预激综合征合并心房颤动,洋地黄可缩短旁路不应期而导致心室颤动。②二度及三度房室传导阻滞。③病态窦房结综合征(无起搏器保护者),特别是老年人。④单纯舒张功能不全性心力衰竭,如肥厚型心肌病,尤其伴流出道梗阻者。对于急性心肌梗死早期(前 24h 内)、心肌炎、肺源性心脏病、巨大心脏等情况下合并心力衰竭,洋地黄应慎用,用时剂量宜小,并应密切观察和予以相应治疗。对二尖瓣狭窄(心房颤动合并右心衰竭除外)除能减慢心率外,其他帮助不大。大量心包积液或缩窄性心包炎者,应用洋地黄疗效欠佳。洋地黄中毒所致心肌收缩力减退或引起心律失常是洋地黄绝对禁忌证。此外,室性心动过速亦属洋地黄禁忌。

洋地黄类制剂及用法:根据给药后起效的快慢,大致可分为速效、中效和慢效三种制剂。常用速效制剂有毒毛花苷 K、毛花苷 C(西地兰)、洋角拗苷、铃兰毒苷、黄夹苷(强心灵)和冰凉花总苷(福寿草总苷)等,经静脉给药后多在 5~30min 内起效,主要用于急重心力衰竭患者。中效制剂常用的有地高辛、甲基地高辛等,口服后 1~2h 内起效,为临床上最常用制剂。慢效制剂常用的有洋地黄叶和洋地黄毒苷等。对于慢性心力衰竭,一般情况下可选用中效或慢效制剂,危重或急性心力衰竭患者可选用速效制剂,待症状控制后,改用中效或慢效制剂维持。常用洋地黄类制剂作用时间及剂量详见表2-7。

表2-7 常用洋地黄类制剂作用时间及剂量

| 药物 | 给药途径 | 起效时间（min） | 作用高峰时间(h) | 维持时间(d) | 消失时间(d) | 半衰期(d) | 负荷量(mg) | 每日维持量(mg) |
|---|---|---|---|---|---|---|---|---|
| 毒毛花苷K | 静脉注射 | 5 | 1~2 | 1~2 | 2~5 | 1~1.5 | 0.25~0.5 | |
| 毛花苷C | 静脉注射 | 10~30 | 0.5~2 | 1~2 | 3~6 | 1.5 | 1.2 | |
| 羊角拗苷 | 静脉注射 | 5~10 | 1~2 | 1~2 | 2~5 | 1 | 0.5~1 | |
| 铃兰毒苷 | 静脉注射 | 20~30 | 2 | 1~2 | 2~3 | 1 | 0.2~0.3 | 0.05~0.1 |
| 冰凉花总苷 | 静脉注射 | 15~30 | 2 | 1~2 | 2~5 | 1 | 1~1.5 | 0.5 |
| 黄夹苷 | 静脉注射<br>口服 | 60~120 | 4~8 | 1~2 | 21~35 | 2 | 0.25~0.5<br>1.5~2 | 0.25~0.5 |
| 地高辛 | 口服<br>静脉注射 | 60~120<br>10~30 | 4~12<br>2~4 | 1~2<br>3 | 5~7<br>3~6 | 1.5~2<br>2 | 1~2<br>0.75~1.25 | 0.25~0.5<br>0.25 |
| 甲基地高辛 | 口服<br>静脉注射 | 10~30 | 1 | 1~2 | 5~7 | 1.5~2 | 0.6~1.2<br>0.2~0.3 | 0.1~0.3 |
| 洋地黄毒苷 | 口服<br>静脉注射 | 120~240<br>30 | 8~12<br>4~8 | 3~10<br>12~20 | 14~21 | 5~7 | 0.8~1<br>0.5~1 | 0.05~0.1 |

强心苷给药方法有两种:①速给法:多采用静脉注射速效洋地黄制剂,如毛花苷C可视病情先静脉注射0.2~0.4mg,2~4h后再注射0.2~0.4mg;毒毛花苷K首剂0.25mg,2h后再注射0.125~0.25mg;铃兰毒苷首剂0.1mg,加入5%葡萄糖注射液20mL中缓慢静脉注射,2~4h后再注射0.05~0.1mg;羊角拗苷首剂0.25~0.5mg,2~4h后再注射0.25mg。这种在治疗上最初快速给予较大剂量洋地黄类制剂,能迅速发挥最高疗效而又不出现毒性所需要的剂量称为洋地黄负荷量或洋地黄化量。目前此法主要用于治疗急性左心衰竭或快速心房颤动伴心力衰竭者,亦适用于危重的充血性心力衰竭患者,有效后改口服维持。②每日维持量疗法:适用于病情不太急的慢性心力衰竭患者。目前临床应用最广的是地高辛0.125~0.25mg,每天1次,口服,心房颤动和个别患者为每天0.375~0.5mg,有5个半衰期(即1.5×5=7.5d)后血药浓度即可达到治疗水平。现已证实,洋地黄治疗心力衰竭时,剂量与心肌的收缩效应呈线性关系,并非全或无,即使用小剂量也可使心肌收缩力增强,随剂量增加收缩力也随之增强,但剂量超过一定限度后,收缩力不仅不再增加甚至下降。因此,盲目增加洋地黄剂量不仅易出现中毒反应,且能加重心力衰竭。因此,传统的给药方法为先给予饱和量(负荷量),继以维持量。由于易致洋地黄中毒,现已少用,除非属较急或危重的心力衰竭。在一般情况下,宜采用每日维持量疗法,其优点是既可降低洋地黄用量,又可减少其不良反应。

应用洋地黄类药物的注意事项:使用洋地黄应坚持个体化用药的原则,但对每例患者确定其最佳治疗剂量并非易事,一般而言,剂量与体重有关,但肥胖者矫正剂量应以标准体重为准,而不是根据实际体重计算。老人、肾功能损害者、消瘦者,以及同时服用增加洋地黄吸收(尤其口服制剂)、提高有效血药浓度或延长其半衰期的药物,如口服吗啡类(可待因、罂粟碱等),抗胆碱能药物(阿托品、莨菪碱、丙胺太林等)、青霉素、红霉素、氯霉素、新霉素和四环素类抗生素,阿司匹林、吲哚美辛和布洛芬等抗炎镇痛药,利血平、胍乙啶等降压药,α受体阻滞药、奎尼丁、维拉帕米、胺碘酮、丙吡胺等抗心律失常药,肾上腺皮质激素和利尿剂等,洋地黄应适当减量,以免血清浓度过高导致不良反应发生。相反,考来烯胺(消胆胺)、甲氧氯普胺

（胃复安），以及抗酸剂如三硅酸镁、氢氧化铝等均能降低地高辛的胃肠道吸收，使其血清浓度降低。而酚妥拉明、硝普钠等血管扩张剂可使地高辛肾小管排泌增加，使血清有效浓度降低，苯马比妥、苯妥英钠和保泰松可加速洋地黄在肝内生物转化过程，也可使有效血药浓度降低。故洋地黄与上述药物联用时，则要适当增加剂量。此外，应用洋地黄过程中应密切监测电解质水平，尤其注意低钾血症、低镁血症可诱发或加重洋地黄毒性反应。近年来应用放射免疫法测定血液中洋地黄的浓度，对防止洋黄中毒的监测有一定作用。一般认为，地高辛有效血浓度在 $1\sim1.5\mu g/L$，超过 $2\mu g/L$ 时易发生中毒。但无中毒者和有中毒者血清洋地黄浓度间仍有明显重叠现象，因此，临床症状的改善及中毒症状的出现与否仍然是调整洋地黄用量的重要依据。

洋地黄的不良反应：洋地黄的治疗量与中毒量十分接近，使用不当易发生中毒，常见的诱因包括：①电解质紊乱，特别是低血钾、低血镁和高钙血症。②甲状腺功能减退。③老年患者。④肾功能减退。⑤风湿活动、心肌炎等导致对洋地黄敏感性增加。⑥肺源性心脏病、严重缺氧、急性心肌梗死、心肌病、心脏极度扩大等导致对洋地黄的耐受性降低。⑦同时使用可提高洋地黄血药浓度的药物等。

洋地黄中毒在心脏方面的毒性反应主要表现有频率和节律的变化，其中以室性期前收缩最常见，可呈二联律、三联律或多源性，其次是伴或不伴有传导阻滞的房性心动过速、非阵发性交界性心动过速，严重中毒者可引起室性心动过速与心室颤动。洋地黄亦可引起心动过缓，包括窦性心动过缓，窦房阻滞或一度、二度、三度房室传导阻滞等。心律失常是洋地黄中毒的主要表现，老年人在充血性心力衰竭治疗过程中若出现缓慢性心律失常，应考虑到洋地黄中毒的可能。洋地黄心外毒性反应包括胃肠道症状，如厌食、恶心、呕吐、腹泻等；视觉障碍包括视物模糊、色视、出现盲点、复视等；神经系统反应有头痛、抑郁、失眠、乏力等。

洋地黄中毒的治疗：一旦发现中毒应立即停用，一般情况下，若属快速性心律失常（无论是室性或室上性），即使血钾不低也可适当补钾，因为血钾正常并不代表细胞内不缺钾，只要血钾不高即可。心律失常较轻者可口服 10％氯化钾 $10\sim15mL$，或缓释钾片 1.0g，每 $4\sim6h$ 1次，直至心律失常纠正。较重者，尤其伴低钾血症者，应静脉给药，一般用量为 10％氯化钾 $10\sim20mL$ 加入 5％葡萄糖注射液 $250\sim500mL$ 中静脉滴注，每小时滴注 0.5g 左右，并予以心电监护，直至控制异位心率。在紧急室性心律失常时，也可立即静脉注射利多卡因 $50\sim100mg$，必要时隔 $5\sim10min$ 重复 1次，但 1h 总量不宜超过 300mg，然后静脉滴注维持。若利多卡因无效，也可改用苯妥英钠，首剂 100mg，加入 20mL 注射用水中，缓慢静脉注射，必要时 $5\sim10min$ 后重复给药，总量不宜超过 300mg，以免发生低血压、呼吸抑制，待症状改善后改为口服 100mg，每天 3次。洋地黄中毒致缓慢性心律失常，则不宜在无血钾检查结果时补钾，若同时合并室性期前收缩，可先用苯妥英钠，待测得血钾结果后再决定是否补钾。高度房室传导阻滞、肾衰竭、少尿者不宜补钾。心动过缓伴阿-斯综合征发作者宜安置临时心脏起搏器，一般情况下可用阿托品类治疗，如阿托品 $0.5\sim1mg$ 肌内注射，视病情每 $4\sim8h$ 1次。病情轻者也可口服。基于低血钾常伴有低镁血症，硫酸镁不仅能纠正低血镁，而且可兴奋受洋地黄抑制的 $Na^+-K^+-ATP$ 酶，抑制心肌钾的丢失，也适用于洋地黄中毒所致心律失常。一般剂量为 25％硫酸镁 10mL 加入 5％葡萄糖注射液 250mL 中静脉滴注；当血钾<3.5mmol/L 时，加 10％氯化钾 $5\sim7mL$，此为 1剂之量，每天可给 $1\sim2$ 剂。心律失常纠正后预防用药为隔天或

每天 1 剂。对于严重快速心律失常者,可用 25%硫酸镁 10mL 加入 5%葡萄糖注射液 20mL 中缓慢静脉注射。此外,亦可用门冬氨酸钾镁 20mL(每 10mL 内含镁、钾各 500mg)加入 5% 葡萄糖注射液 250mL 中静脉滴注。经上述非特异性疗法仍不能控制的严重心律失常,可采用特异性地高辛抗体进行治疗,用法是治疗前即刻记录心电图及有关电解质(钾、钠、钙、镁)检查,常规做地高辛特异性抗体 F(ab′)₂ 皮试:先将 F(ab′)₂0.1mL 加生理盐水 0.9mL,做皮试,其观察方法同青霉素皮试。若皮试阴性,在心电图或心电示波器监护下,将地高辛特异性抗体 F(ab′)₂800mg 用生理盐水稀释成 20mL,缓慢静脉注射,如 30min 后无任何好转可重复注射 1 次,直至心律失常消失,一般情况下总量为 800～2400mg。必须指出,使用地高辛特异性抗体 F(ab′)₂ 之前应肯定为洋地黄中毒才可使用,更不要将洋地黄不足误诊为中毒,因为使用 F(ab′)₂ 后有可能使心肌内的地高辛急剧转移到抗体上,使原先的正性肌力作用锐减,导致心力衰竭加重。

在基层,若无地高辛特异性抗体 F(ab′)₂,而上述抗心律失常药物又无效时,可考虑施行食管心房调搏术或安置临时起搏器,应用超速抑制或通过程序刺激法多能控制心律失常。至于电击复律,一般不主张用于洋地黄中毒所致室性心动过速,以免发生心室颤动。只有在其他方法均无效的情况下,采用低能量(5～10J,一般应<50J)电击。

(2)非洋地黄类正性肌力药物:该类药物是近年来发展最为迅速的药物之一,临床上应用较广的包括以下几类。

β受体激动剂:目前应用较多的如多巴胺和多巴酚丁胺,两者均能兴奋心脏及β受体,激活腺苷环化酶,使腺苷三磷酸(ATP)转化为 cAMP,促进 Ca²⁺ 进入心肌细胞膜,选择性地增强心肌收缩力,增加心排血量和降低肺毛细血管楔嵌压,改善心功能。但前者使血压、体循环血管阻力、左室充盈压、心率增加;后者主要兴奋β₁受体,对血压、左室充盈压和心率影响较小,且能降低体循环血管阻力。因此,对于心排血量低、左室充盈压高、体循环血管阻力正常或低下,特别是合并低血压时宜选多巴胺;而心排血量低、左室充盈压高、体循环血管阻力和动脉压在正常范围的患者,应选用多巴酚丁胺。因两药均需静脉给药,故多用于急性心力衰竭或危重患者。基于充血性心力衰竭时,心室肌β受体数量减少或调低,持久兴奋不足以维持正性肌力作用,故有人主张本药应与洋地黄交替使用,或采用间歇用药。多巴胺常规用量开始为 0.5～1.0μg/(kg·min),可逐渐增至 2～10μg/(kg·min)。多巴酚丁胺用量一般为 2～10μg/(kg·min),每天总量可达 80～240mg,但滴速不宜过快,以免引起头痛、恶心、呕吐、心悸和心律失常等不良反应。

近年来,应用较广的β受体激动剂尚有:①普瑞特罗(对羟苯心安),为β₁受体激动剂,口服或静脉注射均有效,作用持久,具有明显正性肌力作用,增加心排血量而无收缩血管作用,且能增加洋地黄的正性肌力作用而不引起的心律失常。静脉注射剂量为每次 2.5～5mg,5～10min 达最大作用,作用持续 3h;口服为 5～20mg,每天 3 次。由于本药不良反应较大,大剂量可引起心肌缺血,近年来已较少使用。②多培沙明通过降低心脏前、后负荷和正性肌力作用,能明显提高每搏量、心排血量和降低心室充盈压;通过增加肝、肾等内脏器官的血流,可改善重要脏器的功能,增加尿量和钠的排泄。此外,多培沙明尚能改善心室顺应性。常规剂量为 0.25～1.0μg/(kg·min),静脉滴注。若剂量高于 1.0μg/(kg·min),可产生心悸,诱发心律失常、心绞痛等不良反应。③吡布特罗(吡丁醇)为β₂受体激动剂,对β₁受体也具兴奋作用。用法为 20mg,每天 3 次。④沙丁胺醇作用与吡布特罗相似,口服剂量为 4～8mg,每天 3～4次。⑤扎莫特罗属新型 $\beta_1$ 受体兴奋、保护双重作用的药物。用法为每次 $0.2\mu g/kg$,静脉注射;200mg,每天 2 次,口服。⑥异波帕明(多巴胺异丁酯),一般剂量为 100～200mg,每天 2～3次。

双异吡啶类:该类药物中,临床应用最广的是氨利酮(氨吡酮)和米利酮(二联吡啶酮)。该类药物主要通过选择性抑制磷酸二酯酶Ⅲc 起作用,抑制 cAMP 降低,使细胞内 cAMP 含量增加,后者通过 3 种途径调节或潜在性激发心肌收缩,即:①通过肌膜 $Ca^{2+}$ 通道磷酸化,促进 $Ca^{2+}$ 跨膜内流增加。②肌质网有关蛋白磷酸化,激活 $Ca^{2+}$-ATP 酶,使肌质网摄取和释放 $Ca^{2+}$ 增加。③收缩蛋白磷酸化,特别是肌钙蛋白 I 和肌球蛋白磷酸化,使心肌收缩力增强和正性松弛作用。血管平滑肌细胞内 cAMP 增加,使平滑肌细胞的肌质网摄取 $Ca^{2+}$ 增加,细胞质 $Ca^{2+}$ 减少,导致血管扩张。本类药物与洋地黄合用时具有协同作用。氨利酮一般推荐首次负荷量为 0.75mg/kg,静脉注射,必要时 30min 后重复 1 次,然后每分钟 5～10$\mu g/kg$,静脉滴注。口服剂量为 100～200mg,每天 2～3 次,服后 1h 内起作用,最大作用时间 1～3h,持续 4～6h。本药若与肼屈嗪联用可明显提高心排血量、降低肺毛细血管楔嵌压,适用于顽固性心力衰竭。不良反应包括胃肠道症状、血小板减少和腹痛等。近年来,氨利酮逐渐被作用更强的米利酮代替。米利酮不仅有明显的正性肌力作用,比氨利酮强 10～40 倍,而且能选择性地松弛血管平滑肌,具有扩张周围血管作用,并可改善左心室舒张功能,在改善血流动力学的同时不增加氧耗、不使动脉压下降,是较理想的抗心力衰竭药物之一,剂量为 25～75$\mu g/kg$,静脉注射,从小剂量开始,根据需要递增,口服剂量为 2.5～10mg,每天 2～4 次。

咪唑类化合物:如依诺昔酮(氢甲苯咪酮),具有正性肌力和扩张血管双重作用,其强心作用与心脏磷酸二酯酶同工酶Ⅲ抑制有关,使心肌 cAMP 浓度增高,促进心肌细胞 $Ca^{2+}$ 内流,肌浆网主动摄取 $Ca^{2+}$ 及激活磷酸化酶而使糖原分解增加,ATP 生成增多,而使心肌收缩力增强。此外,高浓度时尚能抑制 $Na^+$-$K^+$-ATP 酶,使心肌细胞外 $Na^+$ 浓度降低,细胞内 $Na^+$ 浓度升高,通过抑制 $Ca^{2+}$ 与载体结合而减少 $Ca^{2+}$ 外流,以及 $Na^+$ 促进肌浆网释放 $Ca^{2+}$ 而产生正性肌力作用,其扩血管作用也可能与平滑肌内 cAMP 浓度增加有关。当血管平滑肌内 cAMP 增加,蛋白激酶激活后促进 $Ca^{2+}$ 外运,阻止 $Ca^{2+}$ 内流,使细胞内可用 $Ca^{2+}$ 浓度降低,平滑肌兴奋-收缩偶联过程受阻,因而外周血管扩张。依诺昔酮剂量为每次 0.5mg/kg,静脉注射,注射后 10min 有明显血流动力学效应,作用持续 6h 左右。口服剂量为每次 3mg/kg,视病情可每天 2～3 次。

其他类似药物有:①匹罗昔酮 50mg,每天 2～3 次,口服;静脉注射为 0.5mg/kg。②硫马唑,首剂 0.1～0.4mg/kg,静脉注射,继之以 0.35mg/min,静脉滴注,每 30min 可酌加剂量,但不宜超过 1.4mg/min,连续静脉滴注 72h;口服剂量为 50～200mg,每天 3 次。

鉴于非洋地黄类正性肌力药物仅短期内改善血流动力学效应,长期应用时缺乏持续血流动力学效应,应用不当可诱发严重心律失常,甚至使病死率增加,因此仅适用于充血性心力衰竭急性恶化时,或心力衰竭经利尿剂、ACEI、地高辛和血管扩张剂联合治疗仍无效的患者。

6.改善心肌代谢和供能

有部分学者认为,对于重症心力衰竭患者虽可酌情应用能量合剂和营养心肌药物,如 ATP、辅酶 A、辅酶 Q10、细胞色素 C 和 1,6-二磷酸果糖(FDP),但无明显疗效的循证医学证据。

7.血管紧张素转化酶抑制剂(ACEI)

ACEI应从小剂量开始,并根据血压等情况逐渐增加剂量,同时监测血压和肾功能的变化。

8.β受体阻滞剂

病情稳定后从小剂量开始使用。

9.其他治疗措施

包括吸氧、支持疗法、对症治疗、加强护理等。

# 第九节　心　绞　痛

## 一、病因和发病机制

心绞痛是冠状动脉供血不足,心肌急剧的、暂时的缺血与缺氧所引起的临床综合征。其特点为阵发性的前胸压榨性疼痛感觉,主要位于胸骨后部,可放射至心前区和左上肢,常发生于劳动或情绪激动时,持续数分钟,休息或用硝酸酯制剂后消失。

本病多见于男性,多数患者在40岁以上,劳累、情绪激动、饱食、受寒、阴雨天气、急性循环衰竭等为常见诱因。除冠状动脉粥样硬化外,本病还可由主动脉瓣狭窄或关闭不全、梅毒性主动脉炎、原发性肥厚型心肌病、先天性冠状动脉畸形、风湿性冠状动脉炎等引起。

发病机制:对心脏予以机械性刺激并不引起疼痛,但心肌缺血缺氧则引起疼痛。当冠状动脉的供血与心肌的需血之间发生矛盾时,冠状动脉血流量不能满足心肌代谢的需要,引起心肌急剧的、暂时的缺血缺氧,即产生心绞痛。

心肌氧耗的多少由心肌张力、心肌收缩强度和心率所决定,故常用"心率×收缩压"(即二重乘积)作为估计心肌氧耗的指标。心肌能量的产生要求大量的氧供。心肌细胞摄取血液氧含量的65%～75%,而身体其他组织则仅摄取10%～25%。因此,心肌平时对血液中氧的摄取已接近于最大量,氧供需再增加时,已难从血液中更多地摄取氧,只能依靠增加冠状动脉血流量来提供。正常情况下,冠状循环有很大的储备能力,其血流量可随身体的生理情况而有显著的变化;在剧烈体力活动时,冠状动脉适当地扩张,血流量可增加到休息时的6～7倍。缺氧时,冠状动脉也扩张,能使血流量增加4～5倍。动脉粥样硬化而致冠状动脉狭窄或部分分支闭塞时,其扩张性减弱,血流量减少,且对心肌的供血量相对比较固定。心肌的血液供应如减低到尚能应付心脏平时的需要,则休息时可无症状。一旦心脏负荷突然增加,如劳累、激动、左心衰竭等,使心肌张力增加(心腔容积增加、心室舒张末期压力增高)、心肌收缩力增加(收缩压增高、心室压力曲线最大压力随时间变化增加)和心率增快等而致心肌氧耗量增加时,心肌对血液的需求增加;或当冠状动脉发生痉挛(吸烟过度或神经体液调节障碍,如α肾上腺素能神经兴奋、$TXA_2$或内皮素增多)时,冠状动脉血流量进一步减少;或在突然发生循环血流量减少的情况下(如休克、极度心动过速等),冠状动脉血流量突降,心肌血液供求之间矛盾加深,心肌血液供给不足,遂引起心绞痛。严重贫血的患者,在心肌供血量虽未减少的情况下,可因血液携氧量不足而引起心绞痛。

在多数情况下,劳累诱发的心绞痛常在同一"心率×收缩压"的水平上发生。

产生疼痛感觉的直接因素可能是在缺血缺氧的情况下,心肌内积聚过多的代谢产物,如乳酸、丙酮酸、磷酸等酸性物质,或类似激肽的多肽类物质,刺激心脏内自主神经的传入纤维末梢,经1~5胸交感神经节和相应的脊髓段传至大脑,产生疼痛感觉。这种痛觉反映在与自主神经进入水平相同脊髓段的脊神经所分布的区域,即胸骨后及两臂的前内侧与小指,尤其是在左侧,而多不在心脏部位。有学者认为,在缺血区内富有神经供应的冠状血管的异常牵拉或收缩,可以直接产生疼痛冲动。

## 二、临床表现

### 1.症状

心绞痛以发作性胸痛为主要临床表现,疼痛的特点如下。

(1)部位:主要在胸骨体上段或中段之后,可波及心前区,有手掌大小范围,甚至横贯前胸,界限不很清楚。常放射至左肩、左臂内侧达无名指和小指,或至颈、咽或下颌部。

(2)性质:胸痛常为压迫、发闷或紧缩性,也可有烧灼感,但不尖锐,不像针刺或刀扎样痛,偶伴濒死的恐惧感觉。发作时,患者往往不自觉地停止原来的活动,直至症状缓解。

(3)诱因:发作常由体力劳动或情绪激动(如愤怒、焦急、过度兴奋等)所激发,饱食、寒冷、吸烟、心动过速、休克等亦可诱发。疼痛发生于劳力或激动的当时,而不是在一天劳累之后。典型的心绞痛常在相似的条件下发生,但有时同样的劳力只在早晨而不在下午引起心绞痛,提示与晨间痛阈较低有关。

(4)持续时间:疼痛出现后常逐步加重,然后在3~5min内逐渐消失,一般在停止原来诱发症状的活动后即缓解。舌下含化硝酸甘油也能在几分钟内使之缓解。可数天或数星期发作一次,亦可一天内多次发作。

### 2.体征

平时一般无异常体征。心绞痛发作时常见心率增快、血压升高、表情焦虑、皮肤冷或出汗,有时出现第四或第三心音奔马律。可有暂时性心尖部收缩期杂音,是乳头肌缺血以致功能失调引起二尖瓣关闭不全所致,第二心音可有逆分裂或出现交替脉。

## 三、诊断和鉴别诊断

### (一)心绞痛的分型诊断

近年对确诊的心绞痛患者主张进行仔细的分型诊断,已提出不下10种分型的命名。对这些不同的类型如何归类尚无一致看法。参照世界卫生组织的"缺血性心脏病命名及诊断标准"的意见,可作如下归类。

### 1.劳力性心绞痛

其特点是疼痛由体力劳累、情绪激动或其他足以增加心肌需氧量的情况所诱发,休息或舌下含化硝酸甘油后迅速消失。包括:

(1)稳定型心绞痛(stable angina pectoris):最常见,指劳力性心绞痛发作的性质在1~3个月内并无改变,即每日和每周疼痛发作次数大致相同,诱发疼痛的劳力和情绪激动程度相同,每次发作疼痛的性质和部位无改变,疼痛时限相仿(3~5min),用硝酸甘油后,也在相同时间发生疗效。

（2）初发型心绞痛（initial onset angina pectoris）：过去未发生过心绞痛或心肌梗死，初次发生劳力性心绞痛时间未到 1 个月。有过稳定型心绞痛的患者已数月不发生疼痛，现再次发生，时间未到 1 个月也可列入本型。

（3）恶化型心绞痛（accelerated angina pectoris）：原为稳定型心绞痛的患者，在 3 个月内疼痛的频率、程度、时限、诱发因素经常变动，进行性恶化。可发展为心肌梗死或猝死，亦可逐渐恢复为稳定型。

2. 自发性心绞痛

其特点为疼痛发生与体力或脑力活动引起心肌需氧量增加无明显关系，与冠状动脉血流贮备量减少有关。疼痛程度较重，时限较长，含化硝酸甘油不易缓解。包括：

（1）卧位型心绞痛（angina decubitus）：休息或熟睡时发生，常在半夜、偶在午睡时发作，不易为硝酸甘油所缓解。可能与做梦、夜间血压降低或发生未被察觉的左心衰竭，以致狭窄的冠状动脉远端心肌灌注不足有关。也可能由于平卧时静脉回流增加，心脏工作量和需氧量增加所引起。本型也可发展为心肌梗死或猝死。

（2）变异型心绞痛（Prinzmetal's variant angina pectoris）：临床表现与卧位型心绞痛相似，但发作时心电图示有关导联的 ST 段抬高，与之相对应的导联则 ST 段压低。为冠状动脉突然痉挛所致，患者迟早会发生心肌梗死。

（3）急性冠状动脉功能不全（acute coronary insufficiency）：亦称中间综合征。疼痛在休息或睡眠时发生，历时较长，达 30min 到 1h 或以上，但无心肌梗死的客观证据，常为心肌梗死的前奏。

（4）梗死后心绞痛（postinfarction angina pectoris）：是急性心肌梗死发生后 1 个月内又出现的心绞痛。由于供血的冠状动脉阻塞，发生心肌梗死，但心肌尚未完全坏死，一部分未坏死的心肌处于严重缺血状态下又发生疼痛，随时有再发生梗死的可能。

3. 混合性心绞痛

其特点是患者既在心肌需氧量增加时发生心绞痛，亦可在心肌需氧量无明显增加时发生心绞痛。为冠状动脉狭窄使冠状动脉血流贮备减少，而这一血流储备量的减少又不固定，经常波动性地发生进一步减少所致。

近年"不稳定型心绞痛"一词在临床上被广泛应用并被认为是稳定型劳力性心绞痛和心肌梗死之间的中间状态。它包括了除稳定型劳力性心绞痛外的上述所有类型的心绞痛，还包括冠状动脉成形术后心绞痛、冠状动脉旁路术后心绞痛等新近提出的心绞痛类型。

（二）心绞痛的分级

加拿大心脏病学会的劳力型心绞痛分级标准（CCSC）见表 2-8。

表 2-8　加拿大心脏病学会的劳力型心绞痛分级标准（CCSC）

| 分级 | 特点 |
|---|---|
| Ⅰ级 | 一般日常活动例如走路、爬楼不引起心绞痛，心绞痛发生在剧烈、速度快或长时间的体力活动或运动时 |
| Ⅱ级 | 日常活动轻度受限。心绞痛发生在快步行走、爬楼、餐后行走、冷空气中行走、逆风行走或情绪波动后活动时 |
| Ⅲ级 | 日常活动明显受限，心绞痛发生在平路一般速度行走时 |
| Ⅳ级 | 轻微活动即可诱发心绞痛，患者不能做任何体力活动，但休息时无心绞痛发作 |

（三）不稳定心绞痛临床危险度分层

根据我国制定的《不稳定心绞痛诊断和治疗建议》做出以下分层（见表 2-9）。

表 2-9　不稳定性心绞痛临床危险度分层

| 组别 | 心绞痛类型 | 发作时 ST 下降幅度 | 持续时间 | 肌钙蛋白 T 或 I |
|---|---|---|---|---|
| 低危险组 | 初发、恶化劳力型,无静息时发作 | ≤1mm | <20min | 正常 |
| 中危险组 | A:1 个月内出现的静息心绞痛,但 48h 内无发作者（多数由劳力型心绞痛进展而来）<br>B:梗死后心绞痛 | >1mm | <20min | 正常或轻度升高 |
| 高危险组 | A:48h 内反复发作静息心绞痛<br>B:梗死后心绞痛 | >1mm | >20min | 升高 |

（四）心绞痛的非创伤性检查

1.心电图

在心绞痛发作时,心电图的连续记录有助于发现各种变化,包括以 R 波为主的导联上可有 ST 段压低及 T 波低平或倒置等心内膜下心肌缺血性改变,超急性期的 ST 段抬高,R 波幅度降低,室内或束支传导障碍和各种心律失常,最常见的是室性期前收缩。如能有发作前后的心电图对比,则诊断价值更大。在有典型心绞痛史、甚至有冠状动脉 3 支病变的患者中,约 30%的患者发作间歇期的静息心电图正常。故检查必须及时,心电图不能确诊的患者,除疑有不稳定心绞痛者外,应做心电图极量或亚极量运动试验。

2.心电图负荷试验

最常用的是运动负荷试验,运动可增加心脏负担以激发心肌缺血。运动方式主要为分级踏板或蹬车,其运动强度可逐步分期升级,以前者较为常用,让受检查者迎着转动的平板就地踏步。目前国内常用的是以达到按年龄预计可达到最大心率或 85%～90%的最大心率为负荷目标,前者称为极量运动试验,后者称为亚极量运动试验。运动中应持续监测心电改变,运动前、运动中每当运动负荷量增加一次均应记录心电图,运动中止后即刻及此后每 2min 均应重复心电图记录,直至心率恢复至运动前水平。进行心电图记录时应同步测定血压。心电图改变主要以 ST 段水平型或下斜型压低≥0.1mV（J 点后 60～80ms）持续 2min 作为阳性标准。运动中出现心绞痛步态不稳、室性心动过速（接连 3 个以上室性期前收缩）或血压下降时,应即停止运动。心肌梗死急性期、有不稳定型心绞痛、明显心力衰竭、严重心律失常或急性疾病者禁做运动试验。

其他负荷试验还有传统的二级梯运动试验,现已少用。心房调搏和异丙肾上腺素静脉滴注试验,以加快心率来增加心脏负荷,双嘧达莫（潘生丁）试验以造成"冠状动脉窃血",常在疑为变异性心绞痛患者冠状动脉造影中应用。它们都可引起心电图心肌缺血的变化,但临床上少用。

3.心电图连续监测

常用方法是让患者佩带慢速转动的记录装置,以两个双极胸导联连续记录 24h 心电图（动态心电图）,然后在荧光屏上快速播放并选段记录,可从中发现心电图 ST-T 改变和各种心律失常,出现时间可与患者的活动和症状相对照。心电图中显示缺血性 ST-T 改变,而当时并无心绞痛时称为无痛性心肌缺血。

4.电子束 CT

电子束 CT 正在逐渐应用于冠状动脉钙化的检测与定量。在包括 50～710 例患者的 7 项研究中,电子束 CT 检出的冠状动脉钙化是血管造影发现冠状动脉狭窄的重要预测指标。在这些经过选择的患者中,电子束 CT 检查钙化阳性对诊断冠心病(CAD)的敏感性为 85%～100%,特异性范围为 41%～46%,阳性预测值为 55%～84%,阴性预测值为 84%～100%。两项研究显示,电子束 CT 查出的冠状动脉钙化和数量,与冠状动脉粥样硬化斑块及数量相关。然而,有些研究却发现电子束 CT 重复测定冠状动脉钙化的变异性大。因此,在具体的患者中应用连续的电子束 CT 扫描识别钙化并对钙化的进展和消退进行系列评估,仍存在问题。有关电子束 CT 的真正用处尚有争议,并且是"ACC/AHA 关于电子束 CT 应用于冠状动脉疾病诊断和预后的专家会议文件"的主题。

5.负荷超声心动图检查

负荷超声心动图检查的基础是将负荷过程中左心室节段性室壁运动及增厚成像与基础成像进行比较。提示心肌缺血的超声心动图表现包括:①负荷时≥1 个左心室节段的室壁运动减低。②负荷时在≥1 个左心室节段室壁增厚率下降。③在其他的(无心肌缺血)室壁节段性代偿性运动增强。数字化获取与储存技术的出现,以及对静态或负荷时不同切面得到的左心室成像电影循环式放映,提高了负荷超声心动图分析中的有效性和准确性。文献报道,负荷超声心动图诊断 CAD 的敏感性和特异性,大致与前述负荷心肌成像相同。在共计 3210 例患者的 36 项回顾性研究中,未经试验后分组误差的整体敏感性范围为 70%～97%,运动超声心动图的总体敏感性平均值约为 85%,多巴酚丁胺负荷超声心动图为 82%。文献报道的运动超声心动图检出多支血管病变的敏感性(73%～100%,平均 90%)高于单支血管病变的敏感性(63%～93%,平均 79%)。在这一研究系统中,特异性范围为 72%～100%,运动超声心动图的平均特异性约为 86%,多巴酚丁胺超声心动图为 85%。最好使用多巴酚丁胺进行药物负荷超声心动图检查,因为该药可以增加心肌收缩力和室壁运动,这两种情况均能通过超声心动图直接评估。多巴酚丁胺负荷超声心动图检出冠状动脉狭窄的敏感性远高于血管扩张剂(潘生丁或腺苷)负荷超声心动图。最近在对 36 项研究的回顾中,多巴酚丁胺负荷超声心动图诊断 CAD 的平均敏感性和特异性(未校正分组误差)分别为 82%(多支血管病变为 86%)和 85%。

(五)心绞痛的创伤性检查

1.冠状动脉造影

用特制的心导管经股动脉、肱动脉或桡动脉送到主动脉根部,分别插入左、右冠状动脉口,注入少量造影剂。这种选择性冠状动脉造影可使左、右冠状动脉及其主要分支得到清楚的显影。以左前斜与右前斜两个平面进行电影摄影或快速连续摄片,可发现各支动脉狭窄性病变的部位并估计其程度。一般认为,管腔直径减少 70%～75% 会严重影响血供,50%～70% 者也有一定意义。常先作左心室造影以分析左室舒缩功能。冠状动脉造影的主要指征为:①对内科治疗中心绞痛仍较重者,明确动脉病变情况以考虑介入性治疗或旁路移植手术。②胸痛似心绞痛而不能确诊者。冠状动脉造影未见异常而疑有冠状动脉痉挛的患者,可谨慎地进行麦角新碱试验。

2.血管内超声检查

1999 年 Nissen 首先应用于临床,与冠状动脉造影对照,证明血管内超声是可行而安全的。测得的血管腔一般与血管造影相关。

(六)心绞痛的鉴别诊断

心绞痛的鉴别诊断要考虑下列各种情况。胸痛患者心绞痛以外的诊断见表 2-10。

表 2-10　胸痛患者心绞痛以外的诊断

| 非缺血性的心血管疾病 | 肺 | 胃肠道 | 胸壁 | 精神性疾病 |
|---|---|---|---|---|
| 主动脉夹层<br>心包炎 | 肺栓塞<br>气胸<br>肺炎<br>胸膜炎 | 食管<br>　食管炎<br>　痉挛<br>　反流<br>胆管<br>　绞痛<br>　胆囊炎<br>　胆管炎<br>消化性溃疡<br>胰腺炎 | 肋骨肋软骨炎<br>纤维组织炎<br>肋骨骨折<br>胸锁骨关节炎<br>带状疱疹<br>(出现皮疹前) | 焦虑性疾病<br>过度换气<br>惊吓性疾病<br>原发性焦虑<br>情感性疾病<br>(例如抑郁症)<br>躯体型精神病<br>思维型精神病<br>(例如混合型妄想症) |

1. 心脏神经症

本病患者常诉胸痛,但为短暂(几秒钟)的刺痛或持久(几小时)的隐痛,患者常喜欢不时地吸一大口气或做叹息性呼吸。胸痛部位多在左胸乳房下心尖部附近,或经常变动。症状多在疲劳之后出现,而不在疲劳的当时,做轻度体力活动反觉舒适,有时可耐受较重的体力活动而不发生胸痛或胸闷。舌下含化硝酸甘油无效或在 10min 后才"见效",常伴有心悸、疲乏及其他神经衰弱的症状。

2. 急性心肌梗死

本病疼痛部位与心绞痛相仿,但性质更剧烈,持续时间可达数小时,常伴有休克、心律失常及心力衰竭,并有发热,含化硝酸甘油多不能使之缓解。心电图中面向梗死部位的导联 ST 段抬高,并有异常 Q 波。实验室检查示白细胞计数、血清心肌酶、肌红蛋白、肌凝蛋白轻链或重链、肌钙蛋白 I 或 T 等增高,红细胞沉降率增快。

3. 其他疾病引起心绞痛

包括严重的主动脉瓣狭窄或关闭不全、风湿性冠状动脉炎、梅毒性主动脉炎引起冠状动脉口狭窄或闭塞、肥厚型心肌病、X 综合征(Kemp1973)等均可引起心绞痛,要根据其他临床表现来进行鉴别。其中 X 综合征多见于女性,心电图负荷试验常阳性,但冠状动脉造影则阴性且无冠状动脉痉挛,预后良好,被认为是冠状动脉系统毛细血管功能不良所致。

4. 肋间神经痛

本病疼痛常累及 1～2 个肋间,但并不一定局限在胸前,为刺痛或灼痛,多为持续性而非发作性,咳嗽、用力呼吸和身体转动可使疼痛加剧,沿神经行经处有压痛,手臂上举活动时局部有牵拉疼痛,故与心绞痛不同。

5. 不典型疼痛

还需与食管病变、膈疝、消化性溃疡、肠道疾病、颈椎病等相鉴别。

### 四、急救处理

（一）一般治疗

急性期卧床休息 1～3d、吸 $O_2$、持续心电监测。对于低危险患者，若留观期间未再发生心绞痛，心电图也无缺血改变，无左心衰竭的临床证据，留观 12～24h 期间未发现有 CK-MB 升高，心肌肌钙蛋白 T 或 I 正常，可留观 24～48h 后出院。对于中危或高危患者，特别是肌钙蛋白 T 或 I 升高者，住院时间应相对延长，内科治疗亦应强化。

（二）药物治疗

1.抗血小板治疗

阿司匹林仍为抗血小板治疗的首选药物。急性期阿司匹林使用剂量应在 150～300mg/d，可达到快速抑制血小板聚集的作用，后可改为小剂量，即 50～150mg/d 维持治疗，对于阿司匹林禁忌的患者，如存在过敏反应，可采用噻氯匹定或氯吡格雷替代治疗，使用时应注意经常检查血象，一旦出现明显白细胞或血小板降低，应立即停药。

2.抗凝血酶治疗

静脉肝素治疗一般用于中危和高危险患者，国内常采用先静脉注射 5000U 肝素，然后以 1000U/h 维持静脉滴注，调整肝素剂量，使激活的部分凝血活酶时间（APTT）延长至对照的 1.5～2 倍（无条件时可监测全血凝固时间或激活的全血凝固时间）。静脉肝素治疗 2～5d 为宜，后可改为肝素 7500U 皮下注射，12h 1 次，再治疗 1～2d。目前已有证据表明（Essence、TIMI IIB 和 FRAMIS 试验），低分子肝素与普通肝素静脉滴注比较，低分子肝素在降低 UA 患者不需血凝监测、停药无反跳、使用方便，故可采用低分子肝素替代普通肝素。

3.硝酸酯类药物

使用此类药物的主要目的是控制心绞痛的发作，心绞痛发作时应舌下含化硝酸甘油，初次含服硝酸甘油的患者以先含 1 片为宜，对于已有含服经验的患者，心绞痛症状严重时也可 1 次含服 2 片，若连续含服硝酸甘油 3～4 片仍不能控制疼痛症状，应以强镇痛剂缓解疼痛，并随即采用硝酸甘油或硝酸异山梨酯静脉滴注。硝酸甘油的剂量以 5μg/min 开始，以后每 5～10min 增加 5μg/min，直至症状缓解或收缩压降低 10mmHg，最高剂量一般不超过 100μg/min，一旦患者出现头痛或血压降低（SBP＜90mmHg），应迅速减少静脉滴注的剂量。维持静脉滴注的剂量以 10～30μg/min 为宜。对于中危和高危险患者，硝酸甘油持续静脉滴注 24～48h 即可，以免产生耐药性而降低疗效。

常用的口服硝酸酯类药物为硝酸异山梨酯（消心痛）和 5-单硝酸异山梨酯。硝酸异山梨酯作用的持续时间为 4～5h，故以每天 3～4 次口服为妥，对劳力型心绞痛患者应集中在白天给药。5-单硝酸异山梨酯可采用每天 2 次给药。若白天、夜间或清晨均有心绞痛发作者，硝酸异山梨酯可采用每 6h 给药 1 次，但宜短期治疗，以避免耐药性。对于频繁发作的不稳定型心绞痛（UA）患者，口服硝酸异山梨酯短效药物的疗效常优于服用 5-单硝酸异山梨酯这类的长效药物。硝酸异山梨酯的使用剂量可以从每次 10mg 开始，当症状控制不满意时可逐渐加大剂量，一般不超过每次 40mg，只要患者心绞痛发作时口含硝酸甘油有效，即是增加硝酸异山梨酯剂量的指征，若患者反复口含硝酸甘油不能缓解症状，常提示患者有极为严重的冠状动脉阻塞病变，此时即使加大硝酸异山梨酸剂量也不一定能取得良好效果。

### 4.β受体阻滞剂

此类药物对 UA 患者控制心绞痛症状以及改善其近、远期预后均有好处,因此,除有禁忌证如肺水肿、未稳定的左心衰竭、支气管哮喘、低血压(SBP≤90mmHg)、严重窦性心律过缓或二、三度房室传导阻滞者,主张常规服用。首选具有心脏选择性的药物,如阿替洛尔、美托洛尔和比索洛尔等。除少数症状严重者可采用静脉推注β受体阻滞剂外,一般主张直接口服给药。剂量应个体化,根据症状、心率及血压情况调整剂量。阿替洛尔常用剂量为 12.5～25mg,每天 2 次,美托洛尔常用剂量 25～50mg,每天 2 次或 3 次,比索洛尔常用剂量为 5～10mg,每天 1 次,不伴有劳力型心绞痛的变异性心绞痛不主张使用。

### 5.钙通道阻滞剂

以控制心肌缺血的发作为主要目的。

硝苯地平对缓解冠状动脉痉挛有独到的效果,故为变异性心绞痛的首选用药,一般剂量为 10～20mg,每 6h 1 次,若仍不能有效控制变异性心绞痛的发作,还可与地尔硫䓬合用,以产生更强的解除冠状动脉痉挛的作用,当病情稳定后可改为缓释和控释制剂。短效二氢吡啶类药物也可用于治疗 UA 合并高血压病患者,但应与β受体阻滞剂合用,该类药物的不利方面是加重左心功能不全,造成低血压和反射性心率加快,所以使用时需注意了解左心功能情况。另一类钙通道阻滞剂地尔硫䓬,有减慢心率、降低心肌收缩力的作用,故较硝苯地平更常用于控制心绞痛发作。一般使用剂量为 30～60mg,每天 3 次或 4 次。该药可与硝酸酯类合用,亦可与β受体阻滞剂合用,但与后者合用时需密切注意心率和心功能变化,对已有窦性心动过缓和左心功能不全的患者,应禁用此药。对于一些心绞痛反复发作,且静脉滴注硝酸甘油不能控制的患者,也可试用地尔硫䓬短期静脉滴注,使用方法为 5～15$\mu$g/(kg·min),可持续静脉滴注 24～48h,在静脉滴注过程中密切观察心率、血压的变化,如静息心率低于 50 次/分钟,应减少剂量或停用。维拉帕米一般不能与β受体阻滞剂配伍,多用于心绞痛合并支气管哮喘不能使用β受体阻滞剂的患者。总之,对于严重 UA 患者常需联合应用硝酸酯类、β受体阻滞剂、钙通道阻滞剂。

### 6.溶栓治疗

国际多中心大样本的临床试验(TIMI ⅢB)业已证明,采用 AMI 的溶栓方法治疗 UA 反而有增加 AMI 发生率的倾向,故已不主张采用。至于小剂量尿激酶与充分抗血小板和抗凝血酶治疗相结合是否对 UA 有益,仍有待临床进一步研究。

### (三)不稳定性心绞痛的介入性治疗和外科手术治疗

在高危险组患者中,如果存在以下情况之一则应考虑行紧急介入性治疗或 CABG:①虽经内科加强治疗,心绞痛仍反复发作。②心绞痛发作时间明显延长,超过 1h,药物治疗不能有效缓解上述缺血发作。③心绞痛发作时伴有血液动力学不稳定,如出现低血压、急性左心功能不全或伴有严重心律紊乱等。UA 的紧急介入性治疗的风险一般高于择期介入性治疗,故在决定之前应仔细权衡。紧急介入性治疗的主要目标是以迅速开通"罪犯"病变的血管,恢复其远端血流为原则,对于多支血管病变的患者,可以不必一次完成全部的血管重建,如果冠状动脉造影显示患者为左冠状动脉主干病变或弥漫性狭窄病变不适宜介入性治疗时,则应选择急诊 CABG。对于血液动力学不稳定的患者最好同时应用主动脉内球囊反搏,力求稳定高危患者的血液动力学。除以上少数 UA 患者外,大多数 UA 患者的介入性治疗宜放在病情稳定至少 48h 后进行。

# 第十节　急性上气道阻塞

急性和亚急性上气道阻塞（upper airway obstruction，UAO）是一种严重的、具有潜在致命性的临床急症之一。导致上气道阻塞的常见原因为吸入外源性异物、喉运动困难、感染、肿瘤和创伤等。近年来，医源性上气道阻塞的发生率也逐渐增多，应引起临床医师的注意。

## 一、病因及发病机制

### （一）病因

上气道阻塞临床上比较少见，可由多种疾病引起，主要见于：①气管插管或气管切开术后形成的瘢痕狭窄。②气道壁病变：如由于炎症引起的咽喉软组织肿胀、喉或气管肿瘤、咽后壁脓肿、扁桃体肿大、声带麻痹、气管软化、复发性多软骨炎等。③气道腔内病变：以气道异物最为常见，异物可卡在声门上方或声带之间，落入气管或支气管内，使吸入气流发生障碍。④气道外部压迫：周围组织占位性病变，如结节病、甲状腺癌及脂肪堆积等的压迫；来自其他部位炎症和创伤的血流、脓液或空气可在气道周围积聚，迅速压迫气道，造成狭窄，使呼吸发生障碍。⑤分泌物潴留：如呼吸道出血未能咯出或胃内容物大量吸入，可导致呼吸道内积血或液体潴留而阻塞气道，影响通气。表 2-11 总结了发生于不同解剖部位的成年人和儿童上气道阻塞的最可能的原因。婴儿/新生儿上气道阻塞和睡眠呼吸暂停低通气综合征的原因未列入。

表 2-11　成年人、儿童上气道阻塞的原因

1. 化脓性腮腺炎

2. 扁桃体肥大/扁桃体周围脓肿

3. 脓性颌下腺炎（Ludwig 咽峡炎）

4. 舌：①巨舌症。②舌下血肿。③舌蜂窝织炎

5. 咽后壁脓肿

6. 喉：①喉癌：非鳞癌。②喉错构瘤。③喉部狭窄。④喉部水肿：a. 血管性水肿：过敏反应；$C_1$ 酯酶抑制药缺乏；血管紧张素转化酶抑制药；b. 气管插管拔管后；c. 烧伤。⑤喉结核

7. 会厌：会厌炎；杓状会厌襞肥大

8. 声带：①息肉、乳头状瘤。②声带麻痹：单侧麻痹（鳞癌；喉返神经损伤；迷走神经损伤）；双侧麻痹（喉张力障碍：帕金森病，Gerhardt 综合征，镇静类药物过量，夏伊－德雷格综合征，橄榄体脑桥小脑萎缩；代谢原因：低钾血症，低钙血症；复发性多软骨炎；颅内肿瘤；牙钉半脱位）；喉运动障碍；类风湿关节炎。③异物

9. 气管：①气管软化。②气管肿瘤：a. 鳞癌，腺样囊腺癌；b. 霍奇金病；c. 卡波西肉瘤。③气管受压：a. 甲状腺肿/甲状腺癌；b. 食管源性：异物，食管失弛缓症；c. 血管原因：动脉穿刺出血，胸主动脉破裂，上腔静脉阻塞，主动脉创伤，肺血管悬吊，无名动脉瘤；d. 液体从中心导管外渗；e. 支气管囊肿；f. 霍奇金病纵隔转移。④气管狭窄（同心性或网状）：a. 声门下狭窄：喉气管支气管炎，韦格纳肉芽肿病；b. 气管：气管切开后，气管插管后。⑤气管缩窄。⑥气管导管源性黏液球。⑦气管炎。⑧气管异物

### （二）发病机制

正常人体呼吸时的传导气道是由鼻、咽喉、气管、主支气管、段支气管、细支气管直至终末细支气管组成。习惯上把呼吸道分为三部分：①小气道，管径＜2mm 者。②大气道，由隆突向下至 2mm 直径的气道。③上气道，从鼻或口腔至气管隆突的一段呼吸道，包括口、鼻、咽、

喉和气管。此处尤其应注意与上、下呼吸道的概念相区别,后者是以环状软骨下缘为界,其以上部分的鼻、咽和喉称为上呼吸道,而气管及以下部分传导气道称为下呼吸道。

上气道以胸腔入口(通常以胸骨上切迹)为界分为胸腔外上气道和胸腔内上气道。胸腔外上气道的解剖包括下颌下腔(包括可产生 Ludwig 咽峡炎的区域)、咽后腔(包括可产生咽后脓肿的区域)和喉部。广义喉部的范围上扩展至舌根部,下扩展至气管,可以分为声门上喉区(会厌、杓状会厌襞、室带)、声门(包括杓状软骨的声带平面内的结构)和声门下区(为一长1.5~2cm、由环状软骨所包绕的气道)。胸腔外气管的长度为 2~4cm,从环状软骨的下缘至胸腔入口,其在前胸部高于胸骨上切迹 1~3cm。气管的总长度是 10~13cm,其中 6~9cm 长度在胸腔内。正常气管内冠状直径为:男性 13~25mm,女性 10~21mm。与减少气管管径相关的情况包括:①Saber 鞘气管。②淀粉样变性。③复发性多软骨炎。④韦格纳肉芽肿病。⑤气管支气管扁骨软骨成形术。⑥鼻硬结病。⑦完全性环状软骨。⑧唐氏综合征。

急性上气道阻塞主要影响肺的通气功能,外界的氧气不能被吸入肺内,体内所产生的二氧化碳不能排出体外而造成呼吸衰竭,如不能及时得到解救,可因严重缺氧及二氧化碳潴留而致死。上气道的胸腔外部分处于大气压之下,胸腔内部分则在胸内压作用之下。气管内外的压力差为跨壁压。当气管外压超过胸内压,跨壁压为正值时,气道趋于闭合;当跨壁压为负值时,即气管内压大于气管外压,气管通畅。

1. 可变型胸外阻塞

可变性(软性)乃指梗阻部位气管内腔大小可因气管内外压力的改变而变化。正常情况下,围绕胸腔外上气道的压力在整个呼吸周期均为大气压,吸气时气道内压下降,跨壁压增加,趋向于缩窄胸腔外气道。当存在可变型胸外阻塞,用力吸气时,由于 Venturi 效应和湍流,导致阻塞尾端的气道压力显著下降,跨壁压大大增加,使梗阻处气道口径进一步缩小,吸气气流明显受阻。相反,用力呼气时,气管内压力增加,由于病变部位尚有活动余地,梗阻减轻。因此,胸外型气道阻塞(如气管软化、声带麻痹)在动态流量－容积环上可见吸气流速受限而呈现吸气平台,而呼气流速受限程度轻于吸气,可不出现平台,甚至可出现正常图形。

2. 可变型胸内阻塞

围绕胸腔内上气道的压力接近于胸内压,吸气时,管腔外的压力(胸内压)相对于管腔内压力为负压,跨壁压趋向于扩张胸内气道。用力呼气时胸腔内压力相对于气道内压力为正压,跨壁压趋向于缩窄胸内气道。当存在可变型胸内阻塞时,用力呼气产生的 Venturi 效应和湍流降低阻塞头端的腔内压力,可进一步加重病变处气道口径的狭窄。因此,胸内型气道阻塞(如胸内气道的气管软化、肿瘤)在动态流量－容积环上可见与可变型胸外阻塞相反的改变,即呼气流速明显受限,出现呼气平台,而对吸气流速的影响较小。

3. 固定型上气道阻塞

当上气道阻塞性病变部位僵硬固定,呼吸气相的跨壁压变化不能引起梗阻区气道壁的收缩或扩张(如气管狭窄、甲状腺肿)时,可出现固定型上气道阻塞。吸气和呼气时气流均明显受限且下降程度相近,动态流量－容积环的呼气和吸气支均为平台。一般认为,50%肺活量时呼气流速与吸气流速比值($FEF_{50\%}/FIF_{50\%}$)＝1 是固定型上气道阻塞的特征,可提示胸腔出口处的固定性狭窄病变,或无顺应性的气管。

4. 运动对上气道阻塞患者的作用

上气道阻塞患者在运动时可产生低氧血症。由于这些患者多具有正常的弥散功能,故其发生运动后低氧血症的机制是肺泡通气降低所致。

## 二、诊断

（一）临床表现

1.急性上气道阻塞的临床表现

上气道阻塞早期几乎没有症状，一旦出现往往阻塞已较严重。急性上气道阻塞常有明显的症状和体征，甚至可以引起窒息死亡，故应及时、正确地识别、诊断，并尽早采取有效措施进行治疗。上气道阻塞的临床表现通常无特异性，可有刺激性干咳、气喘和呼吸困难，以吸气为主，活动时明显加重，往往因体位变化而引起阵发性发作。少数患者夜间可因呼吸困难而数次惊醒。吸入异物导致气道阻塞，特别是完全性气道阻塞患者的特征表现为有明显的呼吸窘迫，表情异常紧张痛苦，并用拇指和示指抓搔喉部，称为"窒息痛苦表情"。

上气道阻塞多为不完全性阻塞，症状和体征有赖于阻塞的性质。体格检查所见主要为吸气性喘鸣（喘鸣被认为是上气道阻塞的特征发现），用力吸气时喘鸣加重，且大部分在颈部以上闻及，并强于肺部所闻，此与哮喘有别。出现喘鸣提示梗阻严重（≤5mm）。吸气性喘鸣提示阻塞在胸腔外，往往在声带或声带以上部位；双相的喘鸣往往提示梗阻在声门下或气管内；屈颈时喘鸣声音的强度发生变化则提示是胸廓入口处的阻塞。儿童出现犬吠样咳嗽（尤其在夜间）提示为喉气管、支气管炎（哮吼），而流涎、吞咽困难、发热、无咳嗽则多见于严重的会厌炎。声音的特征是重要的线索，单侧声带麻痹（如声带鳞癌、喉返神经损伤）表现为声嘶；哮吼也可出现声嘶；双侧声带麻痹声音正常，但伴有喘鸣。声音低沉（不伴声嘶）病变往往位于声门上（如会厌炎），出现似抓握烫手物而发出的声音则提示口腔脓肿，如脓性颌下腺炎（Ludwig咽峡炎）。

2.急性上气道阻塞的主要临床类型

（1）影响气道的医源性并发症：具体如下。

1）气管插管后的气道损伤：经喉插管可引起声门、声门下和气管的损伤。最常见的损伤是声带溃疡、水肿和肉芽肿形成，通常在8～12周自行消退。喉狭窄多是由于导管的活动和气管壁受压坏死所致，如经喉插管时间过长、气管切开术及拔管时严重的喉损伤等。其他易于导致喉损伤的因素包括导管的口径过大、经口气管插管，以及严重的呼吸衰竭、糖尿病和女性患者。

气管狭窄是气管插管后的迟发并发症，其病理机制是由于导管外套囊压迫气管黏膜引起缺血性损伤和坏死所致。气管插管拔管术、声带手术、声带创伤、喉返神经损伤或环杓状软骨关节僵硬都会引起声带麻痹而致上气道阻塞。

2）气管切开术后的气道损伤：气管切开常因造口处瘢痕形成而致气道狭窄，这种狭窄通常无症状且可由外科手术修复。尽管气管切开很多情况下其意图是保护声门，但由于细菌逆行性感染，声带外展受损，插管时间延长，这些均会进一步加重喉损伤，这也是一部分患者拔管后发生呼吸窘迫的原因。

3）拔管后的并发症：声门水肿是拔管后早期的并发症，主要见于儿童。文献报道，在年龄<15岁、插管时间超过24h的儿童中，47％出现拔管后喘鸣，且多需要治疗。其危险因素为烧伤和创伤。拔管时避免发生声门水肿的最好预计指标是拔管时外套囊中的压力≤30cmH_2O而无漏气。成年人拔管后喉水肿发生率为2％～22％，危险因素包括插管时间过长（>36h）和女性患者。

正常声门关闭反射过强时则表现为喉痉挛，可因喉上神经受刺激而诱发，插管或拔管等刺激亦可诱发,表现为拔管后出现严重喘鸣。但相对于喉水肿来说,喉痉挛不是拔管后喘鸣的常见原因。

4)经气管导管置管氧疗致气道阻塞:经气管导管置管给氧是低氧血症患者常用的一种氧疗方式,多数情况下是安全的。但也有因给氧导管导致气管黏膜损害、呼吸受损的报道,发生率约10%,通常是由于黏蛋白和炎性蛋白分泌物的混合团块阻塞气道所致。危险因素包括气管壁溃疡、分泌物过多、高流量给氧、无湿化装置、导管不清洁、咳嗽机制受损等。支气管镜检查是诊断和治疗的主要手段。

(2)上气道阻塞的常见急诊:具体如下。

1)功能性声带功能失调(声带矛盾性吸气关闭):表现为以功能性喘息或喘鸣为特征的综合征,特点为有严重的低氧血症而无呼吸性酸中毒。常见于40岁以下的女性,尤其是有精神病史者,出现喘鸣时常被认为是哮喘发作。表现明显时需进行气管插管、气管切开和长时间使用激素。物理检查可见患者呼吸频率很快,但肺容量很低,没有肺过度充气的证据,喘鸣局限于喉部而肺部不明显。直接喉镜检查可以正常,诊断是通过看见呼气、吸气或吸呼气时声带内收而确立。流量-容积环在发作间歇期是正常的,发作时出现吸气性声带功能失调而表现为可变型胸外阻塞;当呼吸气均有功能障碍时也可出现呼气气流受限。肺功能检测时重复性极差也是诊断的线索,流量-容积环可出现吸气震颤,但呼气声带功能失调的患者却未见呼气流量-容积环的异常。本症的精神病理学改变包括抑制性、强迫观念和行为、被动依赖人格、调整反应、躯体化疾病等。也可能是由于受喉返神经支配的肌肉活性失衡所致。呼吸性碱中毒引起的血清游离钙减少也可引起声带强直性痉挛而喘鸣。诊断应在有高度可疑指征的基础上,细致地观察到声门的异常运动。

2)吸入性损伤:可引起上气道、肺实质损伤,或者由一氧化碳中毒所致。吸入性损伤导致急性上气道阻塞常常隐匿起病,由于气道黏膜水肿、支气管内分泌物增加、脱落的上皮管型阻塞而在2~12h逐渐加重,乃至发生致命性阻塞。此外,炎症、液体潴留、面部烧伤患者淋巴回流受损等会加重阻塞。吸入性损伤的线索有火灾或暴露于密封的空间、吸入化学或塑料毒气、大面积颈部和面部烧伤、烧焦的鼻毛、痰中有烟灰、口咽部红斑和水肿、声音嘶哑等。因为火烟中存在酸和水溶性刺激物,可使气道阻塞出现较快。流量-容积曲线能测定出上气道功能紊乱,包括呼气曲线呈锯齿状和可变型胸外阻塞,并与鼻咽镜的所见相关。

3)异物吸入:将外源性异物吸入气管和支气管树,在儿童是相当常见的,也见于成年人。成年人最常见的原因是急性食物窒息。异物吸入的危险因素有老年、酗酒和药物所致的意识改变、不良牙列、帕金森病、精神病患者。成年人吸入非窒息性异物中,食物颗粒占40%,医疗或牙科物品占32%。排除由治疗引起的误吸,54%的患者是由于原发性神经疾病、乙醇、镇静药或创伤致意识丧失,使正常气道的保护机制损害所致。儿童吸入的异物多为笔帽、花生米、粉笔头、硬币等,亦可有食物误吸。

食管外源性异物亦可压迫上气道。一旦发生,须迅速去除异物,必要时需手术探查或行食管切开术。

4)血管性水肿:其特征为短期无痛性、分界清晰、非凹陷性、无症状的水肿,可发生于面部、颈部、眼睑、口唇、舌和黏膜。喉水肿可引起致命性上气道阻塞。20%的严重上气道阻塞(致命性或需要插管)的患者伴有血管性水肿。有效治疗之前,血管性水肿的病死率为50%,治疗后的病死率仍有25%。许多因素可导致血管性水肿。IgE介导的过敏反应,产生荨麻疹,可迅速引起上气道水肿。缺乏$C_1$酯酶抑制剂的遗传性血管神经性水肿也可在数小时内引起上气道水肿,但无荨麻疹。获得性 $C_1$ 酯酶抑制剂缺乏症可与某些血液系统恶性病变同时出现。许多药物可引起非 IgE 介导的血管性水肿,包括非甾体抗炎药(NSAID)、血管紧张素转化酶抑制药(ACEI)、吗啡、可待因和碘造影剂。血管性水肿也可以是特发性的,或与有循环免疫复合物的胶原血管疾病有关。

(3)上气道阻塞的感染原因:具体如下。

1)喉气管支气管炎(哮吼):哮吼是儿童常见的呼吸道感染,80%的病例发生于 4 岁以下的儿童,男孩发病率是女孩的 1.4 倍。以感冒数天后出现吸气性喘鸣、犬吠样咳嗽和声嘶为其特征。这些症状是由于声门下区的水肿和狭窄所致。最常见的病原为副流感病毒(45%)、呼吸道合胞病毒(24%)、腺病毒(9%)和流感病毒 A 和 B(6%)。

2)会厌炎:儿童患会厌炎必须与喉气管支气管炎相鉴别,因为喉气管支气管炎是良性疾病,病死率很低,而急性会厌炎则是致命性疾病,需要紧急保护气道。儿童会厌炎以 2~8 岁多见,最常见的致病菌是流感嗜血杆菌。临床表现常为突然起病,吞咽困难甚至不能吞咽、流涎、有中毒症状,但无咳嗽。而哮吼通常有鼻炎的前驱症状。临床上,大多数儿科医师怀疑儿童有会厌炎时,因害怕加重气道阻塞而不检查口咽部。因此,医院急诊室接诊会厌炎儿童时应按顺序检查,如进行适当的麻醉,有耳鼻咽喉科医师在场,做好紧急气管插管的准备等。

成年人会厌炎的表现不典型,更确切地说应称为声门上区炎,男性占多数(7∶1)。临床表现较儿童为轻,几乎所有的患者均表现为喉痛和吞咽困难。其特点是在喉镜和侧位胸片检查时均可发现会厌肿胀。致病菌除流感嗜血杆菌外,还有肺炎链球菌、A 或 F 群链球菌、金黄色葡萄球菌、化脓性葡萄球菌和草绿色链球菌。

3)脓性颌下腺炎(Ludwig 咽峡炎):为口腔底部和下颌下区的蜂窝织炎,其特征是双侧下颌下区肿胀,舌向后和向上移位;上气道可出现完全阻塞。约 1/4 的患者由于舌肿大压迫软腭和咽下部,颌下区水肿及喉痉挛而出现呼吸损害的表现。脓性颌下腺炎常见于年轻人(平均年龄 29 岁),男性多于女性(3∶1)。临床表现为颈部肿胀(公牛颈)、颈部运动受限、疼痛;喉痛而致吞咽困难、流涎;牙关紧闭也较常见。物理检查可见舌骨上区有痛性硬结;舌向后向上移位并硬如"木质"。没有波动感。诊断标准为:①一个部位以上的双侧蜂窝织炎(典型的为下颌下区中的舌下和颌下两部分)。②坏疽性血清血液浸润,很少或没有脓。③病变累及结缔组织、筋膜和肌肉,但不累及腺体结构。④蜂窝织炎可直接播散,而不是通过淋巴管播散。

口腔卫生差是最常见诱发因素,约 85%的患者有牙痛或拔牙史(尤其是第 2 或第 3 下磨牙)。亦可见于有糖尿病、酗酒、血液系统疾病(中性粒细胞缺乏、贫血、再生障碍性贫血、多发性骨髓瘤)、系统性红斑狼疮、肾小球性肾炎、多囊肾和多囊肝、免疫缺陷、营养不良等基础疾病的患者。致病菌包括链球菌、葡萄球菌、厌氧菌和流感嗜血杆菌,50%的患者为多种菌混合感染。免疫受损患者应注意可能有其他革兰阴性细菌感染。

(4)肿瘤和肿块:气管肿瘤、甲状腺肿瘤或甲状腺肿可引起上气道阻塞。气管肿瘤比较少见,据统计,每 1000 例肿瘤患者中有 1 例为气管肿瘤。肿瘤和肿块引起的上气道阻塞通常起病缓慢,且为渐进性。气管肿瘤常到较晚期才得以诊断,其原因有二:①症状无特异性,大多数患者表现为与其他肺疾病相似的气短和喘憋,常被误诊为哮喘。②气管的管径较大,当管腔缩小 20%时才开始有症状。气管肿瘤的症状与肿瘤的部位有关,气管上端的肿瘤主要表现为喘鸣和吸气性呼吸困难,而气管中下段的肿瘤既有吸气性又有呼气性呼吸困难,且用支气管扩张药治疗无效,此与哮喘不同。偶尔可因肿瘤出血引起突然和急性的上气道阻塞。

(二)实验室检查

1.肺功能检查

在上气道阻塞的诊断中,肺功能常是首选的检查。流量—容积曲线(flow-volume curve,F-V 曲线)在上气道阻塞时可发生明显的变化,有一定的诊断价值,其特征性变化见图 2-14。根据曲线的形态变化可以估计病变的程度和分类定位:①可变型胸内阻塞:流量—容积曲线表现为呼气流速明显受限,而吸气流速影响较小,$FEF_{50\%}/FIF_{50\%}<1$(图 2-14B)。②可变型胸外阻塞:流量—容积曲线表现为吸气流速明显受阻而出现吸气平台,呼气流速基本正常,$FEF_{50\%}/FIF_{50\%}>1$(图 2-14C)。③固定型阻塞:流量—容积曲线表现为用力呼气和吸气流速均明显下降且程度相近,表现为流速恒定的平台而几乎成为一个矩形,$FEF_{50\%}/FIF_{50\%}$ 近似于1(图 2-14D)。然而,应当注意肺功能检查对上气道阻塞的诊断是相对不敏感的,Miller 和 Hyatt 的资料显示,流量—容积曲线只有在阻塞导致气管腔狭窄至直径$<8mm$($\geqslant80\%$区域)时才能识别出异常。

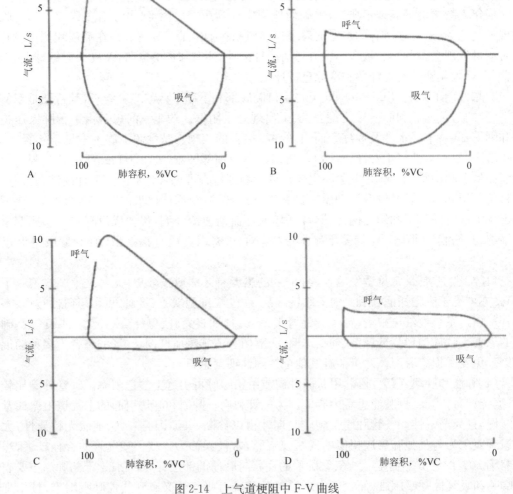

图 2-14　上气道梗阻中 F-V 曲线

A. 正常;B. 可变型胸内阻塞;C. 可变型胸外阻塞;D. 固定型阻塞

2. 放射影像学检查

（1）胸部平片：上气道阻塞时，普通 X 线胸片往往是正常的，但可通过识别气管偏斜、压迫、异物或血管异常（如无名动脉动脉瘤）而有助于筛选诊断。

（2）颈部平片：包括头部在内的颈部平片（吸气相）有助于鉴别喉气管炎（哮吼）和会厌炎。"尖塔"征是哮吼典型的放射学征象，在后前位颈部片上可见声门下区狭窄。但应注意这种狭窄亦可见于会厌炎的患者，故为非特异性的。会厌炎在颈部侧位片可显示肿胀的会厌和（或）咽下部扩张。但侧位颈片所做的诊断是不精确的。

（3）CT 扫描：气道 CT 扫描可以了解阻塞处病变的大小和形态、气道狭窄的程度及与气道壁的关系；如系肿瘤，还可了解有无气管环的侵犯及附近淋巴结的转移，以及是否有纵隔病变等，增强扫描还有助于明确血供情况。CT 扫描是目前诊断上气道梗阻的主要手段之一，必要时可以进行气道三维重建，具有无创、可多次重复的优点。

（4）磁共振成像（MRI）：儿童和婴儿的气道阻塞时推荐优选 MRI。它的优点包括多平面成像、无电离辐射、不需增强即有很好的分辨能力、可预计气管闭塞的长度和程度、可评价纵隔是否受累等。

3. 内镜检查

纤维喉镜和纤维支气管镜可对上气道做直视观察，了解声带的闭合与气管环的改变及用力吸、呼气时病变部位的动态特征，并可取活组织进行病理学检查，对病变性质的判断有决定性作用。凡疑为上气道阻塞的患者，只要能够耐受，均可进行此项检查，尤其对早期病变更有诊断价值。但应注意，因血管性疾病引起的上气道阻塞，镜检时严禁活组织检查。

## 三、鉴别诊断

急性上气道阻塞应与下列疾病鉴别：脑血管意外、癫痫发作、催眠药过量、冠状动脉粥样硬化性心脏病发作等。

## 四、治疗

严重的急性上气道梗阻应立即、就地急救，去除梗阻，恢复气道通畅至关重要。应根据患者年龄、病史、体检等信息迅速判断上气道梗阻的原因、严重程度，采用相应的紧急措施。急性上气道阻塞的内、外科治疗方法包括应用消旋肾上腺素、皮质激素、氦－氧混合气，上气道手术重建，激光治疗，纤维支气管镜扩张术，气管内支架、气管插管和气管切开术等。尤其是近年来，整形胸外科手术的发展，使有些梗阻病因可以得到纠正而缓解症状甚至挽回生命。

（一）上气道异物阻塞的救治

1. 成年人吸入异物的院前救治

（1）立即塞入牙垫或类似牙垫的代用品使其口腔开启，以便异物从口腔排出。

（2）检查者将示指伸入患者的口腔，示指端可直达咽部，使其做防御性深呼吸。

（3）采用 Heimlich 手法急速增加患者的上腹部腹压，以排除气道内的异物。实际进行时可根据患者的不同体位采用不同的救治姿势和方法。①对清醒直立的成年患者，抢救者可直接站在患者背后，双手环抱患者腰部，右手握拳，拇指朝向剑突的直下方，左手紧压右拳，突然迅速地向上、向内重按一次。如一次按压未能生效，可重复 1~2 次。应注意及时发现和清除掉排出的异物，否则异物可嵌顿在口咽部而有重复吸入的危险。②对于仰卧的成年患者，抢救者可面向患者跪于其双腿两侧,上身前倾,握紧右拳并置于剑突直下方,左掌按压在右拳的背部,突然迅速地向下、向前内方重按中上腹。为避免再度误吸胃内容物,患者咳出异物后即令其侧卧位。③成年患者自救法(患者自行膈下腹部冲击法),适于患者一人在场时,患者以一手握拳置于上腹部,用另一手置于其上,向上、向内朝膈肌方向做连续快速冲击。如不成功,患者立即采用以下方法,即患者将上腹部倾压于硬物(椅背、围栏、桌子、水槽上或任何能够支持身体重量的水平物体)上,然后做迅速向前倾压动作,以造成人工咳嗽,驱出异物。

(4)胸部手拳冲击法:适用于妊娠后期及高度肥胖者。对立位或坐位患者(意识清楚),抢救者可立于患者背后,以双臂经其腋下环抱患者胸部。用一手之手拳拇指侧顶住患者胸骨中下部,用另一手握紧此手拳,然后做连续快速冲击(勿以手拳置于剑突上),或至异物驱出或患者转入意识不清。对卧位患者(意识不清),可使患者仰卧,头上仰并开放气道,抢救者用掌根置于患者胸骨下1/2处,做连续快速冲击。

(5)手法钩取清除异物:①扩开患者口腔,可用舌一颌上提法,用拇指及另4指分别紧压舌及下颌,并向上、向前提举,可使舌离开咽喉后壁,有利于异物上移或松动,可解除一部分阻塞。②清除异物,用另一手的示指沿患者颊部内侧面徐徐进入,在咽部及舌根部轻揉,钩动异物,促使异物进入口腔后再将其取出。

2.婴儿和儿童吸入异物的院前救治

(1)意识清醒的1岁以内婴儿:膈下腹部冲击法:抢救者坐在椅子上,婴儿背靠其胸部,坐在抢救者双腿上。抢救者张开两只手的示指和中指,放在婴儿腹正中脐上方,低于剑突下,并快速向内、向上冲击腹部。用力要合理,如必要的话,可做第二次或更多次。如果婴儿处于仰卧位,抢救者可呈蹲位,张开两只手的示指和中指,放在婴儿腹正中脐上方,低于剑突下,并快速向内、向上冲击腹部。

(2)背部拍击法:如婴儿不能哭叫或不能有效咳嗽,抢救者以前臂支撑在自己的大腿上,婴儿脸朝下,使其骑跨在抢救者前臂上,头低于躯干;抢救者一手牢牢握住婴儿下颌,以支持其头颈部,用另一手的掌根部用力拍击婴儿两肩胛骨之间的背部4次。拍击背部可增加气道内压力,有助于松动气道内的阻塞物。

(3)胸部猛击法:婴儿脸朝上,抢救者一手牢牢托住婴儿背部,用另一手的中指和示指猛击两乳头连线与胸骨正中线交界点下一横指处4次。这样也可驱使肺内空气向上进入气道,有足够的驱动力排除异物。

(4)意识清醒的儿童(1~8岁):如果患儿能够说话或有效地咳嗽,不要去干扰他试图咳出阻塞物。若不咳嗽或咳嗽无效,则坚持施行膈下腹部冲击法,直至异物排出或患儿失去知觉。方法为抢救者站在患儿背后,用手臂绕其腰部,右手握拳,将拳的拇指侧顶在患儿腹部正中线脐稍上方,左手紧压右拳,并快速向内、向上冲击腹部,每次腹部冲击必须确切,以期解除梗阻,排出异物,可能需要数次冲击。

(5)失去知觉的儿童:抢救者开放患儿气道,若确定无呼吸,则先给以2次口对口呼吸,若吹气时胸廓不上抬,说明气道完全阻塞,再次开放气道,给予人工呼吸。假如患儿躺在地板上,则抢救者跪在患儿足旁;如患儿在桌上,则抢救者站在其足旁,若为年龄较大儿童,则抢救者可跨跪在患儿的腿部,先将右手掌根部放在腹正中脐稍上方,将左手掌紧压右手掌,快速向上冲击腹部。当患儿咳出异物后即令其侧卧。

应当注意,部分气道阻塞有可能转变为完全气道阻塞,进而导致死亡。这种危险发生于以下情况:①当婴儿或儿童被抓住脚,提起头朝下,并且拍打背部时。②当手指探查时造成婴幼儿细小的咽喉撕裂或将异物推向喉部气管食管连接处时。③婴儿和儿童当进行翻转和拍打时,异物可离开支气管树,又嵌入上气道或异物顶着喉头的内衬面。

3.医院内急救

经院前急救处理无效,异物仍然存留于气管,则应迅速送医院急诊。

(1)对缺氧的患者给予氧疗。

(2)建立静脉通道。

(3)急行喉镜检查:如发现异物,可用长血管钳或麦粒钳取出,夹取异物时切忌强行拉取。如异物已吸入喉以下,则应做支气管镜检查。

(4)硬质或纤维支气管镜取异物:经上述处理无效的上气道异物,应尽快采用气管镜来取出异物。注意在为小儿取支气管异物时,支气管镜检查时间不宜过久。通常硬质气管镜的成功率(98%)要高于纤维支气管镜(成年患者为60%)。

(二)气管插管或气管切开术

虽然气管插管和气管切开术是造成上气道阻塞的原因之一,但许多急性上气道阻塞的急救仍需要紧急进行气管插管或气管切开来建立气体通道,为有效的呼吸、保持气道的通畅和引流及机械通气提供条件,从而为下一步解除上气道阻塞的病因赢得时间。下述情况合并呼吸衰竭时应考虑行气管插管或气管切开术:喉水肿、喉痉挛、功能性声带功能失调、吸入性损伤、Ludwig咽峡炎、哮吼、会厌炎及气管肿瘤等。

(三)药物治疗

1.消旋肾上腺素

主要作用是使血管收缩,减轻黏膜水肿。雾化吸入消旋肾上腺素对喉气管支气管炎(哮吼)有良好的疗效,可降低发病率、病死率和住院日。也有作者认为,L-肾上腺素和消旋肾上腺素同样有效和安全,且更容易使用,价格便宜。消旋肾上腺素对会厌炎是无效的,可能还是有害的。消旋肾上腺素也用于治疗喉水肿,应反复使用,可避免重新插管。

2.皮质激素

皮质激素有减少气道水肿的作用,可用于治疗多种引起上气道阻塞的疾病,如应用皮质激素可降低哮吼的发病率、插管的需要和住院日,并可用于治疗和预防拔管后喉水肿。然而,皮质激素治疗会厌炎的结果是矛盾的,通常认为是禁忌证。

(四)氦-氧混合气体

80%氦+20%氧混合气体的密度约为空气的1/3(0.429:1.293),而它的黏稠度仅轻度增加。由于混合气体的低密度可减少气道对湍流的阻力,从而减少流量阻力功,这是氦-氧混合气体治疗上气道阻塞的机制。

由于喉部正常气道逐渐变细和气管表面不规则的作用,气体在气管内运动的主要形式是湍流。在湍流中,产生流量的驱动压直接与气体的密度和容积流量的平方相关。氦-氧类低密度气体在同样驱动压下流速增加,从而降低了呼吸功。更重要的是,雷诺(Reynolds)数在呼吸氦-氧混合气时降低4倍,气流主要转变为层流,而层流与湍流比较,在一定的驱动压下流速更快。当上气道阻塞致气道突然缩窄时,驱动压直接与气体密度和流量速率有关。低密度气体使气流阻力降低,从而可降低阻塞远端的气道萎陷。

目前,氦－氧混合气已用于部分上气道阻塞的治疗,包括儿童患者气管插管拔管后喘鸣、气管狭窄或管外压迫、哮喘持续状态和血管性水肿。虽然氦－氧混合气不是一个根本的治疗,但作为暂时的急救手段,可为治疗原发病和采取确切的治疗赢得时间。

使用氦－氧装置时应注意以下几点:①混合气体中氦的浓度<60%是无效的。②氦－氧混合气目前尚未广泛应用,且气体价格昂贵,限制了临床应用。③由于气体密度低,校正氧的流量计可低估氦－氧混合气流量1.8倍。④通过鼻导管给予氦－氧混合气是无效的。⑤氦－氧混合气对下气道阻塞无作用。

(五)喉气管切除和重建

喉气管切除和重建已用于手术治疗气管肿瘤和狭窄。原发性气管肿瘤(如鳞癌、腺样囊腺癌)的手术死亡率为5%,切除后生存者中约70%的患者达到无病生存。喉气管切除和重建术治疗气管狭窄,87%的患者可获得良好的效果,失败率仅为2.5%。手术者的经验是手术成功的重要决定因素。

(六)支气管镜介导下的激光、高频电灼、氩等离子体凝固(APC)或冷冻治疗

各种支气管镜下介入治疗的适应证相似,主要用于各种良、恶性疾病导致的气管、支气管管腔内狭窄。每一种方法有各自特点,最好扬长避短,结合使用,例如局部组织冷冻后,管腔扩大,但是易出血,应结合APC止血,此步骤可以反复循环,多次冷冻后,患者的支气管阻塞症状可以减轻。

(七)气道内支架置入

气道狭窄的治疗较为困难。以往曾应用高频电刀、微波经纤维支气管镜治疗气管或主支气管肿瘤所致的气道狭窄,有一定的疗效,但需要反复进行,患者痛苦较大,且对管腔外压迫引起的气道狭窄效果较差,易引起出血、穿孔等并发症。此外,特殊的设备需要亦限制了它们的广泛应用。20世纪60年代末期开始采用气管、支气管支撑架治疗气道狭窄,如硅酮T形管状支架、金属弹簧支架等,取得了良好的效果,但这些支架均需经气管切开或硬质气管镜来放置,患者痛苦较大,具有一定的创伤性。

近年来自膨胀式金属支架(self-expandable metallic stents,SEMS)广泛地应用于临床,尤其适用于管外型气道狭窄、气道瘘、气管软化、复发性多发性软骨炎等患者。金属支架主要由不锈钢或镍钛合金材料制成,有不覆膜和覆膜两种类型。具有弹性和组织相容性好、形状记忆功能,以及放置装置简易、局部麻醉下可完成、气道内移位少等优点。但是缺点同样存在,如价格较贵,支架置入后移出困难,并发症如支架断裂、肿瘤或肉芽组织重新长入支架内较硅酮支架发生率高。所以选择合适患者,严格掌握支架置入的适应证至关重要。一般来说,对管内型及管壁型肿瘤或肉芽肿、瘢痕性狭窄以消融治疗为主,慎放支架。

(八)经支气管镜球囊扩张

声门下和气管的狭窄可用硬质支气管镜进行扩张,或用Jackson扩张器进行扩张。但此方法仅仅是姑息性措施,大多数患者术后均会出现症状复发。支气管镜导入球囊导管,对狭窄的近端气道实施球囊扩张效果良好。但扩张气管时每次球囊充盈时间应控制在15s以内,并应保证动脉血氧饱和度始终不低于80%。球囊扩张多与支架置入互相配合治疗气道狭窄,达到有效扩张、减少再狭窄发生的目的,同时可避免激光治疗等所致的支气管穿孔,相对于外科手术和支架置入等其他方法更加经济、安全、创伤小。

（九）综合治疗

**1.功能性声带功能失调**

可用镇静、麻醉、咳嗽和喘气来缓解矛盾性吸气性声带关闭。用鼻呼吸或讲话时喉声减弱。呼吸氦—氧混合气可缓解喘鸣。呼气性喉功能障碍可应用持续气道正压通气治疗。确切的治疗依赖于交谈治疗及精神病医师的疏导治疗。

**2.上气道吸入性损伤**

有喉水肿的患者应行喉镜检查或预防性插管。吸入性损伤的患者是否插管应视临床表现、喉镜检查所见和流量—容积曲线测定结果而定。烧伤患者虽然行气管切开术和经喉气管插管术后气管狭窄发生率均较高，但一般推荐先用经喉气管插管，也可短程使用大剂量激素。

**3.血管性水肿**

治疗包括保持气道通畅，应用肾上腺素、抗组胺药或皮质激素。应用冷冻血浆补充 $C_1$ 酯酶抑制药可治疗致命的遗传性血管神经性水肿。雄激素和氨基乙酸可用于预防。ACEI 诱导的血管性水肿在停药几小时内即可逆转。

**4.喉气管、支气管炎（哮吼）**

15％以上的哮吼儿童需要住院，但仅不到 5％需要插管。治疗包括雾化吸入消旋肾上腺素和皮质激素治疗。合并感染（如中耳炎）时可应用抗生素。针对呼吸道合胞病毒和流感病毒进行特异性抗病毒治疗也是有益的。

**5.会厌炎**

儿童急性会厌炎的抗生素治疗可选用第三代（如头孢氨噻肟、头孢曲松）和第二代头孢菌素（头孢呋辛）。应尽快通过气管插管（首先经鼻气管插管）或气管切开建立人工气道，此法可将病死率从 6.1％几乎降至零。本病可以应用抗流感嗜血杆菌 B 型疫苗进行预防。

成年人会厌炎的治疗主要是应用抗生素和激素。少数患者需要气管插管或气管切开。但应注意，成年人会厌炎的病死率亦可高达 7.1％，故保持气道通畅仍十分重要。

**6.脓性颌下腺炎**

治疗包括维护气道；抗生素治疗，最常选用青霉素、林可霉素，或根据可能的致病菌选用；手术探查和引流。脓性颌下腺炎的病死率自从应用抗生素后已从 50％降至 8.5％。

# 第十一节　重症支气管哮喘

重症支气管哮喘是指支气管哮喘严重持续发作，用一般支气管扩张药治疗 12～24h 无效的哮喘。患者表现为端坐呼吸、大汗淋漓、"三凹征"、焦虑、烦躁、发绀等，易出现意识障碍、呼吸及循环衰竭、水及电解质平衡紊乱，进一步可危及生命，病死率高达 1％～3％。致死性哮喘可分为两种类型：①缓发持续型（致死哮喘Ⅰ型）：多为慢性哮喘患者，发作开始时病情未必严重，轻、中度哮喘占 50％，男性患者居多，因本人或家属忽视哮喘症状及严重性，或限于条件未能入院诊治，或由于治疗措施不力，患者长时间处于哮喘持续状态不能缓解，于数日内死于呼吸衰竭或各种合并症。②突发急进型（致死哮喘Ⅱ型）：突然发作严重的气道阻塞，迅速出现昏迷、呼吸衰竭，甚至窒息，从发作至死亡的时间为 0.5～3h，甚至更短。据统计，致死性哮喘中Ⅰ型占 80％～90％，Ⅱ型占 10％～20％。

## 一、发生原因及病理

(一)发生原因

**1. 急性感染**

包括细菌、病毒、真菌等各种病原体感染,均可使支气管哮喘加重,难以控制。

**2. 变应原或刺激性气体的持续存在**

患者生活或工作环境中存在花粉、尘螨、动物毛、动物粪便、化学物品等变应原,并不断进入患者体内,导致变态反应持续存在。

**3. 严重脱水**

支气管哮喘患者张口呼吸和大量出汗,饮水过少,以致痰液黏稠形成痰栓阻塞小支气管。

**4. 酸中毒**

患者长时间喘息,呼吸肌强烈收缩,无氧代谢增加,产生乳酸增多,可导致血 pH 下降。若呼吸衰竭,$PaO_2$ 下降,可加重代谢性酸中毒。哮喘进一步加重可出现 $CO_2$ 潴留,导致呼吸性酸中毒。酸中毒时,支气管解痉药物对支气管平滑肌的作用减弱。

**5. 并发症**

支气管哮喘并发气胸、纵隔气肿或肺不张,未及时处理,哮喘不易得到控制。

**6. 治疗不当**

治疗不及时或突然停用激素均可使支气管哮喘加重。

**7. 心肺功能不全**

可加重缺氧及 $CO_2$ 潴留。

**8. 肾上腺皮质功能低下**

长期缺氧可使肾上腺皮质功能减低,导致糖皮质激素减少,若未能得到适当补充,可使哮喘加重。

**9. 精神过度紧张**

精神紧张本身可诱发支气管哮喘,若精神紧张持续存在,则哮喘不易得到控制。

(二)病理

死于哮喘的患者,肺因气体陷闭而膨胀,气道常充满灰色的黏液栓。组织学检查可见明显的炎症改变、黏膜和黏膜下水肿、血管扩张、平滑肌肥大和收缩、黏液腺肥大,所有这些导致气道口径减小。气道可进一步被黏液栓阻塞,这些黏着力强的黏液栓由黏液、脱落上皮细胞、嗜酸细胞及纤维蛋白降解产物组成。某些患者重症哮喘发作突然,对治疗的反应也快,其病理改变与上述机制不同,可能是由于严重、快速的可逆性支气管痉挛或严重的黏膜水肿所致。

## 二、诊断

(一)临床表现

大多数重症哮喘发作见于数天或数周哮喘未能控制的患者,仅少数患者于数小时甚至数分钟内哮喘突然发作,急剧加重。

(1)多有支气管哮喘反复发作史。少数既往无明确支气管哮喘病史者,需与心源性哮喘、大气道狭窄及其他原因引起的喘息鉴别。

(2)有重症支气管哮喘发作的诱发因素存在。

（3）症状和体征：哮喘严重发作且持续存在，端坐呼吸，可出现"三凹征"，大汗淋漓，常有焦虑、烦躁，谈话一般只能说单字。严重时出现嗜睡或意识模糊。呼吸频率常在 30 次/分钟以上，危重患者呼吸微弱或呼吸节律异常。肺部可呈过度充气改变，类似肺气肿。双肺可闻及广泛哮鸣音，危重时呼吸音或哮鸣音可明显减弱或消失，表现为"沉默胸"。虽然重症哮喘患者喘息明显，但由于呼吸加深加快，一般无明显发绀，发绀的出现常提示极重度发作。并发气胸时，可有气管偏移，患侧肺叩诊鼓音、语颤减弱及呼吸音减低，并发纵隔气肿时，胸骨上窝常可扪及皮下气肿改变。心率增快，多在 120 次/分钟以上，但终末期重症哮喘常表现为心动过缓或心律失常，血压可下降，可出现奇脉，极重度患者奇脉消失。

（二）实验室检查

1.肺功能

严重哮喘峰呼气流率（PEF）<50%，PEF<33%预计值提示为极重度发作。第 1 秒用力呼气量（$FEV_1$）常<25%预计值也提示哮喘严重发作。哮喘治疗时最好进行经常的、通常每天 1 次以上的 PEF 评估。

2.血气分析

重症哮喘 $PaO_2$ 低于正常，但不一定出现呼吸衰竭。约 1/3 的患者病情进一步恶化，出现 I 型呼吸衰竭，$PaO_2$<60mmHg，而 $PaCO_2$ 也常降低。极重度哮喘时发生 $CO_2$ 潴留，表现为 II 型呼吸衰竭，$PaCO_2$>50mmHg。尚未出现呼吸衰竭时，血 pH 即可下降至 7.35 以下，其原因可能为低氧条件下，呼吸肌强烈收缩产生酸性代谢产物增多。$CO_2$ 潴留时，出现呼吸性酸中毒，血 pH 进一步下降。

3.心电图检查

重症哮喘可出现 Q-T 间期延长，常为危险的先兆，可用于识别和鉴别有高度猝死危险的哮喘患者。

4.胸部 X 线检查

表现为双肺过度充气。胸片可发现气胸、纵隔气肿、肺不张及肺实变等并发症及合并症。

（三）急性重症哮喘的分度

美国胸科协会、伦敦皇家内科学院等将成年人急性重症哮喘分为重症哮喘和致命性哮喘。

1.重症哮喘标志

①因呼吸困难致语言中断。②呼吸≥25 次/分钟。③心率≥100 次/分钟。④PEF 低于预计值或患者最佳状态 50%。

2.致命性哮喘标志

①呼吸微弱，面部发绀。②哮鸣音明显减弱或消失。③心动过缓或血压下降。④意识混乱或昏迷。⑤PEF 低于最佳值 33%。同样，$PaO_2$<8kPa 且吸氧无明显改善，pH 下降，也提示致命性哮喘。

## 三、鉴别诊断

1.心源性哮喘

早期左心功能不全常出现夜间发作性呼吸困难，伴有呼气性喘鸣时，症状酷似支气管哮喘。多发生于中老年人,多有高血压、冠状动脉粥样硬化性心脏病、风湿性心脏病等病史和体征,除常有阵发性夜间呼吸困难外,还可咳大量粉红色泡沫样痰,多呈端坐位,可有双肺底弥漫性细湿啰音。少数缓慢发生的左侧心力衰竭表现为肺间质及支气管黏膜水肿,肺泡内无水肿液,患者可出现喘息及双肺哮鸣音,而双肺无湿啰音出现。心脏常有病理性杂音。胸部 X 线检查有心脏增大。鉴别困难时,可吸入选择性 $\beta_2$ 受体激动药做诊断性治疗。

### 2. 自发性气胸

在慢性阻塞性肺部疾病基础上出现的气胸,气胸体征常不明显,而表现为突发性胸痛、气短。气胸起病急,部分患者出现呼气性哮鸣,尤其在健侧肺易出现,且双肺呼吸音强弱可无明显差别,叩诊双肺均呈鼓音,临床上容易与哮喘混淆。但气胸多伴随胸痛,气管向健侧偏移及语颤减弱有助于鉴别,可疑者及早做胸部 X 线检查。

### 3. 肺栓塞

该病患者多有长期卧床、下肢静脉炎或心脏病史,常突然发生呼吸困难、胸痛及咯血。肺动脉瓣第 2 音亢进。可有右侧心力衰竭表现。乳酸脱氢酶在发病 48h 内增高。心电图表现为 $S_I Q_{III} T_{III}$,即 I 导联 S 波加深($>$1.5mm),III 导联出现深的 Q 波和 T 波倒置。胸片可见尖端指向肺门的楔形密度增高影。肺部放射性核素灌注扫描及选择性肺动脉造影可以鉴别。

### 4. 大气道阻塞

肿瘤、异物、炎症和先天性异常等均可引起喉、声门、气管或主支气管阻塞,引起呼吸困难和喘鸣音。但这种喘鸣音常在某一部位特别明显,多为吸气相为主的双相性喘鸣音,常伴有双肺底支气管呼吸音异常增粗。此病起病可急可缓;哮鸣及气急可持续性或呈阵发性,与体位变化有关;啰音不会因咳嗽而消失;使用支气管扩张药不能使气流增加;胸部 X 线、CT、喉部检查、纤维支气管镜有助于诊断。

### 5. 外源性变应性肺泡炎

此病可出现典型的哮喘表现,但这些患者常有变应原(枯草、鸽粪等)接触史,胸部 X 线摄片可见弥漫性肺间质病变呈斑片状浸润,血嗜酸性粒细胞显著增多,无长期反复发作的特点。

## 四、并发症

### 1. 肺炎、肺不张

哮喘常因感染而诱发,又因气道痉挛、痰液引流不畅使感染迁延不愈,除合并支气管炎外,痰栓也可致肺段不张与肺炎。

### 2. 自发性气胸

当哮喘患者突然发生严重的呼吸困难时,应立即做胸部 X 线检查,以确定是否合并气胸,及时处理。

### 3. 肺气肿、肺源性心脏病

经常发作哮喘持续状态易出现肺气肿,进而发展成肺源性心脏病。

### 4. 呼吸衰竭

严重哮喘时,由于气道阻塞,发生严重通气障碍,使 $PaO_2$ 明显降低,$PaCO_2$ 升高,发生呼吸衰竭。

### 5. 酸碱失衡

哮喘持续状态时,由于通气功能发生明显障碍,可引起高碳酸血症和低氧血症。

## 五、治疗

重症哮喘病情变化快,易发生呼吸衰竭而危及生命,应进行生命体征监护,并积极进行治疗。

### (一)氧疗

危重哮喘应尽早进行氧疗,常规鼻导管给氧,吸入氧浓度以 30%～50% 为宜,保持动脉血氧分压在 60mmHg 以上,动脉血氧饱和度在 90% 以上。也可用面罩吸入。如有 $CO_2$ 潴留时,勿给予高浓度的氧,以免引起"二氧化碳麻醉"。

### (二)支气管扩张药

#### 1. $\beta_2$ 受体激动药

$\beta_2$ 受体激动药是目前最为常用的支气管解痉药。它能选择性的与 $\beta_2$ 受体结合,从而舒张呼吸道平滑肌,部分 $\beta_2$ 受体激动药还能促进黏液分泌与纤毛清除功能。常见的不良反应主要是激动 $\beta_1$ 受体所引起的肌肉震颤、心悸等,过量可致心律失常。

(1)吸入用药:可用定量气雾器(MDI)或普通雾化器吸入,危重患者使用 MDI 有困难者,可用雾化器吸入。选用短效 $\beta_2$ 受体激动药如沙丁胺醇(舒喘灵)、特布他林(叔丁喘宁),使用 MDI 时每次吸入 200～400μg,雾化器吸入时,根据病情轻重及之前已经使用的量酌情用 3～10mg,加入到雾化罐内,将药物雾化后通过面罩吸入,吸入后 5～10min 起效,10～15min 作用达高峰。

(2)静脉滴注给药:沙丁胺醇或特布他林,每次 100～250μg,10min 以上静脉注射完毕。也可静脉滴注 2～8μg/min。

(3)皮下注射:对无高血压及心脏病的患者可用沙丁胺醇或特布他林 0.25～0.5mg 皮下注射。

#### 2. 茶碱

重症哮喘患者体内儿茶酚胺已经大量释放,因此,$\beta_2$ 受体激动药的作用有限。茶碱通过抑制磷酸二酯酶活性,减少环腺苷酸的水解而起作用,与儿茶酚胺无关,故重症哮喘时尤其适用。

常规使用的茶碱有氨茶碱和二羟丙茶碱(甘油茶碱,喘定)。氨茶碱作用较强,但不良反应也较大,而二羟丙茶碱作用较弱,但其对心血管系统的不良反应仅为氨茶碱的 1/10。一般首选氨茶碱,出现心率显著增快、兴奋及胃肠道不适等明显不良反应时,则使用二羟丙茶碱。在急性重症哮喘时需要静脉给药。氨茶碱静脉注射可导致心搏骤停,应尽量避免氨茶碱静脉注射,而采用静脉滴注给药。可先用氨茶碱 0.25g 加 25% 葡萄糖注射液 100mL,20～30min 静脉滴注完,随后用 0.5g 加 5% 葡萄糖注射液 500mL 静脉滴注,以 0.8～1mg/(kg·h)的速度静脉滴注维持,24h 总剂量＜1.0g。由于氨茶碱的药代动力学个体差异大,最好进行血药浓度监测,进行个体化给药,维持茶碱血药浓度在 10～15μg/mL。

二羟丙茶碱 0.25～0.5g 加 5% 葡萄糖注射液 250～500mL 静脉滴注,每天总量＜2.0g。

#### 3. 抗胆碱能药

能抑制气道平滑肌 M 受体,阻止胆碱能神经兴奋导致的气道平滑肌收缩,同时亦可抑制节后胆碱能神经兴奋引起的黏液过量分泌。由于全身应用抗胆碱能药物有明显的心血管和其他器官胆碱能受体的作用,故一般用于吸入治疗。常用异丙托溴铵 60%～80% 雾化吸入,每天 3～4 次。亦可与 $\beta_2$ 受体激动药联合吸入。

4. 糖皮质激素

能抑制气道炎症，舒张支气管。具体作用包括：①抑制炎症细胞在气道黏膜的迁移聚集。②抑制炎症细胞的活化和炎症介质的释放。③抑制转录因子的活化和细胞因子的生成。④减少微血管渗漏。⑤提高气道平滑肌 $\beta_2$ 受体的反应性。目前认为激素是最有效的治疗气道非特异性炎症的药物。

急性重症哮喘使用 $\beta_2$ 受体激动药和茶碱效果不佳，应静脉应用糖皮质激素。可选用琥珀酰氢化可的松 200～400mg/d，因乙醇可能导致气道过敏反应而加重哮喘，应该避免应用以乙醇为溶剂的氢化可的松。地塞米松 10～60mg/d 分次静脉注射或静脉滴注。甲泼尼龙(甲强龙)80～120mg/d，分 2～3 次静脉注射或静脉滴注，不良反应少，大多数在 3～5d 逐渐缓解，偶见精神兴奋或低钾血症。待紧急状态解除后，可在 2～3d 逐渐减量至停药，以免停药后出现反跳现象。使用大剂量激素，大多数需 6h 以上才能发挥作用。原已接受激素治疗的患者，在发生哮喘持续状态时，激素剂量还可增加。激素治疗失败，往往是由于剂量过少和应用过晚。目前主张对于严重哮喘采用短疗程大剂量的突击疗法，比长疗程低剂量更安全。大剂量一般应用 1～3d。如疗程超过 15d 非但无用，反有危险。用药过程中注意低钾性代谢性碱中毒，以免加重缺氧。急性重症哮喘得到控制后应长期吸入糖皮质激素 1 年以上，少数患者可终身使用。它与茶碱类、儿茶酚胺类药物有协同作用，可与长效 $\beta$ 受体激动药联合吸入。常规吸入二丙酸倍氯米松 700～800$\mu$g/d，丙酸氟替卡松(FP)250～500$\mu$g/d，其他还有布地奈德(BUD)，哮喘症状反复时吸入激素可酌情加量。长期吸入糖皮质激素需于每次吸入后漱口，以避免药物残留在口腔及咽部带来念珠菌感染，一旦出现念珠菌感染，局部给药即可。常用的激素及长效 $\beta$ 受体激动药复合制剂为舒利迭，内含沙美特罗/丙酸氟替卡松粉剂，规格有每吸 50$\mu$g/250$\mu$g 和 50$\mu$g/100$\mu$g。研究表明，沙美特罗和丙酸氟替卡松联合吸入改善肺功能的效果为 1+1＞2，高于单纯的叠加效果，故颇受推崇。

(三)补液及纠正电解质紊乱

重症哮喘患者由于摄入不足、多汗、呼吸道排出水分增加，加上茶碱的利尿作用，患者常有脱水。哮喘持续状态患者平均每千克体重血容量较正常人少 7～8mL。脱水可使痰液黏稠，形成痰栓，阻塞小支气管。吸入空气湿度不够或吸氧使分泌物更加干燥，会加重呼吸困难。脱水严重可成为哮喘致死原因之一，故补液很重要。一般用葡萄糖生理盐水(2∶1)2000～4000mL/d 静脉滴注，平喘药可加入其中。但对无脱水的哮喘患者应避免输入过多的液体，以免增加肺水肿的危险。吸氧及机械通气注意吸入气体湿化。在静脉补液同时尚需注意补充钾盐和钠盐，以保持电解质的平衡。

(四)纠正酸中毒

严重酸中毒时，支气管平滑肌对 $\beta$ 受体激动药的反应性降低，不利于平喘治疗，并且氢离子进入细胞内，将大量钾离子置换到细胞外造成高钾血症，导致心律失常，甚至死亡，因此，应积极纠正酸中毒。重症哮喘呼吸肌强烈收缩，加上缺氧，酸性代谢产物增多，常有代谢性酸中毒，可用 5％碳酸氢钠静脉滴注，首次剂量为 100～200mL，需要时可每隔 0.5～1h 用 50～100mL。一般一日量＜400mL。必须注意，这种补碱疗法并不适用于所有哮喘持续状态的患者，在病程中需要反复做血气分析、血 pH 及血离子测定，以指导诊断与治疗，以免引起碱中毒。极重度哮喘发生呼吸性酸中毒时，血 pH＜7.20，可酌情小剂量静脉滴注 5％碳酸氢钠 40～

60mL,使血 pH 在 7.20 以上,重点应进行舒扩支气管治疗,必要时进行机械通气以排出 $CO_2$。

（五）吸入氦－氧混合气体

重症哮喘患者呼吸急促,气流速度增快,可形成涡流,而涡流在气道内遇到的阻力增大。氦为惰性气体,其质量为空气的 0.14 倍,为氧气的 0.12 倍,在气道中主要呈层流。由氦－氧混合组成的吸入气体在气道内遇到的阻力可降低,可减少呼吸功、氧耗量及 $CO_2$ 产量,可防止呼吸肌疲劳的发生。氦－氧混合气体还能促进 $CO_2$ 的弥散,改善肺内气体分布。治疗哮喘的氦－氧混合气体中,氧浓度一般为 25%～40%。吸入氦－氧混合气体可使部分患者避免机械通气。在机械通气时,也可使用氦－氧混合气体,可用于常规机械通气治疗效果不佳的患者。随着氦气的价格降低,氦－氧混合气体吸入治疗哮喘有望得到推广。

（六）机械通气的应用

约 2% 的重症哮喘经过药物治疗不能缓解,需要进行机械通气治疗。机械通气可减少患者的呼吸功,减少氧耗,改善通气,纠正 $CO_2$ 潴留,对于合并肺部感染者,气管插管后便于清除呼吸道分泌物,并且可以更方便地进行气管内给予抗菌药物和平喘药物。

1.适应证

重症哮喘通过吸氧不能纠正缺氧或有 $CO_2$ 潴留时,需进行机械通气。机械通气的指征:①心率 ≥140 次/分钟。②$PaCO_2$ ≥60mmHg。③$PaO_2$ ≤40mmHg。④pH<7.3。⑤全身衰竭,尤其是呼吸肌无力收缩,患者无力排痰。若重症哮喘合并纵隔气肿及自发性气胸,需先进行胸腔闭式引流或胸骨上窝处皮肤切开排气,然后再进行机械通气。

2.禁忌证

①肺大疱。②气胸及纵隔气肿未进行闭式引流者。③大咯血。④急性心肌梗死(相对)。⑤活动性肺结核合并多发性气肿大疱或多次发生自发性气胸者。

3.呼吸机与患者连接方式

重症哮喘患者接受机械通气治疗多数能在数天内撤机,因此,应尽量避免气管切开。重症哮喘患者意识清楚,呼吸困难严重,烦躁,气管插管较困难,需要熟练的插管技术。若患者意识清楚,插管前可肌内注射阿托品 0.5mg,并用 2%利多卡因 5mL 对鼻、咽喉进行局部表面麻醉。必要时可选用作用短的速效镇静药(多用地西泮,禁用吗啡)。若应用镇静药后患者仍躁动不安,不能完成插管,可应用肌肉松弛药如泮库溴铵、维库溴铵、氯琥珀胆碱。尽量以支气管镜引导进行经鼻气管插管,若鼻腔过小,则行经口气管插管。经鼻气管插管患者更易接受。为便于引流,经鼻气管插管内径应在 7mm 以上,经口气管插管内径应在 7.5mm 以上。插管过程中应进行心电、血氧饱和度、血压监测,插管前即开始高流量吸氧,以提高血氧饱和度,使气管插管更安全。若患者存在 $CO_2$ 潴留,短时间高流量吸氧可使 $PaCO_2$ 进一步升高,$CO_2$ 麻醉加重,可使气管插管更易操作,但高流量吸氧时间不宜长,气管插管应尽快进行。插管成功后立即摄 X 线胸片确定导管位置。哮喘患者的气道阻力明显增加,为了保证有效通气量,应选用定容呼吸机。开始通气时给予高浓度氧,然后根据 $PaO_2$ 调节吸入气氧浓度,通常为 40%～50%,以能达到正常 $PaO_2$ 标准。

4.机械通气方式

（1）间歇正压通气(IPPV):包括容量控制和压力控制两种模式,抢救重症哮喘常规使用容量控制模式(volume control,VC)。通气后可减少患者的呼吸功,减低氧耗,较快地改善通气,纠正高碳酸血症,恢复正常血气。由于哮喘患者气道阻塞导致肺过度充气和胸内压增高,

IPPV 有引起气压伤和低血压的危险。为防止这些并发症,现多采用控制性低通气的策略,即相对低潮气量(8~10mL/kg)、低频率(10~14 次/分钟)、高吸气流量(≥60L/min)、长呼气时间(吸呼时间比≥1∶3)和高吸氧浓度(FiO₂ 为 0.4~0.5),这样可使通气时的平台压、吸气末及呼气末肺容量降低,仅吸气峰压升高。而哮喘发作时由于气道阻塞和黏液栓形成,吸气压一般只作用于较大支气管而不是肺泡,从而可以避免正压通气的不良生理影响和并发症。但应注意宜将吸气压控制在 50cmH₂O 以下,以防气道压力伤。控制性低通气在减少患者自主呼吸功、提高动脉血氧分压的作用下,为了避免进一步增加通气而增加气道压力伤的危险,允许二氧化碳分压"适度"高于正常,即所谓容许性高碳酸血症。一般认为,暂时的高碳酸血症(PaCO₂<90mmHg)不会对机体造成明显的危害,但二氧化碳分压多高是适度仍无统一意见,总的原则是不对机体产生严重的后果即为适度。由于二氧化碳排出减慢,当血 pH 持续<7.2时,需要静脉滴注碳酸氢钠来纠正酸中毒。待平喘抗炎药物发挥作用,气道痉挛逐渐缓解后,PaCO₂ 即可恢复正常。应当注意,容许性高碳酸血症是一种为避免常规机械通气并发症的妥协方法,若在不明显增加气道压力伤的前提下能使 PaCO₂ 达到正常,则不应容许高碳酸血症存在。

(2)呼气末正压(PEEP)通气:一般认为,在肺过度充气的情况下,应用 PEEP 可增加肺功能残气量而促发气压伤。但重症哮喘患者由于小气道管腔广泛缩小,呼气不足,呼气末有大量气体陷闭在支气管肺泡内,形成内源性 PEEP(PEEPi)。常规机械通气疗效不佳时,加用 PEEP 可改变小气道"等压点"的位置,对缩窄的支气管起机械性扩张作用,进而减低肺泡内压和过度充气,同时减少 PEEPi 的作用,减轻吸气肌负荷,降低气道阻力。因此,哮喘患者机械通气时加用 PEEP,反而可使吸气压降低,对循环影响减小,肺过度充气减轻。至于所需的 PEEP 值多少为合适,应依病情而定。有学者认为 PEEP<10cmH₂O 无益,而过大又可加重病情,提出能使吸气压最大限度降低的 PEEP 值就是患者所需要的,通常不宜超过 20cmH₂O,而且 PEEP 应小于 PEEPi,否则可能有害,一般 PEEP 值设定为所测定的 PEEPi 的 70% 左右。由于有潜在的危险,对 PEEP 治疗哮喘的作用仍有争议,有学者对此持反对态度。

(3)无创面罩机械通气:即用面罩或鼻罩代替气管插管行机械通气,通气方式可选用压力支持通气(PSV)+PEEP,PSV 的压力为 10~20cmH₂O;也可选用间歇指令通气(IMV)和持续气道正压(CPAP)通气。无创面罩通气要求患者清醒,自主呼吸好,能主动与呼吸机配合,并能有效咳痰,故极度重症患者不适用。无创通气治疗可减少呼吸道感染,降低中耳炎和筛窦炎的发生,患者较舒服,但易于胃充气后引起胃内容物反流吸入,且可使面部受压部位发生溃疡。患者的呼吸状态不如有创通气易于控制。

5.麻醉镇静药在机械通气治疗中的作用

临床资料表明,许多麻醉药对重症哮喘发作具有治疗作用,如氯胺酮、氟烷、甲氧氟烷、异氟烷等可以扩张支气管,地西泮(安定)、氯胺酮、硫喷妥钠可促进人机配合,提高呼吸系统顺应性,降低气道峰压。应用肌肉松弛药利于呼吸肌疲劳的恢复,降低气道阻力,增加肺泡通气量,降低氧耗。麻醉药的使用要求肺科医师与麻醉科医师的紧密配合,细微观察病情和各种监测指标,严防呼吸机故障或与机脱离。对使用麻醉镇静药的患者更应注意吸痰。

6.机械通气的撤离

病情一旦稳定,糖皮质激素及平喘药等已发挥作用,即应恢复锻炼自主呼吸并考虑撤机。

撤机的指征为:自主呼吸有力,呼吸音正常,黏液栓被吸出,气道压力及动脉血气恢复正常。撤离的方法可经短期压力支持方式或同步间歇强制通气(SIMV)过渡或直接撤机留管观察,病情无变化即可拔管。拔管前 30min 可静脉注射地塞米松 5～10mg 或琥珀酰氢化可的松 100～200mg,尽可能吸尽口腔、咽喉部及气管内分泌物,拔管 24h 内保留胃管鼻饲,避免进食误入气管。

7.机械通气并发症

常见的并发症主要有堵管、脱管、喉损伤、气管损伤、通气不足或过度、循环障碍、压力损伤、呼吸机相关性肺炎、肺不张及消化道出血等。熟练地进行气管插管,选择适当的通气模式及通气量,清除呼吸道分泌物,使用抗感染药物,胃管鼻饲食物等,可减少或防止上述并发症的发生。出现上述并发症时,应积极进行相应处理。

(七)控制感染

病毒感染是哮喘恶化的常见原因。呼吸道细菌感染为重症哮喘的诱因和并发症之一。若患者有发热、咳脓痰、外周血白细胞增多等感染征象,则应积极使用广谱抗菌药物,并应进行痰细菌学检查,根据药物敏感试验结果调整抗菌药物。对于机械通气的患者,尚可酌情气道内给抗菌药物,如庆大霉素、妥布霉素等。某些抗菌药物(如青霉素)为半抗原,可使哮喘加重,使用时应注意观察,必要时停用。

(八)其他疗法

1.呼吸道湿化

设法保持室内空气湿润,吸入的氧气或空气要进行湿化,还可使用超声雾化吸入。

2.应用祛痰药

①恶心性祛痰药:能刺激胃肠道,反射性地使支气管分泌物增多,痰液变稀,如氯化铵、碘化钾。②蛋白分解酶制剂:能使糖蛋白的蛋白质部分裂解,使痰液黏度降低,同时亦有利于抗菌药物在局部能充分发挥作用,如胰蛋白酶、糜蛋白酶、溶菌酶等。③多糖纤维分解药:能分解糖蛋白的多糖纤维部分,使其断裂,致痰液黏稠度降低,如溴己新、氨溴索。祛痰药对脓性和非脓性痰都有效,临床上常用 10%～20%浓度气雾吸入,如 α-糜蛋白酶 5mL 加入生理盐水 5～10mL 中雾化吸入。

# 第十二节 休克型肺炎

休克型肺炎又称中毒性肺炎,是各种病原体所致肺炎急剧进展,发生菌血症或毒血症,进而引起以微循环障碍为特征的急性循环功能不全。临床表现除呼吸道症状及全身一般中毒症状外,还有血压下降、脉搏细数、意识障碍、面色苍白、皮肤湿冷、尿量减少等休克表现,严重时导致多器官功能衰竭甚至死亡。一般常见于冬春季节。多见于中老年,青壮年也可发病。男女发病率大致相等。

休克型肺炎为重症肺炎之一,我国制订的重症肺炎标准如下,符合 1 条主要标准或 2 条次要标准,即可判断为重症肺炎。

2 条主要标准:①需要有创机械通气。②感染性休克,需要血管收缩药治疗。

9 条次要标准:①呼吸频率≥30 次/分钟。②氧合指数≤250。③多肺叶浸润。④意识障碍/定向障碍。⑤氮质血症。⑥白细胞减少。⑦血小板减少。⑧低体温。⑨低血压。

## 一、病因与发病机制

年老体弱或有严重的慢性肺部疾病或少数青壮年患者,肺部受到能产生毒素的致病菌的严重感染,如肺炎双球菌、溶血性链球菌、金黄色葡萄球菌、肺炎杆菌、大肠埃希菌、铜绿假单胞菌、厌氧菌等,产生毒素,引起毒血症状,导致周围循环衰竭。多数是由于产生内毒素的肺炎杆菌、大肠埃希菌、铜绿假单胞菌等革兰阴性杆菌感染所致。休克时,肺的微循环灌流不足,影响肺泡的气体交换,通气/血流比例严重失调,以致严重缺氧。组织细胞代谢因缺氧而使氧化磷酸化作用受到抑制,导致乳酸的堆积,产生代谢性酸中毒。同时,由于肺毛细血管内皮受损,通透性增加,引起间质性肺水肿,出现肺淤血、出血及肺微血栓和透明膜形成,最后发生急性呼吸功能衰竭。还可引起中毒性血液循环障碍,发生急性血管功能和心功能不全、血压下降、组织灌流不足。休克未得到及时纠正,可发生肺部及脑部并发症以及心、肝、肾功能不全和弥散性血管内凝血。休克性肺炎早期,患者常有发热和四肢温暖,即所谓"温暖型",主要是由于动脉扩张伴有血压下降、心排血量增加和周围血管阻力降低,故称为"高排低阻型"或"高动力循环型"。晚期伴以动脉血管收缩和心排血量降低,称为"低排高阻型"或"低动力循环型",即"冷湿型"。此两型均有组织缺血、缺氧和有效血容量减低,仅程度有所不同。

## 二、诊断

对于重症肺炎,应严密观察有无休克表现出现,而对于不明原因休克,应常规进行胸部 X 线检查,了解有无肺炎。根据临床表现及辅助检查,休克性肺炎一般诊断不难。

(一)临床表现

1.一般中毒症状

起病急骤,畏寒、发热,体温在 38~40℃或以上,但部分年老体弱者体温可正常。

2.血压

休克型肺炎血压下降一般发生在 1~3d,特别是前 24h 内,患者血压逐渐下降,收缩压<80mmHg,脉压<20mmHg。原有高血压者,血压下降 30% 以上或较前所测基础血压的收缩压低 30mmHg,即可判断为休克。但应注意收缩压不是判断休克的唯一指标。虽收缩压在正常范围,甚至偏高,但脉压<20mmHg,且患者尿量减少,皮肤苍白、发绀,四肢厥冷,意识不清,均考虑患者已进入休克状态。

3.休克其他表现

伴有四肢厥冷、冷汗、唇甲发绀、皮肤瘀点或瘀斑、脉搏细数>140 次/分钟、少尿或无尿,成人每小时尿量少于 25mL。可表现有意识淡漠、烦躁、嗜睡、谵妄,甚至昏迷。

4.呼吸系统表现

可有咳嗽、咳痰、胸痛,呼吸频数>30 次/分钟。少数患者呼吸道症状不明显。患者肺部可有实变体征,但多数患者仅有少许湿啰音或呼吸音减弱。极少数肺部体征不明显。

5.其他表现

少数病例可表现为心肌损害,常有心动过速、心律失常、奔马律、心脏扩大及充血性心力衰竭等。微循环障碍,甲床再充盈时间超过 5s。

（二）实验室检查

**1. 血象**

血白细胞总数明显升高，常＞$20×10^9$/L，中性粒细胞百分比可达 0.9。常有中毒性颗粒，核左移，少数有类白血病反应。少数患者白细胞可低于正常。休克时由于血液浓缩，血红蛋白可升高。

**2. 血气分析**

血 pH 下降，BE 及 $HCO_3^-$ 减少，提示代谢性酸中毒。动脉血氧分压下降。由于酸中度及缺氧刺激呼吸中枢，早期表现为通气过度，$PaCO_2$ 下降；病情进一步加重，晚期可出现二氧化碳潴留。

**3. 心电图**

可有心肌损害、束支传导阻滞、期前收缩、心动过速等改变。

**4. 胸部 X 线摄片**

显示肺部大片或多发炎性病灶。肺部病变若位于膈肌后方，正位胸片有时无法显示病灶，需摄侧位胸片或胸部 CT 才能显示病灶。重症肺炎合并细菌性胸膜炎或脓胸时，胸部影像学检查可显示胸腔积液。

**5. 细菌学检查**

血培养及痰培养可明确感染病原体，药物敏感试验有利于指导抗菌药物治疗。

**6. 血清酶及肾功能检查**

严重感染可并发中毒性心、肝、肾损害，表现为肌酸激酶、谷草转氨酶、谷丙转氨酶增高。肾损害明显时，血肌酐及尿素氮增高。

**7. 尿液检查**

尿 pH 下降，若持续低于 5.5～6.0，提示已有严重酸中毒。如果补充碱性液体后尿 pH 难以纠正至 6.0 以上，往往提示预后严重。发生非少尿性急性肾衰竭时，每天尿量虽可达 1000mL 以上，但尿比重减低且固定。

## 三、治疗

对于重症肺炎患者，应严密观察其血压、意识、尿量等变化，一旦发生感染性休克，应早期治疗，避免休克时间过长导致多脏器损害。

**1. 一般治疗**

注意保暖，加强护理，记录液体出入量，监测生命体征。避免下床活动。休克时，由于组织血流灌注不足，组织普遍缺氧，即使肺炎未引起呼吸衰竭，吸氧仍非常重要。吸氧浓度以 40% 左右为宜，氧流量为 5L/min 左右。常规经鼻导管吸氧，也可经面罩吸氧。必要时给予呼吸兴奋药。保持呼吸道通畅，必要时吸痰。

**2. 抗感染治疗**

在获得细菌学依据及药敏结果以前，只能凭经验选用 1 种以上强有力的广谱抗菌药联合使用。待致病菌及药敏试验结果出来后再行调整。但若经验治疗效果较好，而又与药敏结果不符时，可继续原方案治疗，因体内药敏试验最可靠。抗生素剂量宜大，为常规剂量的 2～4 倍。最好选用 2～3 种药物联合使用，同时兼顾革兰阳性菌及革兰阴性菌。必要时加用抗真菌药。抗生素的使用原则是"足量、联合、集中、静脉"，最好选用对肾无毒性或毒性较低的抗生素。

**3. 抗休克治疗**

(1) 扩充血容量：是改善休克的最关键措施。若不及时补充血容量，其他抗休克措施则难以奏效。休克性肺炎患者无明显体液丢失，有时会使经验不足的医师不积极为其补充液体，而一味地使用缩血管药，导致抗休克治疗失败。尽管休克性肺炎无明显体液丢失，但有效循环血量的不足是其主要问题。故扩容治疗是抗休克的基本手段，只有补足血容量才能保证氧和血液对组织器官的有效灌注，改善微循环及心排血量，纠正休克。补液时应尽可能在中心静脉压监测下，于开始 2h 输液 1000～2000mL，应双通道滴入，一条快速扩容，另一条滴注抗生素或血管活性药，争取在 1～2h 获效。如收缩压在 80mmHg 左右，先输液 1000mL，严重患者 24h 输液量常需 3000～4000mL 或以上。有心脏病但代偿良好者，应酌情减慢滴速，但 24h 总补液量亦不宜少于 2000mL。应根据心肾功能调节输液速度，依据电解质及酸碱平衡情况配合使用液体。扩容所用液体应包括晶体液和胶体液。各种液体的合理组合才能维持机体内环境的恒定。胶体液有右旋糖酐-40、血浆、白蛋白和全血等。晶体液中以碳酸氢钠、复方氯化钠液较好。休克早期有高血糖症，加之机体对糖的利用率较差，且高血糖症能导致糖尿和渗透性丢失钠和水，故此时宜少用葡萄糖液。扩容治疗中无任何一种液体是完善的，需要各种液体合理组合，才能保持细胞内、外环境的相对稳定。①胶体溶液：右旋糖酐-40，500～1000mL 静脉滴注，可提高血浆胶体渗透压，但须较快速滴入，此外，还有降低血液黏稠度、疏通微循环的作用。还可输入代血浆及新鲜血浆。②晶体液：常用的平衡盐液包括林格碳酸氢钠或 2：1 溶液。平衡盐液的组成成分与细胞外液近似，具有提高功能性细胞外液容量的作用。代谢后又可供给部分碳酸氢钠，对纠正酸中毒有一定功效。也可用 5% 葡萄糖氯化钠注射液快速静脉滴注。③各种浓度的葡萄糖注射液：5%、10% 葡萄糖注射液主要供给水分和能量，不能维持血容量。而 25%～50% 葡萄糖注射液则可提高血管内渗透压，具有短暂扩容及渗透性利尿作用，作为非首选的扩容药应用。

补液原则为晶胶结合，先晶后胶，胶一晶三，胶不过千。输液速度宜先快后慢，先多后少，力争在数小时内改善微循环，逆转休克，尤其是最初 1～2h 补液量是否足够乃成败的关键。

扩容良好指标：①组织灌注良好，意识清，四肢温暖，发绀消失，一般情况好转。②收缩压>90mmHg，脉压>30mmHg。③脉率<100 次/分钟。④尿量>30mL/h。⑤血红蛋白恢复至基础水平，血液浓缩现象消失。

(2) 纠正酸中毒：休克时组织缺氧，无氧代谢增加，均有代谢性酸中毒。及时纠正酸中毒可提高心肌收缩力，降低毛细血管通透性，提高血管对血管活性药物的效应，改善微循环并防止 DIC 的发生。5% 碳酸氢钠最为安全有效，宜首选。粗略用量为：轻度 200～400mL/d，中度 400～600mL/d，重度 600～800mL/d，亦可参照下列补碱公式来计算，先输给总量的一半，余视病情补足。缓冲碱的剂量可参照 $CO_2CP$ 测定结果计算：5% 碳酸氢钠 0.5mL/kg 或 3.63%THAM 0.6mL/kg 可提高 $1vol\%(0.449mmol/L)$ 的 $CO_2CP$。

(3) 血管活性药物的应用：根据患者病情决定。常用的血管活性药物包括缩血管药物和扩血管药物。

1) 血管收缩药：可使灌注适当增高，从而改善休克，但是如果使用不当，则可使血管强烈收缩，外周阻力增加，心排血量下降，反而减少组织灌注，使休克向不可逆方向发展。血管收缩药适用于早期休克或血容量足够时仍有血压降低者，尿量>25mL/h，短暂使用以增加静脉回流和心排血量,保证重要器官的血液供应。常用的缩血管药有间羟胺(阿拉明),用法为:间羟胺 10~20mg 加入 5%~10% 葡萄糖注射液中静脉滴注,根据血压调速。该药不良反应少,血压上升平稳。

2)血管扩张药:休克的关键不在血压而在血流。由于感染性休克的病理基础是小血管痉挛,血容量相对不足,故目前大多数学者认为扩血管药物较缩血管药物的应用更为合理和重要,但应在补足血容量的基础上给予。

β 受体激动药:①多巴胺:对内脏血管有扩张作用,同时可使心肌收缩力加强,心排血量增加,肾血流量和尿量增加,动脉压轻度增高,并有抗心律失常作用。其用量根据病情而定,病情较轻者可给予 10~20mg 加入 5%~10% 葡萄糖注射液 250mL 中,根据血压调速。小剂量使用可扩张肾血管,改善肾的血液循环。病情重者可适当增加剂量、浓度和滴速,最大时可达 $500\mu g/min$,也可与间羟胺按 2:1 的比例同时使用。②异丙肾上腺素:0.5~1mg 加入 5%~10% 葡萄糖注射液 500mL 中,静脉注射,能扩张血管、增加心肌收缩力和加快心率,还可降低外周阻力和中心静脉压。剂量过大易引起严重的室性心律失常。该药目前较少使用。

α 受体阻滞药:可解除微血管收缩和微血管淤滞;使肺循环内血液流向体循环;可防治肺水肿和肾并发症。常用者为酚妥拉明 5~10mg 加入 5% 或 10% 葡萄糖注射液 100~250mL 中静脉滴注,30min 滴注完毕。

抗胆碱能药物:通过阻滞乙酰胆碱的释放,减少儿茶酚胺代谢产物的生成,从而解除毛细血管痉挛。常用药物为山莨菪碱(654-2)每次 10~20mg,静脉注射,必要时可增加剂量,每 10~30min 重复 1 次,与间羟胺同时使用具有抗休克的协同作用。青光眼患者忌用。

(4)糖皮质激素的应用:糖皮质激素可改善中毒症状,稳定细胞溶酶体膜,提高血管活性药物的作用,但必须在强有力的抗生素使用的前提下应用。宜大剂量短程疗使用,疗程 3~5d。常用药物有氢化可的松(每次 100~300mg)、地塞米松(每次 10~20mg,每天不超过 60mg)、琥珀酰氢化可的松及甲泼尼龙。

4.保护心、脑、肾功能,防止肺水肿

使用强心药物,如毛花苷 C 每次 0.2~0.4mg 加入 5%~50% 葡萄糖注射液中缓慢静脉注射,使用时可先给血管解痉药如酚妥拉明与多巴胺合用。大剂量肾上腺皮质激素亦有一定作用。避免造成脑水肿,应采用渗透性脱水药如 20% 甘露醇,并予以头部降温及用大剂量地塞米松(20~40mg)和高能量合剂。尿量是判断肾功能有无损害的有效指标,在有效心搏量和血压恢复后,若患者仍少尿或无尿,可进行液体负荷与利尿试验,快速静脉滴注 100~300mL 甘露醇,或静脉注射呋塞米 40mg,若尿量无明显增加而心功能良好,可再重复一次,若仍无尿,提示已经发生急性肾功能不全,应进行相应处理。补液不宜过快,一旦发生肺水肿,应采取抬高胸部、吸氧、利尿、减慢或暂停输液、给予静脉注射酚妥拉明、缓慢静脉注射强心药等措施。

5.纠正电解质紊乱

入院后应行电解质检查,少尿时注意防治高钾血症,患者有尿并大量输液时,注意补充钾盐和钠盐。

6.防治 DIC

本病常合并弥散性血管内凝血(DIC),该并发症一旦确立,除积极治疗原发病和解除微循环障碍、改善毛细管灌注量外,应及早应用肝素。一般成年人首剂 50mg 加于 5% 葡萄糖注射液100～250mL中静脉滴注,4h滴完,间隔2h再重复应用1次。肝素一般在4～6h排泄完。肝素与双嘧达莫合用可取得协同作用,双嘧达莫剂量成年人为50～150mg,每6h1次,静脉缓慢注射。当有继发性纤溶发生严重出血时,在肝素后可静脉滴注氨基己酸,每次4～6g,每6～8h1次,还可用氨甲苯酸100～200mg,静脉注射。

# 第三章　外科常见急危重症

## 第一节　颅脑创伤患者的急诊室处理

颅脑损伤(traumatic brain injury,TBI)患者的急诊室处理要求快速、准确、全面。根据大量的临床实践经验结合相关循证医学证据,TBI 患者的急诊室处理分为初步诊查和深度诊查。

### 一、初步诊查

初步诊查是指在 TBI 患者送达急诊室后医护人员立即对伤情进行的分析判断与处置,其目的是为了快速了解伤情,及时处理致命病症,它既是急诊室诊断的开始,也是进一步救治患者的基础。为了防止疏漏,可按照英文字母"ABCDE"顺序进行(表 3-1)。

表 3-1　急诊室初步诊查要点

| A—气道 |
| --- |
| 1.评估气道开放程度,是否可以为机体充分提供氧合 |
| 2.保证气道通畅 |
| 3.确保颈椎中立位(避免颈椎损伤) |
| B—呼吸 |
| 1.高流量吸氧 |
| 2.评估胸部损伤及程度 |
| 3.专科处理:张力性气胸、血胸、连枷胸、心脏压塞 |
| C—血液循环 |
| 1.是否存在明显外出血 |
| 2.观察皮肤色泽、温度和周围毛细血管充盈状态 |
| 3.观测记录脉搏、心律、血压 |
| 4.观察颈部血管充盈状态 |
| D—神经功能障碍 |
| 1.GCS 评分观察意识变化 |
| 2.检查瞳孔形态、大小及对光反射 |
| 3.检查是否存在脑疝及脊髓损伤的体征 |
| E—暴露 |
| 1.充分暴露患者身体,便于全面体格检查 |
| 2.注意保暖,避免低体温 |

1.气道(airway,A)

患者气道通畅情况的评估。清除阻塞患者呼吸道的分泌物、异物(可能脱落的义齿)、胃内容物及血块。颅脑损伤后意识障碍严重(GCS≤8 分)的患者应尽早进行气管内插管或气管切开,并进行机械通气辅助呼吸。合并面部及气管损伤的患者可以适当放宽气管内插管的临床指征。进行气管内插管时,对可能合并颅底骨折的患者禁止采用经鼻插管,仅可选择经口途径。此外,在插管操作过程中应确保颈椎中立位,以防可能的颈椎损伤。

## 2. 呼吸（breathing，B）

患者呼吸功能的评估。观察患者双侧胸廓是否对称，呼吸动度是否一致，双肺呼吸音是否存在。若患者出现连枷胸、气胸、血气胸表现时，应立即予以吸氧及其他专科处置，并纠正低氧血症及高碳酸血症。应保证患者血 $CO_2$ 浓度在适当范围（动脉血 $CO_2$ 分压在 $30\sim35mmHg$），浓度过高可能增加颅内压，过低可能导致脑供血不足。循证医学研究显示，预防性过度换气导致血 $CO_2$ 的浓度过低将增加 TBI 患者的病死率。

## 3. 血液循环（circulation，C）

患者循环功能的评估。立即检查并记录患者血压、心率，必要时可予以持续动脉压监测。若患者存在活动性出血（如头皮挫裂伤），应立即采取加压包扎、缝合等措施止血。对于体表无明显损伤出血而出现血压下降、心动过速，尤其是经补液扩容治疗后血压仍无明显升高的患者，需高度警惕胸、腹腔脏器损伤等机体其他深在部位的出血。对于伤情严重的患者，在密切监测血压的同时应积极建立静脉输液通道，若血压下降，可进行静脉补液治疗，以维持正常血容量（避免收缩压＜90mmHg）。

TBI 患者出现血压增高、脉压增大、脉搏徐缓、呼吸深慢等 Cushing 综合征表现时，应警惕颅内压的增高。延髓功能衰竭的濒临死亡患者也可出现心动过缓。低血压伴心动过缓多提示神经源性休克，常与脊髓损伤相关，此时低血压的治疗主要以升压药物为主，而非大量静脉补液。

## 4. 神经功能障碍（disability，D）

患者神经功能的评估。患者生命体征稳定后，应迅速开始神经系统检查。包括 GCS 评分、脑神经、感觉和运动功能检查。需要注意的是低血压休克可导致患者意识不清，只有经抗休克治疗后进行的 GCS 评分才能够正确反映患者神经系统损伤所致的意识障碍。此外，饮酒、吸毒、伴复合伤等因素也可能影响神经系统功能的评估。创伤所致的痫性发作后出现的神经功能障碍会持续数分钟至数小时，需与原发或继发脑损伤所致的神经功能障碍相鉴别。

## 5. 暴露（exposure，E）

其他合并损伤的评估。对于意识不清、受伤机制不明的 TBI 患者，为了全面评估受伤状况，需充分暴露待观察患者的全身，以避免体格检查疏漏。仔细检查患者颅面部是否有压痛及畸形。注意固定患者颈部，并采用滚木式平衡翻身法侧翻患者，充分暴露背部，并仔细触诊脊柱是否存在压痛和畸形。在暴露检查中应注意保暖，避免体温过低。

## 二、深度诊查

### 1. 病史采集

病史采集对患者伤情的判断及治疗方案的选择尤为重要。应充分向患者、家属、现场急救人员采集患者的病史并客观记录病史陈述者，以便评估病史的准确性。为了避免疏漏，可按英文"AMPLE"的字母顺序采集病史，即过敏史（allergies，A）、用药史（medications，M）、既往史（孕龄妇女含妊娠史）（past medical history，P）、最近进食史（last meal，L）、受伤经过（events，E）。注意不要忽视受伤过程及事故现场的信息采集。此外，患者病情进展的状况也是判断伤情的重要线索，例如：典型的硬膜外血肿意识障碍的演变过程表现为：昏迷—中间清醒期—昏迷，即患者伤后因原发性脑损伤较轻，出现短暂昏迷后意识恢复，但伴随硬膜外血肿量逐渐增多，患者因出现脑疝而再次昏迷。

2. 全身体格检查

首先再次评价患者的意识状态,在行 GCS 评分之前需确保患者无低血压且未使用可能影响意识判断的药物。需要强调的是复苏后生命体征平稳下的 GCS 评分才对患者预后判断有价值。GCS 评分后面加上"T"则代表患者已行气管插管,无法行语言评分。如患者带气管内插管到达急诊室,呼唤睁眼,刺痛定位,则 GCS 评分为:8T。此外,GCS 评分以每项最佳评分为准,如患者一侧出现去皮质状态、对侧出现去大脑强直,则运动项目评分为 3 分,而非 2 分。复苏后患者的 GCS 评分下降,高度提示继发性脑损伤。因此,在复苏过程中,需多次对患者进行 GCS 评分。GCS 评分中运动评分较为准确,与患者病情及预后密切相关,应予以特殊重视。

应仔细检查患者头部是否有头皮损伤、血肿、头颅凹陷及变形。再次检查瞳孔及眼球各方向运动并摘除隐形眼镜。瞳孔大小、对光反射情况及患者年龄是判断伤情及预后的重要指标,眼外伤后若出现同侧瞳孔散大、直接对光反射消失、间接对光反射存在,提示伤眼原发性视神经损伤;无明显眼外伤患者,单侧瞳孔散大、对光反射减弱或消失则高度提示同侧海马钩回疝。若患者一侧眼睑下垂、瞳孔散大、眼球外展外斜固定,则提示动眼神经损伤。双侧瞳孔散大见于缺氧、低血压、双侧动眼神经损伤或濒危状态(注意出外使用扩瞳药物)。双侧瞳孔缩小多为药物所致,也可见于脑桥损伤。一侧瞳孔缩小伴同侧眼睑下垂,提示 Horner 综合征,应注意排除颈动脉夹层动脉瘤。

检查患者是否存在脑脊液耳漏或鼻漏,仔细检查鼓膜是否有损伤,一侧周围性面瘫伴同侧耳后淤血斑(Battle 征)提示中颅窝底骨折,眶周皮下及球结膜下淤血斑(熊猫眼征)提示前颅窝底骨折。检查气管是否居中,双侧颈动脉搏动是否良好,有无明显杂音。检查患者有无明显颈部软组织肿胀、静脉怒张。颈后部疼痛或棘突序列不良,提示脊髓损伤。对胸、腹、骨盆、四肢进行详细的体格检查,尤其是伴有低血压的 TBI 患者。

急诊医师应熟悉掌握不同种类脑疝的临床表现。海马钩回疝可表现为同侧瞳孔散大,可因受压大脑脚的侧别不同,出现一侧肢体偏瘫。枕骨大孔疝临床表现为患者烦躁或昏迷加深、生命体征紊乱、呼吸变慢,患者可表现为呼吸、心搏突然同时停止或呼吸越来越慢直至停止,而心搏仍可维持数分钟后停止。颞叶钩回疝和枕骨大孔疝均可导致脑干移位出血,出血多位于脑干腹侧中线旁,也称为 Duret 出血。而弥漫性轴索损伤导致的脑干出血常见于四叠体的背侧。

值得注意的是,TBI 患者合并其他部位的复合伤是导致病情加重、救治困难的另一重要因素。以交通伤为例,研究发现,超过 50% 的重型 TBI 患者合并其他部位的复合伤,32% 的患者合并骨盆或长骨骨折,23% 合并胸外伤,22% 合并颌面部骨折,7% 合并腹腔脏器损伤,2% 合并脊柱损伤。因此在深度诊查时,需要各专科医师对患者进行详细的体格检查。

3. 影像学检查

头 CT 平扫检查是急性 TBI 患者的首选影像学检查。为了不浪费医疗资源,对于伤后无意识障碍,无逆行性遗忘,神经系统症状轻微,急诊室神经系统查体正常的患者可以暂不行头 CT 检查,除此以外的 TBI 患者均应在伤后尽早进行头 CT 平扫检查。CT 检查时可通过调节窗宽和窗位进一步观察,以便更敏感地发现微小病灶;通过骨窗位观察可以更清晰地显示颅骨骨折。由于骨容积效应,后颅窝病变常在 CT 平扫检查时显示不清,必要时须配合头 MRI 检查。

单次头 CT 检查时仅能反映检查以前出现的病理改变,随着伤后时间的延长,患者还可能出现新的继发性病理改变。因此,应动态分析 CT 检查结果,如患者头痛、呕吐等症状、体征进行性加重时,应及时复查 CT。如患者头 CT 检查结果与出现的局灶性神经功能障碍不符,则要高度怀疑颅内血管损伤的可能,必要时可考虑行 CTA 或 DSA 检查。颅内小的挫伤及出血灶 CT 检查显示不清时,为明确诊断,可进一步行 MRI 检查。

### 三、颅脑创伤患者的院前临床风险评估

为了快速、高效地开展颅脑创伤的院前急救和急诊室处理,可以根据患者的临床特征进行风险评估(表 3-2),尤其是在群伤患者的救治时,科学分类将有助于保障患者安全,提高救治质量。

表 3-2　颅脑创伤患者的院前临床风险评估

| 风险评估 | 临床特征 |
| --- | --- |
| 低危患者 | 1.伤后无意识障碍(GCS 评分持续 15 分),无逆行性遗忘<br>2.临床症状轻微,仅有轻度头痛、头晕、乏力<br>3.无明确神经功能障碍,患者可有一般性头皮软组织损伤(头皮挫裂伤及血肿),但临床检查未发现感觉、运动及生理反射异常,无病理反射<br>4.无严重的其他合并伤 |
| 中危患者 | 1.伤后曾出现意识丧失、大小便失禁、逆行性遗忘、肢体抽搐等,或受伤过程不详<br>2.GCS 评分波动在 13~15 分,头痛、头晕症状逐渐加重,伴呕吐<br>3.虽然无明确的神经功能障碍,但有较重的头皮裂伤、帽状腱膜下肿胀、面部损伤等,临床上不能除外颅底骨折或凹陷性骨折的存在<br>4.伴机体其他部位一般性复合伤,呼吸、血氧饱和度、心率、血压稳定<br>5.年龄小于 2 岁,以及受伤时已饮酒或已使用其他影响意识药物的患者 |
| 高危患者 | 1.伤后持续意识不清或意识障碍程度逐步加深(包括有中间清醒期者)<br>2.GCS 评分≤12 分<br>3.存在局灶性或系统性神经功能障碍;明确的开放性颅脑损伤或凹陷性骨折<br>4.伴机体其他部位严重复合伤,呼吸、血氧饱和度、心率、血压持续波动不稳 |
| 极危患者 | 1.患者深昏迷;GCS 评分 3 分<br>2.双侧瞳孔散大,眼球固定,脑干反射消失<br>3.出现点头呼吸或呼吸暂停等严重呼吸衰竭表现,或经气管内插管或气管切开,并进行机械通气辅助呼吸后血氧仍难以维持<br>4.经复苏治疗,血压仍持续下降,难以维持;心率急骤下降或出现心室扑动、心室颤动等严重心律失常 |

### 四、颅脑创伤患者的急诊处理

所有患者在初步诊查和深度诊查的同时,均应根据不同状况及时进行相应处置,例如吸痰、吸氧、气管插管或气管切开、伤口止血、抗休克治疗等。对体表存在伤口者应及时注射破伤风抗毒素或人破伤风免疫球蛋白。

1.低危患者处理原则

低危患者一般可于院外观察,但应符合下述条件:①GCS 评分 15 分。②急诊室神经系统查体正常。③头 CT 无明显异常。此类患者大多仅有头痛、头晕、乏力表现,但急诊医师应充分告知患者及家属,若患者出现病情变化,应再次到医院就诊。

### 2.中危患者处理原则

中危患者一般均有或曾有意识障碍,可出现逆行性遗忘,临床表现复杂,病情变化快。可根据不同的临床特征选择处理方案。

(1)院外观察,定期复诊。但应符合下述条件:①GCS 评分≥14 分。②除有轻度头皮挫裂伤、头皮血肿外,急诊室神经系统查体未见其他异常。③头 CT 检查颅骨及颅内无明显异常。④患者有家属陪伴,可密切观察患者病情变化,且观察地附近有就医条件。同时急诊医师应充分告知患者及家属,若患者出现下述情况,应立即就近诊治:①不能被唤醒或意识障碍程度加深。②头痛加剧伴呕吐。③言语含糊不清,行为异常。④感觉异常,肢体无力或抽搐。⑤头皮损伤部位肿胀迅速增大。

(2)观察室或住院观察。除可以院外观察的患者外,中危患者原则上均应在观察室或住院观察。特别是伤后时间短、伤情尚不稳定、年龄<2 岁的中危患者。此类患者病情有可能突然恶化或进一步进展,应密切监测患者生命体征、意识、瞳孔等变化,必要时动态复查头 CT。

### 3.高危患者处理原则

对于高危患者,除立即进行生命体征监测、吸氧、止血、气管插管或切开、颈托固定颈部等紧急处理外,对合并胸、腹损伤及肢体骨折者还应及时进行相关的专业处理。如发现颅内血肿、挫裂伤、水肿等颅内占位病症及脑疝,应紧急给予甘露醇等脱水药物降低颅内压,尽快完善术前准备(以备紧急手术的需要),并迅速将患者转入神经外科重症监护病房(NCCU)。

### 4.极危患者处理原则

极危患者生命垂危,呼吸、循环衰竭,生命体征难以维持稳定,转运过程中风险极高,应立即组织相关学科协作,进行现场救治,稳定患者生命体征后,再争取机会将患者转入 NICU 救治。

## 第二节 颅脑创伤后凝血异常

颅脑创伤(traumatic brain injury,TBI)患者约 17% 存在凝血功能异常,在重型颅脑损伤患者中则高达 50%。凝血酶原时间(prothrombin time,PT)延长与颅脑损伤严重程度和预后不良密切相关。颅脑创伤后凝血功能障碍的发病机制包括继发于组织因子(tissue factor,TF)的释放,弥散性血管内凝血(disseminated intravascular coagulation,DIC),局部血小板功能障碍,系统性凝血与纤溶途径的改变,以及继发于低灌注状态的蛋白质 C 的激活。

### 一、临床意义

#### 1.凝血功能异常与患者预后不良相关

入院时 PT 延长是颅脑创伤后期不良预后的独立风险因素。入院时国际标准化比值(INR)、活化部分凝血酶时间(APTT)、血小板或纤维蛋白原降解产物以及 D-二聚体异常也是颅脑损伤患者不良预后的预测指标。TBI 患者入院时合并凝血功能异常者病死率为50.4%,而无凝血功能异常者病死率仅为 17.3%。凝血功能障碍的危险因素包括 GCS<8 分、年龄>75 岁和存在低血压病史。

#### 2.凝血功能异常与患者进展性损害相关

TBI 患者中,与凝血功能障碍相关的继发性损伤在随访的影像学上表现为原始损伤的进展或新发损害。TBI 合并凝血异常者,有 85% 出现出血进展或新发生的缺血性损害等继发性损伤。TBI 后首个 24h 内发生凝血异常是出血性损伤进展的最大危险因素。风险最高的凝血指标是 APTT 延长,进展发生率为 100%;血小板减少(血小板计数$<100\times10^9$/L)与 90% 的进展率有关;PT 延长则与 75% 的进展率有关。

## 二、诊断

### 1.诊断标准

PT、INR、APTT 和血小板计数至少有一个指标出现异常时即可诊断为凝血功能障碍。目前,大多数 I 级创伤中心都以 INR>1.2,APTT>36s,血小板$<100\times10^9$/L,满足其中一项即可诊断为凝血功能障碍。另外,包括纤维蛋白原、D-二聚体、纤维蛋白原降解产物(fibrinogen degradation products,FDP)、凝血酶-抗凝血酶Ⅲ复合体(thrombin-antithrombin complex,TAT)和纤溶酶-抗纤溶酶复合体(PAP)等其他几项指标的测量可用于实验研究,但在临床应用中受到限制。最近血栓弹性描记法(thrombelastography,TEG)更加普遍地应用于对整体血液的评估。

### 2.实验室检查

用于评估凝血障碍的实验室检查见表 3-3。

表 3-3　用于评估凝血障碍的实验室检查

| 酶促凝血 | 纤维蛋白溶解 | 血小板 |
|---|---|---|
| INR/PT | D-二聚体 | 血小板计数 |
| APTT | 纤维蛋白原降解产物 | 出血时间 |
| 纤维蛋白原 | 纤溶酶原激活物抑制剂-1 | 血小板功能分析 |
| TT | 血栓弹性图 | 快速血小板功能试验 |
| 抗凝血酶Ⅲ复合体 | | 全血阻抗法 |
| 凝血酶原讲解片段 1+2 | | 血小板聚集测定 |
| 血栓弹性图 | | 血栓弹性图 |

**注**　INR:国际化标准比值;PT:凝血酶原时间;APTT:活化部分凝血酶时间;TT:凝血酶时间

(1)凝血酶:PT 是外源性或组织因子凝血途径的经典检测指标,提示凝血因子Ⅶ、Ⅴ、Ⅹ、Ⅱ和纤维蛋白原消耗和(或)功能障碍的敏感指标。APTT 是内源性或接触活化途径的标准检测指标,对凝血因子Ⅺ、Ⅸ和Ⅷ消耗和(或)功能障碍敏感。PT 对肝素以及纤维蛋白原消耗或功能障碍同样敏感。血清纤维蛋白原可以直接进行量化以检测是否缺乏。

(2)血小板:一般情况下,可以从血小板数量、出血时间来初步判断血小板功能。血小板功能分析、快速血小板功能检验和全血阻抗法是较敏感和准确的血小板功能监测手段。TEG 能从整体血栓形成过程判断血小板功能。

(3)纤维蛋白溶解系统:纤溶活性最主要是测定 FDP,而 D-二聚体是测定降解产物最常用的指标。尽管 D-二聚体是纤溶活性的敏感指标,但是在创伤患者中,组织损伤使 D-二聚体普遍升高,因此限制了其应用价值。

(4)高凝状态的评估:相对于出血倾向的评估,高凝状态难以进行评估。常规抗凝血酶和纤维蛋白原片段、纤溶酶-抗纤溶酶复合体(PAP)等的特异性有限。TEG 则可较准确地评估低凝和高凝状态。

(5)TEG 用于评估高凝和低凝状态:TEG 能实时全面测量止血功能(包括细胞、体液和纤溶过程),并能识别低凝和高凝这两种状态。在创伤患者中,利用 TEG 进行有目的的治疗可以降低与血制品输注相关的病死率。另外,由于在创伤和大手术后习惯给予血栓预防,所以TEG也被用来识别存在不易被察觉的高凝状态患者。

## 三、治疗

1. 损伤控制复苏理念

针对严重创伤大出血可采取"损伤控制复苏(damage control resuscitation,DCR)"的概念。主要内容包括:①允许性低血压复苏。②识别和预防低体温。③纠正酸中毒。④早期立即纠正凝血病。DCR的核心内容是将凝血病的防治提早到创伤复苏中至关重要的位置,强调要在创伤极早期实施"损伤控制外科(damage control surgery,DCS)"的同时就积极采取系列措施来纠治凝血病。

2. 控制出血

积极处理原发创伤,控制出血,避免继续失血而加重休克、酸中毒和血液稀释。对外出血可使用局部加压包扎、填塞压迫、使用止血带、必要时结扎血管等方法止血。活动性内出血应尽快行血管介入或手术止血,切不可一味地为等待血流动力学稳定而丧失手术机会。实施DCS策略,以最简单的方法在最短时间内实现止血和去污染。

3. 液体复苏

液体复苏的主要理念是在保证重要脏器如脑、心脏等组织灌注的基础上,补充液体,维持血压在略低于正常的水平(收缩压 80~100mmHg),直到手术控制出血。应注意两个原则:①避免大量补充晶体液,以免血液稀释导致凝血病加重,进而导致更为严重的出血。②积极纠正凝血病,包括积极纠正全身低灌注、酸中毒、低体温及合理应用血液制品等。在液体的选择上,等渗盐水和林格液大量使用时容易导致高氯性酸中毒,会加重凝血病而增加用血量,主张使用乳酸林格液。人工胶体制剂可能通过降低 von Willebrand 因子和Ⅷ因子水平、抑制血小板功能、干扰纤维蛋白原作用等机制而加重凝血病,临床上应注意其用量。小容量高渗盐水是休克复苏中比较理想的液体,但有研究提示会抑制凝血功能、增加出血量,特别是在凝血底物被显著稀释的阶段要引起注意。

4. 积极纠正酸中毒

代谢性酸中毒对凝血因子活性有较大影响,pH<7.0 的严重酸中毒对凝血活性有很大的抑制作用。严重多发伤所致的代谢性酸中毒与难治性休克密切相关,凝血功能障碍引起出血不止又是休克不可纠正的重要原因,两者互为因果,形成恶性循环。在积极容量复苏的基础上,可以补充碳酸氢钠纠正酸中毒。

5. 体温的监测和维护

控制和减少出血是避免低体温的关键,还要去除患者身上潮湿的衣物,减少非损伤部位的暴露,使用毛毯等包裹患者,保持环境温暖,对静脉用液体或血液制品进行加热。首选血管、膀胱、食管或直肠内探头测定体温。

6. 凝血底物

对于创伤大出血患者(预期 24h 内输入 8~10U 浓缩红细胞),应尽早以 1:1:1 的比例输注血浆/血小板/红细胞,同时补充凝血因子凝血酶原复合物含Ⅱ、Ⅳ、Ⅸ、Ⅹ因子。对于大量输血的患者,建议每输注 1000mL 红细胞悬液,即补充 400U 的凝血酶原复合物;新鲜血浆富含凝血因子,也是治疗创伤性凝血病的重要手段;冷沉淀是浓缩的凝血因子,可以和凝血酶原复合物同时使用,加强疗效,建议每输注 1000mL 红细胞悬液补充冷沉淀 5~10U。

可参考成分输血"鸡尾酒"法：15U PHBC＋12U 新鲜冰冻血浆(FFP)＋2U 血小板＋10U 冷沉淀,同时可加用 90μg/kg rFⅦa。

7.早期恰当使用各种止血药物

(1)氨甲环酸:CRASH-2 研究显示,创伤后 8h 内使用可降低病死率。

(2)重组Ⅶ因子(rFⅦa):INR＞1.4 的患者,使用 rFⅦa 可显著缩短术前纠正治疗时间,并减少血制品的使用量。

(3)精氨酸加压素类似物:可促进内皮细胞释放 von Willebrand 因子,增加血小板表面糖蛋白受体数量和血液中Ⅷ因子浓度。

更详细的凝血因子制品的种类和用法可参考表 3-4。

表 3-4　凝血因子制品的种类和用法

| 产品 | 凝血因子 | 剂量 |
|---|---|---|
| FFP | Ⅰ(纤维蛋白原)、Ⅱ、Ⅴ、Ⅶ、Ⅸ、Ⅹ、Ⅺ、Ⅻ抗凝血酶 | 10～15mg/kg,如果恢复理想,可使凝血因子水平提高 15%～20% |
| 冷沉淀物 | Ⅰ、Ⅷ、Ⅻ、vWF | 1～2U/10kg |
| PCC | Ⅱ、Ⅸ、Ⅹ(少量Ⅶ因子) | 测定Ⅸ因子活性 |
| Bebulin VH(Baxter)<br>Profilnine SD(Grifols) | | Bebulin 和 Profilnine 都是含有 3 种凝血因子的 PCC,同时具有相当于大约 1/10Ⅸ因子活性的Ⅶ因子活性;相对于Ⅸ因子,Ⅱ因子和Ⅹ因子的含量存在差异,Bebulin 为Ⅹ＞Ⅱ＞Ⅸ,Profilnine 为Ⅱ＞Ⅹ＞Ⅸ<br>治疗Ⅸ因子缺乏症时,1U/kg 可提高 1%的活性 |
| NovoSeven RT(Novo Nodisk) | 重组活化Ⅶ因子 | 大剂量时血栓栓塞并发症风险增高<br>治疗存在抑制剂的血友病 A 或 B 患者时,90μg/(kg·2h)<br>治疗Ⅶ因子缺乏症患者时,每 4～6h 15～30μg/kg |
| Ⅷ因子浓缩剂<br>血浆提取<br>Alphanate(Grifols)<br>Huamate-P(CSL-Behring)<br>Koate-DM(Bayer)<br>Wilate(Octapharma)<br>免疫亲和提纯<br>Hemofil-M(Baxter)<br>Monarc-M(Baxter)<br>Monoclate-P(CSL-Behring)<br>重组<br>Advate(Baxter)<br>Helixate FS(CSL-Behring)<br>Kogenate FS(Bayer)<br>Recombinate(Baxter)<br>Xyntha(Wyeth) | Ⅷ | 每 1U/kg Ⅷ因子可使血清Ⅷ因子水平提高 2%(在通常情况下,50U/kg 可使Ⅷ水平提高 100%) |

（续表）

| 产品 | 凝血因子 | 剂量 |
|------|---------|------|
| IX因子浓缩剂<br>血浆提取<br>Alphanine SD(Grifols)<br>Mononine(Baxter)<br>重组<br>BeneFix(Wyeth) | IX | 每 1U/kg IX因子可使血清IX因子水平提高 1%（在通常情况下，100U/kg 可使血清IX 水平提高 100%） |

8.高凝状态的逆转

抗血小板和用肝素抗凝在治疗血栓栓塞性疾病中已得到确认，但在重症出血性颅脑损伤急性期使用尚缺乏依据。

# 第三节　颅内高压危象和脑疝

颅内高压危象（intracranial hypertension crisis）是指 ICP 持续＞20mmHg，出现以下危及患者生命的征象：①神经系统：剧烈头痛、意识障碍（如烦躁不安、嗜睡、昏迷等）。②循环系统：血压升高，晚期血压下降，心动过速或心动过缓。③呼吸系统：呼吸节律慢而深或不规则，甚至呼吸暂停等。④内环境严重紊乱：高热、尿崩症、水电解质紊乱，如高钠氯血症、酸中毒等。

发生颅内高压危象时多伴随脑疝，因而颅内高压危象也经常称脑疝危象。脑疝是指颅内压升高到一定程度时，部分脑组织在压力梯度影响下被挤到压力较低部位，并且嵌顿于颅内硬膜、骨脊、骨孔处造成脑组织的严重损伤，是颅内压升高最严重的并发症，也是脑组织在原发病的基础上严重的继发性病变。这种危象是危及生命的临床现象，一旦确定，必须分秒必争，立即进行临床干预，随着时间的延长，如果不能解除颅内高压危象或脑疝，其临床结局必然是导致全脑包括脑干在内的脑死亡。

脑疝根据发生部位和疝出的组织可分为几种类型（表 3-5 和图 3-1）。

表 3-5　脑疝的类型

| 名称 | 发生部位和疝出组织 |
|------|------------------|
| 大脑镰下疝 | 也称为扣带回疝，是指大脑镰旁占位致压力增高，扣带回经大脑镰下缘疝入对侧，胼胝体受压下移 |
| 枕骨大孔疝 | 又称小脑扁桃体疝，是指小脑扁桃体疝入枕骨大孔 |
| 小脑幕裂孔疝 | 也称颞叶钩回疝，主要指来自大脑半球占位性病变，特别是颞叶病变导致 ICP 增高，使颞叶向对侧移位疝入小脑幕裂孔。影像或解剖学上可分为：前疝，是颞叶的钩回疝入脚间池及环池前部；后疝，颞叶内侧部于四叠体池及环池的后部 |
| 小脑幕裂孔上疝 | 又称小脑蚓疝，是由于后颅窝压力增高，导致小脑上蚓部向上疝入小脑幕切迹的四叠体池 |
| 中心疝 | 幕上，特别是顶部中线部位压力增高，致使大脑深部结构及脑干纵轴牵张移位 |
| 蝶骨嵴疝 | 额叶眶回越过蝶骨嵴进入中颅窝，也可能是颞叶前部挤向前颅窝 |
| 颅外疝 | 脑组织通过颅骨缺损疝出 |

**注**　不同文献中可能有不同的分类和命名方法

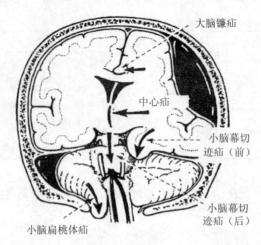

大脑镰疝

中心疝

小脑幕切
迹疝（前）

小脑幕切
迹疝（后）

小脑扁桃体疝

图 3-1　脑疝示意图

　　除上述颅内高压危象征象外,脑疝还会因发生部位和疝出组织不同而有些特殊的定位表现。脑疝的分类是根据解剖学特征而分类,除个别发展缓慢的患者是单一类型的外,大多数患者的脑疝类型是复合型,或者以某一种类型为主。由于大脑镰疝、蝶骨嵴疝、中心疝、小脑幕裂孔上疝等临床常见的脑疝类型,大多数在解剖学和影像学有特征性表现,临床实践中不难通过症状、体征来鉴别,因此,在 NICU 中最常见、最重要的是小脑幕裂孔疝和枕骨大孔疝,下面详细介绍这两种情况的表现和治疗,其他类型脑疝可参照这两种脑疝的处理方法。

## 一、小脑幕裂孔疝

（一）病理生理

　　幕上一侧占位性病变不断增长引起颅内压增高时,脑干和患侧大脑半球向对侧移位。半球上部由于有大脑镰阻挡,移位较轻,而半球底部近中线结构如颞叶的钩回则移位较明显,产生以下影响。

　　1. 动眼神经损害

　　可能有四种情况:①钩回疝入脚间池,直接压迫动眼神经及其营养血管。②钩回压迫位于动眼神经上方的大脑后动脉,间接使动眼神经受压。③脑干下移牵拉动眼神经。④脑干受压,使动眼神经核和邻近部位发生缺血、水肿或出血。

　　2. 脑干变化

　　有两种机制:①脑干变形和移位。②脑干缺血、水肿或出血。

　　3. 脑脊液循环障碍

　　中脑周围的脑池是 CSF 循环的必经之路,小脑幕切迹疝可使该脑室阻塞;另外,脑干受压、变形、扭曲时可能引起中脑导水管梗阻。

　　4. 疝出脑组织的改变

　　疝出的脑组织如不能及时还纳,可因血液回流障碍而发生充血、水肿以致嵌顿,更严重地压迫脑干。

　　5. 枕叶梗死

　　后交通动脉或大脑后动脉直接受压、牵张,可引起枕叶梗死。

（二）临床表现

**1.瞳孔变化**

最初可能有短暂的患侧瞳孔缩小，但多不易被发现。此后则瞳孔逐渐散大，对光反射迟钝、消失。晚期双侧瞳孔散大，对光反射消失，眼球固定不动。

**2.意识障碍**

由于脑干网状上行激活系统受累，患者逐渐出现意识障碍，由嗜睡、朦胧到浅昏迷、昏迷，对外界刺激的反应迟钝或消失。

**3.生命体征改变**

血压升高、脉缓有力、呼吸深慢、体温上升。到晚期，生命中枢逐渐衰竭，出现潮式呼吸或叹息样呼吸，脉弱，血压和体温下降，最后呼吸停止，继而心搏停止。

**4.锥体束征**

大脑脚受压，使锥体束受压，出现对侧肢体力弱或瘫痪，肌张力增高，腱反射亢进，病理反射阳性。

**5.颅内压增高**

表现为头痛加重、呕吐频繁、躁动不安。

（三）治疗

一旦出现典型的脑疝征象，立即做如下紧急处理。

（1）维持呼吸道通畅，进行紧急气管插管。

（2）立即经静脉推注 20％甘露醇注射液 250～500mL。

（3）对原有脑积水的患者，可立即行侧脑室穿刺外引流，降低急骤升高的 ICP，待病情缓解后再针对病因进行治疗。

（4）颅内原发病变性质和部位明确者，立即准备外科手术；对诊断尚不明确者，在循环稳定的情况下，进行紧急脑 CT 扫描检查，确诊颅内病变性质，并确定是否进行外科手术干预；外科手术方式包括：直接的病灶切除；病灶切除＋内外减压术；对颅内没有局部病灶者，可考虑做姑息性减压手术，如去骨瓣颞肌下（外）减压术或部分脑叶切除（内）减压术。

脑疝是需要紧急抢救治疗的临床危象，其抢救措施及手术准备几乎是同步的。这种危象缓解的标志是：散大的瞳孔有所回缩，昏迷程度减轻。但瞳孔回缩和昏迷程度减轻可能是强烈脱水药物的作用，这种短暂的病情缓解，为进一步的检查治疗提供了一个良机。由于颅内原发疾病的存在，病情会随时加重，因此一定要严密监护，尽快针对原发病进行治疗，才能从根本上防止脑疝的发生。

## 二、枕骨大孔疝

（一）病理生理

小脑扁桃体经枕骨大孔疝出到椎管内。多发生于后颅窝占位性病变，也见于小脑幕切迹疝晚期，分慢性疝出和急性疝出两种情况，产生的影响如下。

**1.延髓受压**

慢性疝出的患者可无症状或症状轻微；急性延髓受压常很快引起中枢衰竭，危及生命。

**2.脑脊液循环障碍**

第四脑室中孔梗阻或小脑延髓池阻塞所致，可使颅内压进一步升高，脑疝程度加重。

3.疝出组织的改变

疝出的小脑扁桃体发生充血、水肿或出血,均使延髓和颈髓上段受压加重。慢性疝出的扁桃体可与周围组织粘连。

(二)临床表现

1.生命体征改变

慢性疝出者生命体征变化不明显;急性疝出者生命体征改变显著,迅速发生呼吸和循环衰竭,先呼吸减慢、脉搏细速、血压下降,很快出现潮式呼吸和呼吸停止,如不采取措施,不久心搏也停止。

2.枕下疼痛、颈项强直或强迫头位

疝出的脑组织压迫颈上部神经根,或因枕骨大孔区脑膜或血管壁敏感神经末梢受牵拉,可引起枕下疼痛。为避免延髓受压加重,机体发生保护性或反射性颈肌痉挛,患者头部维持在适当位置。

3.后组脑神经受累

由于脑干下移,后组脑神经受牵拉,或因脑干受压,出现眩晕、听力减退等症状。

4.颅内压升高

头痛剧烈、呕吐频繁,慢性脑疝患者多有视神经乳头水肿。

与小脑幕切迹疝比,枕骨大孔疝的特点是:生命体征变化出现较早,瞳孔改变和意识障碍出现较晚。

(三)治疗

治疗原则与小脑幕切迹疝基本相同。

枕大孔疝大多伴有急性梗阻性脑积水,紧急情况下,可以立即行侧脑室外引流,以缓解颅内压。有枕骨大孔疝症状且后颅窝病变诊断明确者,应立即进行手术切除病变,同时行后颅窝减压术。手术时,切除部分枕骨,将枕骨大孔后缘和寰椎后弓切除,扩大后颅窝体积,硬膜减张修补,解除小脑扁桃体疝对延髓的压迫。若扁桃体与周围结构粘连,可试行粘连松解。必要时可在软脑膜下切除水肿、出血的小脑扁桃体,以减轻对延髓和延髓上段的压迫及疏通脑脊液循环通路。

# 第四节 腹部损伤

## 一、概论

(一)流行病学调查

腹部损伤在平时和战时都较多见,其发病率在平时占各种损伤的0.4%~1.8%,战时占5%~8%。平时多见于交通事故、工农业外伤、生活意外、殴斗、凶杀、灾难事故,现代战争中主要为火器伤,致伤物多为弹丸、弹珠、弹片,常为多发伤或多个腹内器官伤,伤情严重复杂,而刀刺伤相对较少见。

(二)病因、病理

1.腹部损伤分类

腹部损伤可分为开放性和闭合性两大类。开放性损伤中,有腹膜破损者为穿透伤(90%~

95％伴内脏损伤），无腹膜破损者为非穿透伤（5％～10％因冲击效应致内脏损伤）；其中投射物有入口、出口者为贯通伤，有入口无出口者为盲管伤。闭合性损伤可能仅限于腹壁，也可同时兼有内脏损伤。开放性损伤有体表伤口，即使涉及内脏，其诊断常较明确；但闭合性损伤体表无伤口，要确定有无内脏损伤有时很困难，常会贻误手术时机，导致严重后果。故闭合性腹部损伤更具有重要的临床意义。

医源性损伤种类很多，主要由腹腔或相邻部位手术和某些侵入性诊疗操作造成。医源性损伤若能及时发现，处理大多不难，且预后良好，但若延误诊断治疗，可致严重后果。

2.常见病因及病理变化

开放性损伤常由刀刺、枪弹、弹片所致，闭合性损伤常系坠落、碰撞、冲击、挤压、拳打脚踢等钝性暴力所致。无论开放或闭合，都可导致腹内脏器损伤。常见受损内脏在开放性损伤中依次为肝、小肠、胃、结肠、大血管等；在闭合性损伤中依次是脾、肾、小肠、肝、肠系膜等。胰、十二指肠、膈、直肠等由于解剖位置较深，故损伤发生率较低。

腹部损伤的严重程度是否涉及内脏、涉及什么内脏等情况在很大程度上取决于暴力的强度、速度、着力部位和作用方向等因素，还受到解剖特点、内脏原有病理情况和功能状态等内在因素的影响。例如，肝、脾组织结构脆弱、血供丰富、位置比较固定，受到暴力打击容易导致破裂，尤其是原来已有病理情况者；上腹受挤压时，胃窦、十二指肠第三部或胰腺可被压在脊柱上而断裂；肠道的固定部分（上段空肠、末端回肠、粘连的肠管等）比活动部分更易受损；充盈的空腔脏器（饱餐后的胃、未排空的膀胱等）比排空者更易破裂。

（三）临床表现

由于致伤原因及伤情的不同，腹部损伤后的临床表现可有很大差异，从无明显症状、体征，到出现重度休克，甚至处于濒死状态。一般单纯腹壁损伤的临床症状和体征轻微，可仅表现为受伤部位疼痛、局限性腹壁肿胀压痛，或有时可见皮下瘀斑，很少伴恶心、呕吐等胃肠道症状。

伴有腹内脏器损伤时常出现下列征象。

1.恶心呕吐

约1/3患者伤后有恶心呕吐征象，多于并发腹膜炎后出现。

2.腹痛

常呈持续性全腹痛、呼吸咳嗽时加剧。

3.腹膜刺激征

腹部压痛、肌紧张、反跳痛是腹部损伤最主要的体征，常与内脏损伤部位一致。昏迷或伴截瘫时，不能检出此体征，而给诊断带来困难。

4.腹胀和腹式呼吸受限

一般出现较晚，多由腹腔内出血或腹膜炎引起肠麻痹所致。

5.肝浊音界消失

由胃肠道穿孔时气腹引起。偶也可不消失，如小肠内气体较少，穿孔后可无气腹发生。

6.移动性浊音

腹腔内大出血的可靠佐证。弥漫性腹膜炎时，腹腔内如有大量渗出液也可出现。

7.肠蠕动音改变

闭合性腹部损伤的重要体征。肠蠕动音的逐渐减弱或消失对确诊腹部损伤很有帮助。

**8. 昏厥**

约半数患者有昏厥现象,持续时间不等,若伤后立即发生昏迷且持续时间较长,应考虑脑外伤。

**9. 休克**

约半数患者可出现脉率加速、血压下降、面色苍白和出汗等休克症状,常提示腹腔内大出血。

**10. 血尿和排尿困难**

泌尿系统受损的突出症状。

上述征象常因伤情不同而差异很大。内脏如为挫伤,可有腹痛或无明显临床表现。严重者以腹腔内出血和腹膜炎为主要病理变化。

肝、脾、胰、肾等实质器官或大血管损伤主要临床表现为腹腔内或腹膜后出血,包括面色苍白、脉率加快,严重时脉搏微弱,血压不稳,甚至休克。腹痛呈持续性,一般不很剧烈,腹肌紧张、压痛及反跳痛也不如空腔脏器破裂时严重。但肝破裂伴较大肝内胆管断裂,胆汁沾染腹膜,或胰腺损伤伴胰管断裂,胰液溢入腹腔,可出现明显的腹痛和腹膜刺激征。体征最明显处一般即是损伤所在。肩部放射痛提示肝或脾的损伤。肝、脾被膜下破裂或肠系膜、网膜内出血可表现为腹部包块。移动性浊音虽是内出血的有力佐证,但对早期诊断帮助不大。肾脏损伤时可出现血尿、肾区绞痛、排尿困难等。

胃肠道、胆道、膀胱等空腔脏器破裂的主要临床表现是弥漫性腹膜炎。除胃肠道症状及稍后出现的全身性感染表现外,突出表现为腹膜刺激征,其程度因空腔气管内容物不同而异。通常胃液、胆汁、胰液刺激最强,肠液次之,血液最轻。上消化道损伤时,漏出的胃液或胆汁强烈刺激腹膜,可立即引起剧烈腹痛、腹肌紧张、压痛、反跳痛等典型腹膜炎表现。下消化道破裂时,漏出物化学刺激性较轻,腹膜炎体征出现较晚,呈渐进性,程度也较轻,但造成的细菌性污染远较上消化道破裂时为重。伤者可因肠麻痹而出现腹胀,严重时可发生感染性休克。胃、十二指肠或结肠破裂后可有肝浊音界缩小或消失。腹膜后十二指肠破裂的患者有时可出现睾丸疼痛、阴囊血肿和阴茎异常勃起等症状、体征。胃、十二指肠损伤可有呕血。直肠损伤常出现新鲜血便。空腔脏器破裂处可有某种程度的出血,但量一般不大,除非合并邻近大血管损伤。多发性损伤临床表现更为复杂。意识障碍的伤员往往不能提供腹部症状,腹部外的严重损伤如颅脑创伤、胸部损伤、脊柱骨折可掩盖腹部损伤,延误诊断。

**(四)辅助检查**

**1. 实验室检查**

红细胞、血红蛋白与血细胞比容下降,提示有大量失血。白细胞总数及中性粒细胞数升高不仅见于腹内脏器损伤时,同时也是机体对创伤的一种应激反应,诊断意义不大。血淀粉酶或尿淀粉酶升高提示胰腺损伤或肠道穿孔,或腹膜后十二指肠破裂,但胰腺或胃肠道损伤未必均伴有淀粉酶升高。淀粉酶升高一般在 48h 内即降至正常。血尿是泌尿系统损伤的重要标志,但程度与伤情可能不成正比。

**2. X 线检查**

凡腹内脏器损伤诊断已确定,尤其伴有休克者,应抓紧时间处理,不必再进行 X 线检查,以免加重病情,延误治疗。但如伤情允许,有选择的 X 线检查还是有帮助的。X 线胸片及平卧位腹部平片最常用,酌情可拍骨盆片。骨折的存在可能提示有关脏器的损伤。腹腔内游离气体为胃肠道(主要是胃、十二指肠和结肠,少见于小肠)破裂的确证,可表现为膈下新月形阴影,或侧卧位时的苍穹征(侧腹壁下积气)和"镰状韧带征"(韧带下积气),或仰卧位时的"双肠壁征"(在肠腔内外气体衬托下,肠管内外壁清晰可见)。维持所需体位 10min 后行 X 线检查可提高检出率。一般 X 线检查可显示腹腔内 50mL 以上游离气体。腹膜后积气(可有典型的花斑状阴影)提示腹膜后十二指肠或结直肠穿孔。腹腔内有大量积血时,小肠多浮动到腹部中央(仰卧位),肠间隙增大,充气的左右结肠可与腹膜脂肪线分离。腹膜后血肿时,腰大肌影消失。胃右移、横结肠下移、胃大弯有锯齿形压迹(脾胃韧带内血肿)是脾破裂的征象。右膈升高、肝正常外形消失及右下胸肋骨骨折,提示有肝破裂的可能。左侧膈疝多可见胃泡或肠管突入胸腔。右侧膈疝诊断较难,必要时可做人工气腹以资鉴别。X 线检查可显示金属异物的所在,与投射物入口联系起来,有助于推测其在体内的轨迹以及可能伤及的脏器。当疑有胃或十二指肠破裂时,胃管注入泛影葡胺并转动卧位后摄片很有帮助,造影剂从腔内溢出是穿孔或破裂的确证。

当刺伤或枪伤不能确定是否穿透腹膜时,可行伤道造影。疑肝、脾、胰、肾、十二指肠等脏器损伤,但其他检查方法未能证实者,选择性血管造影可有很大帮助。实质性器官破裂时,可见动脉像的造影剂外漏、实质像的血管缺如及静脉像的早期充盈。但血管造影属侵入性检查手段,所要求的设备、技术条件较高,不宜普遍使用。

3.诊断性腹腔穿刺术

检出率可达 90% 以上,对诊断腹腔内脏有无损伤和哪一类脏器损伤有很大帮助。腹部四个象限皆可穿刺,以下腹部为最常用,穿刺点应避开手术瘢痕、肿大的肝和脾、充盈的膀胱及腹直肌(可刺破腹壁下血管引起血肿),多选于脐和髂前上棘连线的中外 1/3 交界处或经脐水平线与腋前线相交处。有骨盆骨折者应在脐平面以下穿刺,以免刺入腹膜后血肿而误诊为腹腔内出血。穿刺针宜用短斜面 17～18 号粗针头。虽然腹腔内有多量液体时,用普通肌内注射针头(7 号)即可将其吸出,但若液体较少或黏稠,或混有渣滓,则细针穿刺易得阴性结果。穿刺方法:排空膀胱,患者仰卧或略侧卧,选定穿刺点,局麻下沿垂直方向刺入。进入腹腔后,液体一般能自行溢出,也可用注射器缓缓吸出,但不宜大力负压抽吸,以免网膜或肠壁堵塞针头。注意有无气体逸出,观察吸出物中有无血液、胆汁或肠内容物,并收集标本做细胞计数、细菌涂片及培养,必要时可测定淀粉酶,借以推断哪类脏器受损。如穿得血液,应注意观察其能否凝固,不凝者为腹腔积血,提示实质性器官破裂所致内出血,因腹膜的去纤维作用而使血液不凝;迅速凝固者为针头刺破血管的结果。若能抽出 0.1mL 以上的不凝血液,即可诊断为腹腔内出血。如抽不到液体,可改变针头的方向、角度及深度。若仍一无所得,可经针头注入生理盐水 20～30mL,停留片刻后任其流出,注意液体性状的变化,收集送检。只要操作正确,阳性结果有肯定的诊断价值,阴性结果则不能完全排除内脏损伤,必要时可更换部位或间隔一段时间再行穿刺。

严重腹内胀气、中晚期妊娠、因既往手术或炎症造成腹腔内广泛粘连及躁动不能合作者,不宜行腹腔穿刺。

4.诊断性腹腔灌洗

早期诊断阳性率比腹腔穿刺高,可进行连续观察而不必多处反复穿刺。一般在脐下中线处做小切口或直接用套管针进行穿刺,将多个侧孔的塑料管或腹膜透析管插入腹腔 20～30cm,如能引流出血性物,一般即可决定手术,如无液体抽得,则应注入生理盐水 1000mL

（10～20mL/kg）。放低导管，另一端连接无菌瓶，令液体借助虹吸作用缓缓流出。有下列情况之一即为阳性：①灌洗液含有肉眼可见的血液、胆汁、胃肠内容物或证明是尿液。②显微镜下红细胞数超过 $100×10^9/L$ 或白细胞计数超过 $0.5×10^9/L$。③淀粉酶超过 $100U/L$（Somogyi 法）。④沉渣染色涂片找到细菌。

诊断性腹腔灌洗是一项敏感的检查，假阴性结果少，但有 10% 以上的阳性者经剖腹证明其实并不需要手术。因此不宜把灌洗阳性作为剖腹的绝对指征，而应全面检查、慎重考虑后再做决定。

5.B超检查

主要用于诊断肝、脾、胰、肾的损伤，可根据脏器的形状和大小提示损伤的有无、损伤部位、大致程度，以及周围积血、积液情况。本检查迅速、简便、可床旁进行。有报道称，以肝肾间出现无回声带作为判断腹腔内出血的标志，阳性率可达 91%。本检查还可进行动态观察，为医生提供重要信息。

6.CT 检查

CT 检查对实质脏器损伤及其范围程度有重要诊断价值。CT 比 B 超更为准确，假阳性率低，假阴性结果为 7%～14%。对肠管损伤，CT 检查价值不大，但若同时注入造影剂，CT 对十二指肠破裂的诊断很有帮助。

7.其他检查

MRI 检查对血管损伤和某些特殊部位的血肿，如十二指肠肠壁间血肿有较高的诊断价值。诊断性腹腔镜检查尚未发展为成熟技术，主要用于临床难以确诊时。虽有报道称其诊断价值不亚于剖腹探查术，且创伤性比剖腹探查术小得多，但二氧化碳气腹可引起高碳酸血症，膈肌抬高影响呼吸，大静脉损伤时更有发生二氧化碳栓塞的危险，故现有应用无气腹腔镜检查的方法。

（五）诊断与鉴别诊断

了解受伤过程和体征检查是诊断腹部损伤的主要依据，但有时因伤情紧急，了解受伤史和检查体征需和一些必要的治疗措施，如止血、输液、抗休克、维护呼吸道通畅等同时进行。应注意某些伤者可同时有多处内脏损伤，也可合并腹部以外损伤，如颅脑损伤、肋骨骨折、胸部损伤、脊柱骨折、四肢骨折等。如伤者有意识障碍，需向现场目击者及护送人员询问。应详细了解受伤时间、暴力性质、大小、方向、速度、作用部位，以及伤后到就诊的病情发展过程。对重伤者，一开始就应进行粗略的全身检查，以便发现其他方面威胁生命的损伤，如气道阻塞、张力性气胸等，然后再行头面部、颈部、胸部、腹部、四肢及脊柱的全面检查，特别注意腹部有无压痛、反跳痛及肌紧张。

开放性损伤的诊断应慎重考虑是否为穿透。有腹膜刺激征或腹内组织、内脏自腹壁伤口突出者，显然腹膜已穿透，且绝大部分都有内脏损伤。穿透伤在诊断中还应注意：①穿透伤的入口或出口可能不在腹部，而在胸、肩、腰、臀或会阴。②投射物未穿透腹膜的切线伤，也可因冲击效应而引起腹内脏器损伤，无法确定是否为穿透时，应按穿透处置。③因受伤瞬间的姿势与检查时可能不同，投射物常在行进中改变方向，故穿透伤的入、出口与伤道不一定呈直线。④伤口的部位比大小更有诊断价值。细小的伤口可能由长锐器造成，引起严重的内脏损伤。特别是小体积高速投射物可引起严重的内脏损伤。

闭合性损伤的诊断相对困难，关键在于确定有无内脏损伤。腹肌紧张和压痛是腹内脏器损伤的最重要的体征,但应与腹壁挫伤相鉴别。腹壁挫伤的患者安静时疼痛减轻,腹肌收缩(如坐起)时疼痛明显加重,病情有逐渐减轻的趋势,而腹内脏器损伤时疼痛与腹肌收缩关系不大,病情进行性加重。有下列情况之一时,应考虑合并腹内脏器损伤:①早期出现休克征象者(尤其是出血性休克)。②有持续性甚至进行性腹部剧痛伴恶心、呕吐等消化道症状者。③有明显且部位固定的腹膜刺激征者。④有气腹表现者。⑤腹部出现移动性浊音者。⑥有便血、呕血或尿血者。⑦直肠指检发现前壁有压痛或波动感,或指套染血者。多发性损伤时,即使患者无明确腹痛症状,凡全身情况不好而难以用腹部以外部位创伤来解释者,都应考虑腹部损伤的可能。腹部外伤患者如发生顽固性休克,尽管可有多发性创伤,其原因一般都是腹腔内损伤所致。

鉴别哪种脏器损伤虽不如鉴别有无脏器损伤重要,但术前如能做出判断,对术前准备、切口选择和术中处理都会有很大帮助。确定什么脏器损伤,应先确定哪一类脏器受损,然后考虑具体脏器。单纯实质脏器损伤时,腹痛一般不重,压痛和肌紧张也不明显。出血量多时可有腹胀和移动性浊音。肝、脾破裂后,局部积血凝固,测试移动性浊音时可出现固定性浊音。空腔脏器破裂所致腹膜炎,不一定在伤后很快出现,尤其是下消化道破裂,腹膜炎体征通常出现得较迟。有时肠壁破口很小,可因黏膜外翻或肠内容物残渣堵塞暂时闭合而不发展为弥漫性腹膜炎。以下各项表现对于确定哪一类脏器破裂有一定价值:①有恶心、呕吐、便血、气腹者多为胃肠道损伤,再结合暴力打击部位、腹膜刺激征最明显的部位和程度,即可确定损伤在胃、上段小肠、下段小肠或结肠。②有排尿困难、血尿、外阴或会阴部牵涉痛者,提示泌尿系脏器损伤。③有膈面腹膜刺激表现同侧肩部牵涉痛者,提示上腹脏器损伤,其中尤以肝、脾破裂多见。④有下位肋骨骨折者,提示有肝或脾破裂的可能。⑤有骨盆骨折者,提示有直肠、膀胱、尿道损伤的可能。

由于现代工农业生产方式和交通运输工具的发展,多发损伤发病率日益增高。各种多发损伤可能存以下几种情况:①腹内某一脏器有多处破裂。②腹内一个以上脏器受到损伤。③腹部损伤外,尚有腹部以外的合并损伤。④腹部以外损伤累及腹内脏器。无论哪种情况,在诊断治疗中,都应注意避免漏诊,否则必将导致严重后果。

(六)治疗

腹部损伤常伴有腹部以外的合并伤,其多发性损伤的发生率高达 28.7%~69.5%,因此,腹部损伤的治疗必须从整体出发,通盘考虑,合理安排处理创伤所带来的各种问题的顺序,才能取得良好效果。在最危急的病例,心肺复苏是压倒一切的任务,其中解除气道梗阻是首要一环。其次要迅速控制明显的外出血,处理开放性气胸或张力性气胸,尽快恢复循环血容量,控制休克。进展迅速的颅脑外伤,如硬膜外血肿也需紧急处理。如无上述情况,腹部损伤的救治就应放在优先的地位。对于腹内脏器损伤本身,实质脏器损伤常可发生威胁生命的大出血,故比空腔脏器损伤更为紧急,而腹膜炎尚不致在短时间内引发生命危险。

正确选择和尽早进行确定性治疗,可极大改善腹部损伤的预后。投射物(子弹、弹片)引起的腹部穿透伤,几乎总是造成腹内脏器不同程度的损伤,因此均应尽早剖腹探查。至于非火器穿透伤和钝性闭合性损伤,情况有所不同。近年来,随着检查、诊断手段的日益丰富完善,对此类创伤进行更精确的定性诊断和损伤程度评估,避免草率剖腹,降低阴性探查率的方针被越来越多的外科医生所接受。以刺伤为例,据大宗病例分析,腹部刺伤中伤及腹内脏器的比率虽高达 75%,但损伤严重程度必须手术治疗者不到 1/3。但刺伤后出现休克、腹膜炎体征、腹腔内游离气体、消化道出血或严重血尿，都是紧急剖腹探查的绝对适应证。闭合性损伤有下列情况之一时也应探查：①有明确的腹膜刺激征。②有腹腔游离气体。③诊断性腹腔穿刺或腹腔灌洗阳性。④胃肠道出血。⑤持续低血压而难以用腹部以外原因解释。其他生命体征平稳的患者则可严密观察，必要时行诊断性腹腔穿刺、腹腔灌洗、B超检查或其他特殊检查。约10%的腹内脏器损伤患者无明确体征，而暂时行保守治疗者，需由有经验的医生进行连续观察。实质脏器破裂行非手术治疗时，除观察全身情况外，还应利用B超检查等手段了解局部伤情的动态变化。观察中病情恶化或需大量输血（＞2000mL）才能维持血压稳定者，应尽早行剖腹探查术，以免错失时机，造成严重后果。

一旦决定手术，应尽快完成术前准备：建立输液通道、交叉配血、放置鼻胃管及尿管等。休克常伴随腹部损伤发生，故防治休克是治疗中的重要环节。对未发生休克的患者，应严密观察，积极做好术前准备。对已发生休克的患者，应迅速补充血容量（循环血容量严重不足的危重病例，速度可达15min输注1000～2000mL），同时维持氧供应、保持酸碱及水电解质平衡。合理补充有效血容量可使大多数患者情况好转，此时进行手术，安全性较大，且手术病死率和并发症发生率都会大幅度降低。若复苏措施不能纠正休克，提示有腹腔内活动性大出血，应在抗休克同时迅速剖腹止血，只有这样才能有效纠正休克。扩容治疗时，应避免使用利尿药，以免影响补充血容量，妨碍对尿量的检测。只要怀疑胃肠道损伤就应开始抗生素治疗，以保证术中有足量的血药浓度。预防性抗生素使用应选择合理配伍，兼顾需氧和厌氧两种细菌。

麻醉宜选择气管内麻醉，既能保证麻醉效果，又可根据需要供氧，并防止术中发生误吸。胸部有穿透伤者，无论是否有血胸或气胸，麻醉前均应行患侧胸腔闭式引流，否则正压呼吸时可发生张力性气胸。

切口常选用正中切口，进腹迅速，创伤出血少，能满足彻底探查腹腔内所有部位的需要，还可根据需要向上下延长或侧方添加切口，甚至联合开胸，且缝合容易。腹部有开放伤时，不可扩大伤口去探查腹腔，以免伤口愈合不良、裂开和内脏脱出。穿透性损伤伴腹内脏器或组织自腹壁伤口突出时，应在手术室经麻醉后回纳。

有腹腔内出血时，开腹后应立即吸出积血，清除凝血块，迅速查明来源，加以控制。肝、脾、肠系膜和腹膜后的胰、肾是常见的出血来源。决定探查顺序时可以参考两点：①根据术前受伤史和体征，首先探查怀疑受伤的脏器。②凝血块集中处一般即是出血部位。若出血猛烈，危及生命，又一时无法判明其来源，可用手指压迫主动脉穿过膈肌处，暂时控制出血，争取时间补充血容量，再查明原因止血。

如无腹腔内大出血，则应对腹腔脏器进行系统有序的探查，做到既不遗漏，也不做多余、重复的翻动。探查次序可从上腹部开始，先探查左半膈肌、脾、结肠脾曲、左肾、胰体尾部、肝左叶，必要时切开胃结肠韧带，探查小网膜囊，继而探查右半膈肌、右肝、结肠肝曲、右肾、胆囊、肝十二指肠韧带、十二指肠和胰头，必要时切开十二指肠外侧腹膜，探查其后方。然后从Treitz韧带开始探查空肠、回肠及小肠系膜、盲肠、升结肠、横结肠及其系膜、降结肠、乙状结肠、直肠和盆腔其他器官。也可根据切开腹膜时所见决定探查顺序，如见到食物残渣，可先探查上消化道，见到粪便先探查下消化道，见到胆汁先探查肝外胆道及十二指肠等。纤维蛋白沉积最多或网膜包裹处往往是穿孔所在部位。无论从何处开始，最终必须完成系统的探查，绝不能满足于找到一、二处损伤，须知损伤常是多发的，任何遗漏都会导致严重后果。在探查过程中发现的出血性损伤或脏器破裂,应随时进行止血或夹闭破口。待探查结束,对探查所得伤情做一全面估计,然后按照轻、重、缓、急逐一予以处理。原则上先处理出血性损伤,后处理穿破性损伤;对穿破性损伤,应先处理污染重的损伤,后处理污染轻的损伤。

　　脏器处理完毕,关腹前应彻底清除腹腔内的异物、组织碎块、食物残渣和粪便等。用大量生理盐水冲洗腹腔,污染严重的部位要重点反复冲洗,然后吸净,注意勿使膈下和盆腔积存液体,并应恢复腹内脏器的正常解剖关系。是否留置引流物须视具体情况而定。肝、胆、胰、十二指肠及结肠损伤者,空腔脏器修补缝合后有可能发生溢漏者,有较大裸露创伤且继续渗出者,局部已形成脓肿者,都应放置有效的引流。术后只需短暂引流者,可选用烟卷引流;需较长时间引流者,宜用乳胶管引流;若估计引流物很多,需放置双套管进行负压吸引。

　　腹壁切口污染不重者,可分层缝合;污染较重者,皮下可放置乳胶片引流,或暂不缝合皮肤和皮下组织,留作延期处理。

　　腹部严重创伤、出血,尤其是多发性创伤,患者常出现严重代谢性酸中毒、低体温、凝血障碍等状态,此时如进行复杂、创伤大的手术,将加重机体的生理紊乱,增加复苏的难度,这种情况下,可应用"损伤控制性手术(damage control surgery,DCS)",以简单有效的方式,不进一步增加过多损伤来控制腹部创伤,如出血、腹腔污染等,使之不再进一步发展,随后进行复苏,改善全身情况,做好准备后再二次进腹,完成后期确定性手术。

　　(七)并发症

　　腹部损伤特别是腹腔脏器损伤患者,因为伤情本身甚至手术处理过程,会发生一些特有的后期并发症,如腹壁切口疝、肠粘连和肠梗阻、肠瘘、短肠综合征等。

　　(八)预后

　　腹部损伤常威胁患者生命,除全身合并伤的因素以外,腹部损伤的危险程度主要取决于受伤脏器的数目、何种脏器受伤及脏器损伤的严重程度。Moore 等综合考虑上述三种因素,提出了"腹部穿透伤指数(penetrating abdominal trauma index,PATI)"的概念。根据大量临床统计学资料,把损伤的腹部脏器分别归入不同的危险系数组,其中,胰与十二指肠的危险系数最高,为 5;大血管、肝及结肠直肠危险系数为 4;脾、肾、肝外胆道危险系数为 3;胃、小肠、输尿管危险系数为 2;膀胱、骨及小血管危险系数为 1。每种损伤按严重程度从轻到重分别定为 1~5 分。受伤脏器的危险系数乘以其严重程度为该脏器评分,受伤脏器评分相加,即是该患者 PATI 评分。资料表明,超过 25 分者,病死率和并发症发生率数倍甚至数十倍于 25 分以下者,说明 PATI 能比较正确地反映腹部损伤的严重程度,对估计预后有指导意义。美国创伤外科学会制订的器官损伤评分法(organ injury scaling,OIS)进一步统一了腹部每个器官损伤的评分标准。当然,任何的评价方法只反映伤情这一侧面,而患者真正的预后与转归,在很大程度上取决于诊断和治疗的及时性和有效性。

## 二、脾破裂

　　(一)流行病学调查

　　脾是腹部内脏最容易受损的器官,在腹部闭合性损伤中,脾破裂占 20%~40%;在腹部开放性损伤中,脾破裂占 10%左右。单纯脾破裂病死率为 10%左右,若有多发伤,病死率达 15%~25%。

(二)病因、病理

脾破裂按病因可分为创伤性、医源性和自发性破裂三种。创伤性破裂占绝大多数。穿透性损伤往往伴有邻近器官如胃、肠、膈肌、胸膜等的损伤。医源性损伤多由胃或左半结肠手术中过分牵拉胃脾韧带或脾结肠韧带、粗暴的手法探查或牵拉器官直接施压引起。纤维结肠镜强行通过结肠脾曲、复苏时猛烈的胸外按压和左季肋部穿刺也偶可伤及脾脏。自发性破裂发生于病理性肿大的脾,如肝硬化、疟疾、血吸虫病或造血和淋巴系统恶性疾病时,可能有腹压骤增的诱因,如打喷嚏、呕吐,但也可无任何诱因。

脾破裂按病理解剖可分为中央型破裂(破在脾实质深部)、被膜下破裂(破在脾实质周边部分)和真性破裂(破损累及被膜)三种。前两种因被膜完整,出血量受到限制,故临床上并无明显内出血征象而不易被发现,可形成血肿而最终被吸收。但血肿特别是被膜下血肿在某些微弱外力影响下,可以突然转为真性破裂,导致诊治中措手不及。临床所见脾破裂,约85%是真性破裂。破裂部位较多见于脾上极及膈面,有时在裂口对应部位有下位肋骨骨折存在。破裂如发生在脏面,尤其是邻近脾门者,有撕裂脾蒂的可能。若出现此情况,出血量往往很大,患者可迅速发生休克,甚至未及抢救已致死亡。

脾损伤分型分级迄今尚未达成统一标准。下面是2000年天津第六届全国脾脏外科学术研讨会通过的脾损伤程度分级标准。

Ⅰ级:脾被膜下破裂或被膜及实质轻度损伤,手术所见脾破裂长度小于或等于5.0cm,深度小于或等于1.0cm。

Ⅱ级:脾裂伤总长度大于5.0cm,深度大于1.0cm,但脾门未累及,或脾段血管受累。

Ⅲ级:脾破裂伤及脾门部或脾部分离断,或脾叶血管受损。

Ⅳ级:脾广泛破裂,或脾蒂,脾动、静脉主干受损。

(三)临床表现

脾破裂的主要临床表现为腹痛、腹膜刺激征、腹腔内出血和出血性休克的症状。其凶险程度与致伤时力的强度、就诊的早晚、出血量的多少以及有无合并伤等有关。严重者在伤后很快出现休克,有的则症状不明显。大多数伤者介于两者之间。多脏器损伤者的休克发生率往往高于单纯性脾损伤者。

腹痛在伤后立即出现,典型者多自左上腹扩展至全腹,但以左上腹为最显著。呼吸时疼痛加重,有时因血液刺激左侧膈肌而有左肩牵涉痛。伤者可伴恶心、呕吐、腹胀,如病情加重,出现失血性休克时,则有口渴、心悸、四肢无力、烦躁不安、面色苍白、意识淡漠、脉搏细速、血压下降等症状。

开放性脾破裂查体可于腹部、左下胸部或邻近部位发现伤口,闭合性脾破裂常在左上腹部、左下胸部或其他邻近部位发现皮肤瘀斑或挫裂伤。腹部有不同程度的腹肌紧张、压痛、反跳痛等腹膜刺激征,以左上腹显著。叩诊脾区浊音界增大且较固定。出血量多时,移动性浊音阳性。听诊肠鸣音多减弱。

(四)辅助检查

1. 实验室检查

腹腔内出血时可有红细胞计数、血红蛋白含量严重降低,或动态红细胞计数、血红蛋白、血细胞比容检测呈进行性下降。

2.X 线检查

X 线检查须在病情允许下方可进行。脾破裂患者可有左侧膈肌抬高、活动受限,左侧肋膈角变钝,脾区阴影扩大,左侧肾脏、腰大肌及腹指线阴影不清等征象。行钡剂透视,可见胃被推向右前方、胃泡影与膈肌间距增大、胃大弯呈锯齿状受压及结肠脾区推移向下等影像学改变。若发现左下胸肋骨骨折或左侧胸腔积液,除考虑胸腹联合伤外,应警惕脾破裂的可能。

3.诊断性腹腔穿刺

患者取仰卧位,无菌操作下行右下腹穿刺,缓慢进针,有突破感即进入腹腔,如抽出新鲜不凝固血液或血性液体为腹腔内出血的可靠证据。必要时可右侧腹或左下腹多点穿刺。此法检出率可达 90%,但阴性结果不能排除脾破裂的可能,应进一步行诊断性腹腔灌洗。

4.诊断性腹腔灌洗

操作方法如前所述。如有下列情况之一即为阳性:①灌洗液含有肉眼可见的血液。②显微镜下红细胞数超过 $100 \times 10^9/L$ 或白细胞计数超过 $0.5 \times 10^9/L$。③淀粉酶超过 100U/L(Somogyi 法)。应用本法检出率可高达 97%。

5.B 超检查

B 超检查对判断腹腔内有无积血、脾脏有无损伤有很大帮助。目前已将 B 超检查作为腹部损伤患者的常规检查项目。尤其对怀疑有脾破裂且血流动力学指标不稳定者,应首选 B 超检查。脾破裂的 B 超征象有:脾周出现液性暗区或血凝块,其大小常与出血量有关;脾被膜断裂,脾实质内出现不规则的裂隙暗带。B 超检查对判断被膜下血肿及动态观察血肿吸收情况有重要的意义。

6.CT 检查

对临床表现不典型、胸腹部 X 线或腹部 B 超检查均未能明确诊断的闭合性腹部损伤病例,应进一步行肝脾 CT 检查。CT 可清晰地显示脾的外形与解剖结构,对脾破裂诊断准确率可达 90%以上。另外,CT 检查还可判断腹腔内的出血量,对实质脏器损伤程度进行伤情分析。

7.腹腔镜检查

对有腹部外伤史但临床表现不典型、一时难以诊断者,可直接应用腹腔镜检查来明确诊断,并可以清楚地了解有无脾破裂及脾损伤程度、类型、出血量多少等。还可对较轻的脾破裂行电凝止血。

8.诊断性剖腹探查术

对腹部外伤后不能排除脾破裂可能,而又无条件进行特殊检查,且病情有逐渐恶化趋势的少数病例,此时为了明确诊断、及时治疗乃至挽救生命,必要时应果断采取剖腹探查术,以免贻误抢救时机。

(五)诊断及鉴别诊断

1.诊断

根据外伤史、伤后腹痛、左上腹压痛、腹膜刺激征、可能存在的失血性休克等,诊断脾破裂并不困难。非腹腔手术引起的医源性脾破裂的诊断有赖于对患者情况的严密观察及医生的警觉性。自发性脾破裂诊断较困难,渐趋明显的内出血表现是主要线索。少数病例因外伤史不明确,出血量少,症状、体征均不典型,诊断有一定困难,应严密观察全身情况、心率、血压、血红蛋白以及血细胞比容等变化。上述辅助检查,尤其是腹腔穿刺或灌洗常在诊断中起决定作用。

**2.鉴别诊断**

(1)肝脏损伤:肝脏损伤早期的主要症状为腹腔内出血。肝脏损伤多发生在肝右叶,常伴有右下胸、右上腹的严重钝挫伤。症状以右上腹部和右胸部疼痛为主,可向右肩放射。疼痛因腹腔内大量出血或外溢胆汁的刺激而迅速扩散至全腹,并呈休克状态。查体时,右上腹有明显压痛、反跳痛、肌紧张、移动性浊音阳性、肠鸣音减弱或消失等。腹腔穿刺抽出的血性腹腔液常含有胆汁。有时肝、脾损伤可同时存在,为诊断带来一定困难。

(2)左肾损伤:左肾损伤主要表现为肉眼血尿、左腰部疼痛、腰肌紧张和左肾区叩击痛,偶尔可触及包块。单纯性肾脏损伤一般无腹膜刺激症状。轻者腹部 X 线片常无阳性发现,重者可见左肾阴影扩大、腰大肌阴影消失等改变。B 超、CT 检查可准确判定肾损伤的伤情,排泄性尿路造影对判定伤情、肾脏功能形态有重要价值,仍有疑问者可选择肾动脉造影。

(3)胰腺损伤:单纯胰腺损伤临床上并不多见,其损伤位置常与暴力作用部位有关。如暴力作用于上腹部中线,多伤及胰腺颈部和体部;暴力偏向脊柱左侧可伤及胰腺体、尾部及脾脏;暴力偏向右侧或右上腹则可引起胰腺头部和(或)十二指肠损伤。如腹腔穿刺所得血性液体或血、尿淀粉酶升高,应考虑胰腺损伤的可能。但术前往往难以做出准确判断。

(4)腹膜后巨大血肿:患者左肋部疼痛、肿胀或皮下淤血、叩击痛,休克出现多缓慢,血红蛋白伤后 2～3d 降至最低水平,随后回升。腹部 X 线摄片可见左侧腰大肌阴影模糊,健侧腹腔穿刺阴性。

(5)其他原因:异位妊娠、腹主动脉瘤、腹腔内恶性肿瘤等破裂出血,也有误诊为脾破裂的可能,需通过详细询问病史和全面仔细的体格检查加以鉴别。

**(六)治疗**

随着免疫学的进展,已认识到脾脏是体内最大的外周淋巴器官,是免疫系统的重要组成部分,脾脏能够清除、滤过循环血液中的颗粒性抗原、细菌、衰老变形的红细胞等,并可产生 IgM、吞噬作用激素、备解素等免疫因子。20 世纪 80 年代以来,临床上注意到脾切除术后的患者,主要是婴幼儿,对感染的抵抗力减弱,甚至可发生以肺炎球菌为主要病原菌的脾切除后凶险性感染(overwhelming postsplenectomy infection,OPSI)而致死。此外,随着现有止血措施的进步,在彻底止血、坚持"抢救生命第一,保留脾脏第二"的原则下,尽量保留脾脏的方针(尤其是 4 岁以下儿童)已被绝大多数外科医生接受。

具体治疗措施为:①无休克或容易纠正的一过性休克,影像学检查(B 超、CT 检查)证实脾脏裂伤比较局限、表浅,无其他腹腔脏器合并伤者,可在严密观察血压、脉搏、腹部体征、血细胞比容及影像学变化的条件下行非手术治疗,患者要绝对卧床休息,禁食,必要时放置鼻胃管,持续静脉输液,应用止血药、镇静药、镇痛药和抗生素等,必要时给予适量输血。②观察过程中如发现继续出血(48h 内需输血＞1200mL),腹痛范围扩大且疼痛加剧,腹膜刺激征加重,发现有其他脏器损伤,应立即中转手术。③不符合非手术治疗适应证者,应尽快剖腹探查,以防延误。④彻底查明伤情后,明确可保脾者(主要是Ⅰ、Ⅱ级损伤),可根据伤情采用生物胶黏合止血、物理凝固止血、单纯缝合修补(可以网膜衬垫以防打结时缝线切割撕裂脾实质)、可吸收网袋(如聚乙醇酸网)修补、脾动脉结扎或部分脾切除(适用于损伤主要集中于脾上极或下极)等。⑤脾脏中心部碎裂、脾脏粉碎性破裂、脾蒂或脾门部大血管受损、合并空腔脏器破裂致腹腔严重污染、合并腹腔恶性肿瘤、高龄及多发伤情况严重需迅速结束手术者,应行全脾切除术。为防止小儿日后发生 OPSI,可将 1/3 脾组织切成薄片或小块埋入大网膜囊内进行自体脾移植。成人 OPSI 发生率甚低,多无此必要。⑥野战条件下或已呈病理性肿大的脾发生破裂,应行全脾切除术。⑦脾被膜下破裂形成的血肿和少数真性破裂后被网膜等周围组织包裹形成的局限性血肿,可在 36～48h 后因轻微外力影响,冲破被膜或血凝块而发生延迟性脾破裂。一般发生在伤后 2 周,也有迟至数月后发生者。此种情况下应切除脾。

若无肠道等空腔脏器破裂,术中可收集腹腔积血进行回输。

## 三、肝脏损伤

(一)流行病学调查

当前,肝脏损伤的病死率和并发症发生率仍然较高,单纯性肝外伤病死率约为 9%,其中刺伤 3%,火器伤 18%,交通事故钝性伤约为 30%,合并多个脏器损伤和复杂性肝外伤的病死率可高达 50%。

(二)病因、病理

1. 病因

肝脏损伤的原因,战时绝大部分为火器伤,平时以刺伤和交通或工业事故造成的钝性伤为多。复苏时粗暴的胸外按压,分娩时新生儿受狭窄的产道挤压,或助产、人工呼吸方法不当等,也偶尔引起肝脏破裂。

2. 肝脏损伤的分类

肝脏损伤可按致伤原因和损伤程度分为以下两类。

(1)闭合性损伤:为钝性暴力造成,多见于工伤或交通事故。高空坠落时反冲力的间接作用也会损伤肝脏。这类损伤的特点是暴力直接作用的体表并无伤口。

(2)开放性损伤:为锐器刺伤或火器的穿透伤。这类损伤伴有胸腔或腹壁的开放性伤口。刺杀所致裂伤往往较简单,而火器伤则往往贯穿整个肝脏,并可造成广泛的组织损坏。

3. 病理改变

无论开放性损伤还是闭合性损伤,损伤程度有很大不同。刺伤的戳口一般整齐,深浅不等。低速投射物,如小口径枪弹的贯通伤或盲管伤,其损伤基本局限于伤道周围。高速枪弹或弹片则造成广泛损伤,甚至毁损。肝脏受钝性暴力后,根据暴力的大小可引起不同类型的肝裂伤。有时仅引起肝被膜下血肿,表现为肝区胀痛和肝大。但多数引起肝实质挫裂伤,严重者可造成离断或毁损伤。浅表的裂伤出血量少,有时可自行停止;深在的中央型挫裂伤则可造成广泛肝组织坏死,且往往伴有肝动脉、肝静脉、肝门静脉和肝内胆管大分支的损伤,可出现大量出血和胆汁性腹膜炎。肝被膜下血肿,张力大时,可突然破裂,出现迟发性(距伤后数小时、数天或更长时间)急性腹痛和内出血。

4. 肝脏损伤分级

对肝损伤的分级方法,目前尚无统一标准。1994 年美国创伤外科协会提出如下肝外伤分级方法。

Ⅰ级:血肿,位于被膜下,<10% 肝表面积。裂伤,被膜撕裂,实质裂伤深度<1cm。

Ⅱ级:血肿,位于被膜下,10%～50% 肝表面积;实质内血肿直径<10cm。裂伤,实质裂伤深度 1～3cm,长度<10cm。

Ⅲ级:血肿,位于被膜下,>50% 肝表面积或仍在继续扩大;被膜下或实质部血肿断裂;实质内血肿＞10cm 或仍在继续扩大。裂伤,深度＞3cm。

Ⅳ级:裂伤,实质破裂累及 25％～75％肝叶,或单一肝叶内有 1～3 个 Couinaud 肝段受累。

Ⅴ级:裂伤,实质破裂超过 75％肝叶,或单一肝叶超过 3 个 Couinaud 肝段受累。血管伤,近肝静脉损伤,即肝后下腔静脉或肝静脉主支损伤。

Ⅵ级:血管伤,肝脏撕脱。

以上分级若为多发性肝损伤,则损伤程度增加一级。

中国黄志强提出如下简单、实用的肝外伤分级:Ⅰ级,裂伤深度不超过 3cm;Ⅱ级,伤及肝动脉、肝门静脉、肝胆管的 2～3 级分支;Ⅲ级,中央区伤,伤及肝动脉、肝门静脉、胆总管或其一级分支合并伤。

(三)临床表现

肝脏损伤的临床表现主要是腹腔内出血和血液、胆汁引起的腹膜刺激征。按损伤的类型和严重程度不同,其临床表现也有较大差异。

肝裂伤时,轻微者出血量少并可自行停止,腹部体征也较轻。严重者,大量出血而致休克,患者有面色苍白、四肢冰冷、脉搏细速、血压下降等休克表现。如合并胆管受累,则胆汁和血液刺激腹膜,引起腹痛、腹肌紧张、压痛和反跳痛等腹膜刺激表现。有时胆汁刺激膈肌可出现呃逆和肩部牵涉痛。肝被膜下裂伤时,多有被膜下血肿,受伤不重时临床表现不典型,仅有肝区或右上腹胀痛、压痛,肝区叩击痛,有时可扪及触痛的肝脏。血肿不破裂一般无出血性休克和明显的腹膜刺激征。若继发感染则形成脓肿。若出血继续,血肿逐渐增大,张力增高,经数小时、数天或更长时间可破裂,出现迟发性急性腹痛及内出血症状和体征。如伴肝内胆管裂伤时,血液可流入胆道和十二指肠,表现为阵发性胆绞痛和上消化道出血。

(四)辅助检查

1. 实验室检查

定时测定红细胞、血红蛋白和血细胞比容,观察其动态变化,如有进行性贫血表现,提示有内出血。

2. X 线检查

如有肝被膜下血肿或肝内血肿时,X 线可见肝脏阴影扩大和膈肌抬高。如同时发现膈下游离气体,则提示合并空腔脏器损伤。

3. 诊断性腹腔穿刺及腹腔灌洗

此法对肝脏等实质脏器裂伤诊断价值很大,但出血量少时可能有阴性结果,故必要时需多次穿刺或行腹腔灌洗。

4. B 超、CT 检查

B 超检查是现今医院急诊科和急救中心肝外伤的第一线诊断措施,可用于稳定期和血液循环不稳定的患者,可重复检查、动态观察伤情变化,可准确发现腹腔内积血,判定损伤的器官和损伤程度。B 超检查可见到肝损伤时肝被膜的连续性中断,以及肝脏被膜下血肿、肝中央型血肿、肝裂伤的深度和腹腔内积血等。

CT 检查对腹内实质性器官损伤和腹腔内出血能提供更为准确的依据,并可根据需要重复检查,前后对比。另外,CT 检查还可估计肝外伤时的出血量。但 B 超和 CT 检查有时需要等候,耗费时间,因此绝不能因等待而耽误诊断治疗。

5.其他检查

对一些诊断确实困难的闭合性损伤,如怀疑肝内血肿,伤情不很紧急者可考虑选择性肝动脉造影术。此项检查可以全面了解肝外伤本身的情况,如肝实质挫伤、肝动脉破裂出血、肝动-静脉短路、假性动脉瘤、损伤肝脏的组织血供等,有时比手术探查能发现更多、更全面的资料。

(五)诊断与鉴别诊断

开放性损伤可根据伤口的位置、伤道的深浅与方向诊断,一般不难。值得注意的是胸部穿透伤常能贯通膈肌引起肝脏损伤,因为深呼气时肝顶部可高达乳头平面。闭合性损伤有明显腹腔内出血和腹膜刺激征,诊断也不难,但如症状、体征不明显,诊断常较困难,尤其是多处严重伤时,腹部情况常被忽略。右侧躯干受暴力打击,右上腹痛向右胸及右肩放射,有右下胸肋骨骨折、右侧膈肌抬高等,都应高度怀疑肝脏损伤。B超检查对鉴别有无肝损伤及探明损伤部位、损伤程度很有价值。如钝性伤引起局限于肝裸区的实质破裂,主要表现为腹膜后(肝后及右肾上腺、下腔静脉旁)血肿,腹腔穿刺呈阴性,失血量不大,若不行B超或CT检查,临床上很难发现。

(六)治疗

肝脏火器伤和累及空腔脏器的非火器伤都应手术治疗。其他刺伤和钝性伤则要根据患者全身情况决定治疗方案。血流动力学指标稳定或经补充血容量后保持稳定的患者,可在严密观察下进行非手术治疗,包括卧床休息、控制饮食、止痛、应用抗生素等。生命体征经液体复苏仍不稳定或需大量输血(>2000mL)才能维持血压者,应尽早行手术治疗。手术治疗的基本要求是彻底清创、确切止血、消除胆汁溢漏、清除失活的肝组织和建立通畅的引流。

手术治疗方法如下。

1.切口选择

明确仅有肝脏损伤者,可采用右肋缘下切口,以便显露和处理肝脏各部位的损伤。不能明确者,应经正中切口开腹,必要时改为右侧胸腹联合切口。

2.控制出血,查明伤情

开腹后发现肝破裂并有凶猛出血时,可用纱布压迫创面以暂时止血,同时用手指或橡皮管阻断肝十二指肠韧带以控制出血,以利探查和处理。常温下每次阻断肝门时间不宜超过20min;肝硬化等病理情况下,肝血流阻断时间每次不宜超过15min;若需更长控制时间,应分次进行。清除腹腔积血后,剪开肝圆韧带和镰状韧带,直视下探查左右半肝的膈面和脏面,但应避免过分牵拉肝,避免加深、撕裂肝的伤口。如阻断入肝血流后,肝裂口仍有大量出血,说明肝静脉和腔静脉损伤,应立即用纱布填塞止血,并迅速剪开伤侧肝的三角韧带和冠状韧带,以判明伤情,决定术式。

3.缝合

缝合是治疗肝脏裂伤的最常用方法,但并非所有裂伤都适于单纯缝合,须区别对待。大多数边缘整齐的裂伤可做间断普通缝合或褥式缝合,并常规放置引流,以防胆汁渗漏和感染。损伤严重者,应在缝合处和膈下分别放置引流,深在的裂伤如仅做创缘的表浅缝合,肝实质内将形成一个充满血液、胆汁和坏死组织的死腔,最终导致脓肿,形成继发出血或胆道出血。此种伤口必须认真探查,缝合损伤的血管和胆管,然后穿过底部缝合、引流。必要时可将胶管置入伤口深处,再疏松缝合。创缘有失活组织者,需先行清除,再止血、缝合,但不必常规切除血供正常的创缘组织,以免伤及肝内重要管道。挫裂伤严重,尤其伤及肝内较大胆管或行肝组织大块切除者,胆总管引流可以减少胆瘘、肝内淤胆引起血凝块溶解,导致再出血的机会,还为术后造影提供通道。但一律常规行 T 形管引流,不仅不能降低病死率和并发症发生率,还可增加应激性溃疡的机会,部分患者日后还可能发生胆管狭窄。因此,胆总管直径小于 5mm 者,最好不做 T 形管引流。

4.纱布填塞法

为了达到伤口止血的目的,有时将止血海绵等填入创面,再以长纱条进行填塞。此法虽然简单,常能控制出血,但由于异物刺激,妨碍引流,促进感染和组织压迫性坏死,从而导致极难处理的继发性出血。因此,纱布填塞只能用于术中临时止血,不可作为决定性治疗手段。凡需填入大量纱布才能控制的出血,一般宜行肝动脉结扎或肝切除。若当时由于病情危重或某些条件不具备(如缺乏血源、技术力量不足),可暂行填塞、结束手术,积极创造条件后,再尽早剖腹行确定性手术。如确实无条件再次剖腹(如在边远地区),应在创面上衬以带蒂网膜,再将长纱条由深到浅有序地填入伤口,或不填入伤口面,只填塞周边,造成能止血又不过大的均匀压力。纱布的另端通过就近的腹壁切口引出体外,术后 3~5d 分次轻柔地撤出。向创面填入明胶海绵等可吸收材料虽然异物反应相对要小,但在某种程度上同样存在上述弊端,只宜在某些止血困难的场合配合缝合适量使用。作为填塞物,大网膜虽然止血效果略差,但不产生异物反应,远优于人工材料,需以填塞配合缝合时,可优先选用。

不整齐和创面大的挫裂伤,清除失活组织和缝扎创面上破裂的血管和胆管后,有时已不可能对拢缝合,可用网膜覆盖创面并加以固定,放置双套管负压引流。

5.肝动脉结扎术

按上述方法止血,未能有效控制出血,尤其是裂口内有不易控制的动脉性出血,可考虑行肝动脉结扎,本法对源于肝动脉的出血可获得良好止血效果。结扎肝动脉最安全,但止血效果有时不满意。结扎左肝或右肝动脉效果确定,但术后可能影响肝脏功能。结扎肝固有动脉有一定的危险,应慎用。

6.肝切除术

严重碎裂性肝损伤的出血常难以控制,可做肝切除术清除无活力的肝组织以彻底止血。本法主要适用于肝组织严重碎裂,伤及肝内主要血管和(或)胆管,创伤造成大片失活肝组织以及无法控制的出血。肝脏有强大的再生能力,故保存 20%的正常肝组织便能存活。但规则性肝叶切除创伤大,不宜施行。外伤肝组织切除的原则应是在充分考虑肝脏解剖特点的基础上,彻底切除失活、坏死组织,结扎切面及损伤的血管和胆管,尽量保存正常的肝组织。因此,应在充分考虑肝解剖特点的基础上,施行清创式、不规则性肝切除术。腹腔引流要充分,最好使用双套管负压吸引,以防发生膈下脓肿和胆汁性腹膜炎。

7.肝损伤累及肝静脉主干或肝后段下腔静脉破裂的处理

这类损伤罕见,处理上最为棘手,病死率高达 80%。出血多较汹涌,且有并发空气栓塞的可能。通常切口需扩大为胸腹联合切口以改善显露,采用带蒂大网膜填塞后,用粗针线将肝破裂伤缝合、靠拢。如此法无效,则需实行全血流阻断(包括腹主动脉、肝门和肝上下端的下腔静脉)后,缝补静脉破裂口。

(七)并发症

术后并发症的出现与肝脏损伤的程度和治疗是否及时、恰当密切相关。

1.感染

最为常见,约占并发症的50％。常见的有肝脓肿、膈下或肝下脓肿和胆汁性腹膜炎等。异物、清除不彻底的血凝块和失活组织、创面胆管缝扎不完善、人工材料填塞、引流不充分或过早拔除引流管是主要原因。基本治疗措施有建立通畅引流、加强抗生素治疗和全身支持治疗等。

2.胆瘘

遗漏肝创面上较大的胆管分支,遗留的失活肝组织液化、感染、脱落,都可造成胆汁外溢,形成脓肿、胆汁性腹膜炎或外瘘。早期加强引流,对于长期不愈的外胆瘘,可行瘘管空肠Roux-Y吻合术或肝部分切除术。

3.出血

多为肝被膜下血肿迟发破裂引起,或严重肝损伤第一次手术时靠填塞止血,拔除纱条时再发生出血。如被膜下血肿不大,出血较缓和,经输液及少量输血能保持病情稳定者,可行非手术治疗。血肿很大,出血猛烈,引起血压波动者以手术为宜。拔除纱条发生出血者,应重新探查,视伤情做进一步治疗。

4.胆道出血

发生在伤后数天至数周,出血多来自损伤处的动脉,局部坏死、液化或感染,造成血管与胆管的沟通。临床表现以周期性上腹痛、黄疸、呕血及黑便为主,有时可于呕吐物中见经胆管塑形的条索状凝血块。此种情况下,可以选择性动脉栓塞作为首选方案。无条件的医院可行肝动脉结扎或肝切除。

## 四、肝外胆管损伤

(一)流行病学调查

由腹部创伤引起的肝外胆管损伤占腹部损伤患者的1％～5％,其中胆囊损伤约占85％,肝外胆管损伤约占15％,实际上肝外胆管损伤以医源性较多见,其在传统开腹胆囊切除术中发生率为0.1％～0.2％,得到广泛开展的腹腔镜胆囊切除术中胆管损伤率为0.6％～1％。

(二)病因、病理

由于肝外胆管的部位较深,损伤机会不大,多由穿透伤引起,且因周围有较多重要的血管和器官,在外力的作用下,单纯胆管损伤较少见,多伴有肝门静脉、下腔静脉、肝脏、胰腺、胃、十二指肠等的损伤。由于伴发内出血引起的休克或胃肠穿孔引起的腹膜炎,易掩盖胆管损伤的表现,若探查不够细致而漏诊,会造成严重的胆汁性腹膜炎,继发腹腔感染,危及生命,后果极为严重。

医源性胆管损伤常见原因有以下几方面。

1.腹腔镜胆囊切除术中

①因解剖不清或局部粘连紧密,分离胆囊三角时直接损伤胆总管、肝总管或右肝管。②用钛夹止血或夹持胆囊管时,将胆管部分或整个夹闭。③电灼使用不当,灼伤胆管壁致术后坏死脱落,形成胆汁瘘。

2.开腹胆囊切除术中

①胆总管粘连移位,被误认为胆囊管而切断。②胆囊三角区出血时盲目钳夹、缝扎,伤及胆管。③结扎胆囊管时牵拉过度,使胆总管呈锐角屈曲而被部分或全部结扎。

### 3. 胃大部切除术中

①因慢性胃及十二指肠溃疡引起周围炎症反应，致胆总管粘连、移位，处理胃右动脉时损伤。②慢性十二指肠溃疡穿透到胰头部，分离切除十二指肠时，切断胆总管下段。

### 4. 其他

切除十二指肠第二段憩室时伤及胆总管下段。内镜下待十二指肠乳头切开时将胆管和肠壁一同切透，造成腹膜后渗漏。

医源性胆管损伤多可在术中发现，少数于术后出现胆汁漏或阻塞性黄疸时才被发现。

### (三)临床表现

肝外胆管损伤的临床表现主要是胆瘘和(或)梗阻性黄疸。其具体临床表现取决于损伤的程度、狭窄的严重性和有无胆外漏。患者于伤后或术后有多量胆汁从伤口流出，胆汁流出减少后出现上腹部疼痛、发热和黄疸等症状。也有术后不久即出现逐渐加深的黄疸，伴右上腹持续性疼痛和发热等症状。

### (四)诊断及辅助检查

根据患者受伤或手术史、症状、体征等，诊断一般不难。有明显胆道梗阻者，经皮肝穿刺胆道造影对诊断最有帮助，可确定诊断，明确梗阻部位，并有利于术前制定手术方案。另外，磁共振胆胰管成像、经内镜逆行胆道造影(endoscopic retrograde cholangiopancreatography，ERCP)等检查均有助于明确诊断和确定损伤部位。

### (五)治疗

腹部创伤所致肝外胆管损伤的处理主要取决于伤情，如合并脏器损伤、失血量、腹腔污染及医疗技术条件等。对损伤重、失血多的患者应积极抗休克治疗，同时迅速控制出血，修复或切除损伤脏器。胆囊或胆囊管损伤，宜行胆囊切除术。胆总管破裂，应在裂口上方或下方另做切口置入 T 形管，将短臂放过裂口作为支撑，进行修补。裂口处切忌放入 T 形管，以免日后形成瘢痕狭窄。此情况下，T 形管应留置半年左右。胆总管完全断裂，远端缩至十二指肠后方，可游离切开十二指肠第二段，经壶腹部伸入探子作为引导。胆管两端对拢无张力者，可以 T 形管为支架行端－端吻合术，留置 T 形管 9~12 个月；若对合困难，可进一步游离十二指肠第一、第二段，上提胆总管；若仍有张力，不宜强行吻合。高位断裂者，宜行胆总管空肠 Roux-Y 吻合术；低位断裂者，做胆(肝)总管十二指肠吻合，远端结扎。复杂的胆道损伤可先放置 T 形管引流 3~4 个月，伤情稳定后再择期做胆道修复手术。

医源性胆管损伤如在术中即发现，应仔细分离，认清损伤部位的解剖关系，参照上述胆管创伤处理方法进行修补。腹腔镜手术中胆管损伤宜开腹处理。如果损伤处缺损过大，不能原位修复，则需行胆肠吻合。如术中未被发现，术后当日或次日即出现大量胆汁漏，应重新开腹探查处理。术后数日至更长时间才明确者，处理更为困难，且病死率和并发症发生率也高得多。只表现为梗阻性黄疸者，宜行经内镜逆行胆道造影和经皮肝穿刺胆道造影明确情况，若证实胆总管只被结扎，并无缺损，宜早期手术探查，争取行胆管端－端吻合术或胆肠吻合术。以持续胆汁漏、胆汁性腹膜炎、肝下或膈下脓肿为主要表现者，确定已无法早期修复，只能加强引流，积极抗感染，胆瘘、胆管狭窄等问题留待后期处理解决。后期多需行胆管空肠 Roux-Y 吻合术。有成段胆管狭窄或缺损者，有时需剖开左右肝管汇合处，行肝门空肠吻合术。

胆管损伤后果很严重，所以应注重预防，避免发生。实际上，医源性胆管损伤绝大多数是可以预防的。这要求手术时术者应集中注意力，认真细致操作，并遵从常规操作步骤。

### 五、胰腺损伤

（一）流行病学调查

胰腺损伤发生率较低，占腹部损伤的 1%～2%，但近年来其发生率有逐渐上升的趋势。据国外资料显示，穿透伤占 2/3 左右，国内则相反，以钝性伤为主，占 3/4 以上，主要为交通事故所致。胰腺外伤术后处理的并发症发生率可高达 25%，病死率达 20% 左右。延误诊断或治疗不及时，均会显著增加并发症发生率及病死率，如能早期确诊，治疗合理，预后多良好。

（二）病因、病理

胰腺位于上腹部腹膜后，部位较深，受伤机会较少。胰腺损伤常因上腹部遭受强力挤压暴力，以致将胰腺挤压于脊柱上，造成不同程度的损伤。暴力偏向脊柱右侧时，多伤及胰头及邻近的十二指肠、肝外胆管和肝脏；暴力正对脊柱时，多造成胰体或胰体和十二指肠裂伤或断裂；暴力偏向左侧时，可引起胰尾和脾破裂。胰腺损伤，无论是钝性伤还是火器伤，多数都合并其他脏器伤。病死率主要取决于合并伤的多少和程度，也与受伤机制和损伤部位有关。医源性损伤主要见于胃大部切除术、脾切除术和十二指肠憩室手术，容易造成胰瘘。

临床上可以将胰腺损伤的程度简单分为：单纯挫伤；胰被膜破裂，无胰管损伤；有主要胰管断裂；胰－十二指肠复合伤四类。此分类实用并可指导实践，但略显简单。美国创伤外科学会器官损伤评分委员会制定的分级法在当前最为常用：Ⅰ级，胰腺轻度挫伤或裂伤，无胰管损伤；Ⅱ级，重度胰腺挫伤或裂伤，但无胰管损伤；Ⅲ级，远端胰腺断裂伤或远端胰腺实质伤，并有胰管损伤；Ⅳ级，近端胰腺断裂或胰管及壶腹的近端胰腺损伤；Ⅴ级，胰头的严重撕脱伤。

（三）临床表现

胰腺损伤的主要临床表现是内出血和胰液性腹膜炎。胰液可积聚于网膜囊内而表现为上腹明显压痛和肌紧张，还可因膈肌受刺激而出现肩部疼痛。外渗的胰液经网膜孔或破裂的小网膜进入腹腔后，可很快出现弥漫性腹膜炎。部分病例渗液局限在网膜囊内，可形成胰腺假性囊肿。

胰腺损伤所致内出血数量一般不大，所致腹膜炎体征也无特异性。单纯胰腺钝性伤缺乏典型的临床表现，常易延误。

（四）辅助检查

血清及腹腔灌洗液淀粉酶测定、腹部 B 超检查、CT 检查、ERCP 检查等均有助于胰腺损伤的诊断。

1.淀粉酶测定

血清及腹腔灌洗液淀粉酶测定是腹部创伤时的常用检查项目，胰腺创伤及创伤性胰腺炎时，其测定值升高。但血清及腹腔灌洗液淀粉酶升高并非胰腺损伤所特有，上消化道穿孔时也可有类似表现，其升高幅度也与胰腺伤情不成比例，且约 30% 的胰腺损伤无淀粉酶升高。重复测定，血清淀粉酶呈上升趋势，比单次测定更有助于诊断胰腺损伤。

2.B 超检查

胰腺损伤时，B 超可见胰腺肿大、裂伤、回声不均、周围积血积液、腹腔内出血、伴发的其他脏器损伤等。但 B 超检查易受空腔脏器内气体的干扰，对胰腺损伤及其范围难以确定。

3.CT 及 ERCP 检查

CT 检查是当前公认的最有价值的诊断胰腺外伤的无创性检查，可准确判断有无胰腺裂伤、胰腺血肿、胰腺周围积液、胰腺及周围组织水肿等。

ERCP可明确胰腺损伤时胰管的完整性,但因属侵入性检查,故病情不稳定时不宜施行。

(五)诊断

穿透性腹部损伤中,胰腺外伤较容易及时发现。但闭合性腹部损伤中,因合并周围脏器损伤,掩盖了胰腺损伤症状而难以在术前做出诊断。单纯胰腺损伤,症状、体征可能不重,常延误诊断,甚至直到形成假性囊肿时方被发现。血清及腹腔灌洗液中淀粉酶测定、B超、CT等辅助检查可为诊断胰腺损伤提供重要的参考价值。重要的是,凡上腹部创伤,都应考虑到胰腺损伤的可能。

尽管如此,大多数胰腺损伤不是在术前确诊,而是在剖腹探查术中发现的,故在术中注意发现胰腺损伤也十分重要。

(六)治疗

高度怀疑或诊断为胰腺损伤者,应立即手术治疗。因腹部损伤行剖腹手术,怀疑有胰腺损伤可能者,应探明胰腺,进行全面探查,包括切断胃结肠韧带探查胰腺的腹侧,按Kocher方法掀起十二指肠探查胰头背面和十二指肠。胰腺严重挫裂伤或断裂者较易确诊;但损伤范围不大者可能漏诊。凡术中探查时发现胰腺附近后腹膜有血肿者,都应将血肿切开,以查清胰腺损伤。

手术以止血、清创、控制胰腺外分泌及处理合并伤为目的。被膜完整的胰腺挫伤,可仅做局部引流;胰体部分破裂而主胰管未断者,可用丝线行褥式修补;胰颈、胰体、胰尾部的严重挫裂伤或横断伤,宜行胰腺近端缝合、远端切除(胰腺储备功能足够,不易发生内外分泌功能不足);胰头严重挫裂或断裂,则宜行主胰管吻合或胰头断面缝闭和远段胰腺空肠Roux-Y吻合(因胰岛多分布于体尾部,头部较少);胰头损伤合并十二指肠破裂者,若胰头部胆总管断裂而胰管完好,可缝闭胆总管两断端,修补十二指肠及胰腺裂口,另行胆总管空肠Roux-Y吻合,如胆总管与胰管同时断裂,且胰腺后壁完整,可以空肠Roux-Y袢覆盖胰腺后壁与胰腺和十二指肠裂口吻合,以上两种情况都应加做缝闭幽门的十二指肠旷置术;只有胰头严重毁损,无法修复时不得已行胰头十二指肠切除。

各类手术均需建立充分有效的腹腔引流,最好同时使用烟卷和双套管负压吸引,烟卷可数日后拔除,胶管则应维持10d以上。

(七)并发症

胰腺损伤的主要并发症有假性囊肿、胰腺脓肿和胰瘘。故无论行哪种手术,均需建立充分有效的腹腔引流。胰瘘有些要在1周后才逐渐表现出来。一般胰瘘在4~6周自愈,少数可能需引流数月,但很少需再次手术,生长抑素八肽及生长抑素十四肽可预防和治疗外伤性胰瘘。

## 六、胃损伤

(一)流行病学调查

腹部钝性伤中,单纯胃损伤的发生率仅占腹内脏器伤的1%~5%,但在穿透性腹部伤中,胃损伤率较高,占10%~13%,居内脏伤第四位。胃损伤常合并其他脏器损伤,尤以腹部穿透伤为著。单纯胃损伤病死率为7.3%,合并伤者病死率高达40%。

（二）病因、病理

胃损伤按病因可分为机械性胃损伤和化学性胃损伤。机械性钝性损伤时，因胃活动度大、柔韧性好，且有肋弓保护，故较少发生，只在胃膨胀时偶尔发生；上腹或下胸部穿透伤时，常伤及胃，且多伴有肝、脾、膈肌及胰等损伤；另外，胃镜检查或吞入锐利异物也可引起胃穿孔，但少见。化学性胃损伤是由于误饮或有意吞服强酸、强碱等化学物质所引起，同时伴有口腔、食管损伤，有时可累及十二指肠及上段空肠。此类腐蚀性液体因使幽门反射性痉挛，滞留于幽门、胃小弯处，故此区域损伤最为严重。病变程度与化学物质种类、浓度、剂量、接触时间、胃内有无食物等因素有关。如浓酸可使蛋白质凝固，引起凝固性坏死，但很少穿孔。而浓碱与蛋白质结合成胶胨样碱性蛋白盐，可引起液化坏死，易穿孔。

（三）临床表现

胃损伤的临床表现取决于损伤的范围、程度以及有无其他脏器损伤等。胃壁部分损伤可无明显症状。全层破裂时，胃内容物进入腹腔后，可引起剧烈腹痛和腹膜刺激征表现，可呕吐血性物、肝浊音界消失、膈下游离气体等。单纯胃后壁破裂的症状、体征可不典型。化学性胃损伤时，轻者可仅表现为胃黏膜充血、水肿、糜烂和溃疡形成，重者可发生黏膜坏死、脱落或穿孔（1～2d 后），甚至造成胃、十二指肠广泛坏死。

（四）诊断

依据外伤史、症状、体征（剧烈腹痛、腹膜刺激征表现及肝浊音界消失等），以及影像学膈下游离气体等征象常可做出诊断。

（五）治疗

胃损伤患者应立即禁食水，行胃肠减压，建立静脉输液通道等。

化学性胃损伤急性期治疗还包括止痛、镇静并口服有中和作用的解毒药等。

无论机械性还是化学性胃损伤，一旦确诊胃壁穿孔，应立即行手术治疗。

机械性损伤术中应注意有无其他脏器合并伤，探查必须彻底，包括切开胃结肠韧带以探查后壁，1/3 病例胃前后壁都有穿孔，应特别注意检查大小网膜附着处，以防遗漏小的破损。边缘整齐的裂口，止血后直接缝合；边缘有挫伤或失活组织者，需修整后缝合；广泛损伤者，宜行部分切除术。

化学性损伤手术治疗应根据病变范围、程度酌情处理。存活的患者往往发生幽门瘢痕狭窄，此时可行狭窄部分切除、胃十二指肠吻合术。

## 七、十二指肠损伤

（一）流行病学调查

十二指肠损伤发病率很低，占腹部创伤的 3.7％～5％，损伤 3/4 以上见于十二指肠第二、第三部。十二指肠因与肝、胆、胰及大血管毗邻，故常合并一个或多个脏器损伤。因十二指肠破裂后可丧失大量肠液、胰液和胆汁，引起腹膜炎、肠壁水肿、出血坏死，且其诊断处理存在很多困难，故并发症发生率和病死率都极高，战伤的病死率达 40％左右，平时伤的病死率为12％～30％。

（二）病因、病理

十二指肠损伤绝大部分由创伤引起，也有少见的医源性损伤、异物损伤、化学性损伤和放射性损伤。

由于十二指肠位置较深且有肋弓保护,故外伤少见,多为上腹穿透伤所致。闭合性损伤或由暴力直接作用,或由于暴力引起幽门与 Treitz 韧带间十二指肠闭祥内压力剧增而发生胀裂。医源性损伤多于逆行胆胰管造影、经肝胰壶腹括约肌切开、幽门扩张术、胆道手术中发生。异物及化学性损伤多由吞入异物或腐蚀性化学液体所致。放射性损伤发生于胃癌、胰腺癌和肾癌术中放射治疗或术后较大剂量放射治疗后发生,严重者可形成狭窄梗阻或破溃成瘘。

（三）临床表现

腹腔内十二指肠损伤破裂后可有胰液、胆汁流入腹腔而于早期引起腹膜炎,虽难以确定损伤部位,但症状明显,不致延误手术时机。但闭合性损伤所致腹膜后十二指肠破裂,早期症状、体征多不明显,可仅有右上腹或腰部持续性疼痛及进行性加重,可向右肩及右睾丸放射;右上腹及右腰部有明显固定压痛,腹部体征相对轻微而全身情况不断恶化;有时可有血性呕吐物;直肠指检有时可在骶前扪及捻发音,提示气体已达盆腔腹膜后间隙。

（四）辅助检查

十二指肠损伤时可有血清淀粉酶升高;X 线腹部平片可见右膈下或右肾周围空气积聚、腰大肌轮廓模糊、脊柱侧凸,有时可见腹膜后呈花斑状改变并逐渐扩展,口服造影剂后拍片,如见造影剂外渗可确诊;CT 可显示腹膜后及右肾前间隙有气泡等表现;腹腔穿刺和灌洗时,若抽得肠液、胆汁样液体、血液,虽非十二指肠损伤特征,但表明有脏器损伤。

（五）诊断

上腹部穿透性损伤应考虑十二指肠损伤的可能,但钝性十二指肠损伤术前诊断极困难,原因在于十二指肠损伤发生率低,且除第一部外,十二指肠均位于腹膜后,损伤后症状体征不明显。

（六）治疗

十二指肠损伤治疗的两大关键在于全身抗休克和及时得当的手术处理。剖腹探查时,发现十二指肠附近腹膜后血肿,组织被胆汁染黄或横结肠系膜根部有捻发音,应高度怀疑十二指肠腹膜后破裂的可能。此时应切开十二指肠外侧后腹膜或横结肠系膜根部后腹膜,以便探查十二指肠降部与横部。有时因破口很小,可经胃管注入亚甲蓝,于蓝染处找到破口。

十二指肠治疗方法较多,主要取决于诊断的早晚、损伤部位及其严重程度。归纳如下。

(1)十二指肠壁内血肿无破裂者可行非手术治疗。包括胃肠减压、静脉输液、应用抗生素等。多数血肿可吸收、机化、自愈。若 2 周以上仍不吸收而致梗阻者,可考虑切开肠壁,清除血肿后缝合或行胃空肠吻合。

(2)裂口不大、边缘整齐、血供良好且无张力者可行单纯修补术。

(3)裂口较大、不能直接缝合者,可游离一小段带蒂空肠管,剖开修剪后镶嵌缝合于缺损处,即行带蒂肠片修补术。

(4)十二指肠第三、第四段严重损伤不宜缝合修补时,可切除该肠段,行端一端吻合,若张力过大,则将远端关闭,利用近端与空肠行端一侧吻合,或缝闭两断端,行十二指肠空肠侧一侧吻合。

(5)经上述方法修补损伤后,为防止破裂、保证愈合,通过胃窦部切口以可吸收缝线将幽门做荷包式缝闭,3 周后幽门可再通。

以上各种治疗方法都应附加留置胃管、胃造口、空肠造口等,病灶近、远侧十二指肠减压,以及胆总管造口等,以保证十二指肠创伤愈合,减少术后并发症。

如十二指肠合并胰腺损伤,可采用十二指肠憩室化或胰十二指肠切除术。

（七）并发症

十二指肠损伤的严重并发症是十二指肠缝合处裂开和十二指肠瘘形成,约发生于 6.6％ 的患者中,其他并发症有腹腔内脓肿、胰腺炎、十二指肠梗阻、胆瘘等。

## 八、小肠与系膜损伤

（一）流行病学调查

小肠及其系膜在腹腔中分布广,容积大,相对表浅,且无骨骼保护,因此腹部穿透伤或闭合性损伤时都容易受累,约占腹部脏器伤的 1/4。

（二）病因、病理

小肠及其系膜开放性损伤可发生于任何部位,且常为多发。闭合性损伤可由暴力将小肠挤压于腰椎体而破裂。挤压后肠管内容物急骤上下移动,上至 Treitz 韧带,下到回盲瓣,形成高压闭袢性肠段,此时穿孔多发生于小肠上下端 70cm 范围内。当暴力突然施加于充满液体的小肠或爆震引起腔内压力骤升时,可发生这些部位破裂甚至断裂。腹壁疝患者钝性伤时发生小肠破裂概率大于正常人。

医源性损伤见于对已有肠粘连患者行腹腔手术或腹壁窦道扩创、腹腔镜手术腹壁戳孔或手术操作过程中。

（三）临床表现

小肠损伤的临床表现以腹膜炎为主,肠系膜裂伤如系膜血管断裂,则其表现以内出血为主。小肠横断合并附近系膜血管断裂者多伴有休克,具体表现为:有外伤史;伤后腹痛,呈钝痛或绞痛,持续伴恶心、呕吐;体检有腹部压痛、反跳痛和肌紧张,可呈全腹压痛,肠鸣音消失等。

（四）辅助检查

腹腔穿刺可抽出血性浑浊液体,但穿刺阴性不能完全排除诊断。B 超可见腹腔内游离液体。X 线摄片可见膈下游离气体,但结果如为阴性,并不能完全排除诊断。

（五）诊断

开放性小肠及其系膜损伤,诊断多无困难。但闭合性损伤有时早期诊断却很困难。因此,对于有腹部外伤史而诊断难以确定的患者,应严密观察。观察过程中如出现持续性腹痛、腹部压痛、腹部肌紧张进行性加重、高度怀疑肠破裂者,应尽早剖腹探查。

（六）治疗

一般治疗包括禁食水、留置胃管行胃肠减压、补充液体、输血、积极预防治疗休克、尽早使用抗生素等。

小肠破裂的诊断一旦确定,应立即行手术治疗。术中首先应控制肠系膜血管大出血和其他威胁生命的脏器出血,然后对整个小肠及系膜进行系统细致的探查,系膜血肿即使不大也应切开检查,以免遗漏小的穿孔。手术方式有缝合修补和肠切除术两种。边缘整齐的裂伤,可用丝线做横向两层内翻缝合。边缘组织碾挫及血运障碍者,应行清创,证实创缘血供良好后,再行缝合修补。有下列情况之一者,应行肠切除吻合术:①裂口较大或裂口边缘部肠壁组织挫伤严重者。②小段肠管多处破裂者。③肠管大部分或完全断裂者。④肠管严重挫伤、血供障碍者。⑤肠壁内或系膜缘有大血肿者。⑥肠系膜损伤,影响肠壁血液循环者。

## 九、结肠、直肠和肛管损伤

（一）结肠损伤

1.病因、病理

结肠损伤发生率较小肠低,以开放性损伤为主,闭合性损伤极少,且大多数伴有其他脏器损伤,单独结肠损伤较少。穿透伤可发生在任何部位。钝性伤中,来自前方的暴力常致横结肠和乙状结肠损伤;腹部或腰部遭受暴力时可伤及升结肠或降结肠;暴力挤压引起肠腔内压力突然上升,常发生盲肠段的胀裂。医源性结肠损伤常见于诊断性结肠镜检查、活检、息肉切除,诊断性钡剂灌肠等。

2.临床表现

主要临床表现为细菌性腹膜炎。主要症状有外伤后腹痛、呕吐,腹部压痛、肌紧张、反跳痛等腹膜刺激征,肠鸣音减弱或消失,肛门指检可能有血迹。

3.诊断

根据上述临床表现,加之X线检查见膈下游离气体,腹腔穿刺抽出混有粪便臭味的浑浊液体或血性液。结合外伤史,诊断多可确立。应注意合并其他脏器伤的可能。

4.治疗

结肠损伤的处理原则与小肠不同,其原因在于结肠肠壁薄、血液循环差、组织愈合能力差,且结肠腔内粪便含有大量细菌,一旦破裂,所造成的腹腔污染严重,感染率高。除少数裂口小、腹腔污染轻、全身情况良好的患者可考虑一期修补或一期切除吻合(限于右半结肠)外,大部分患者应先采用肠造口术或肠外置术处理,3～4周后患者情况好转后,再行关闭瘘口。近年来,随着急救措施、感染控制等条件的进步,施行一期修补或切除吻合的病例有增多的趋势。对较严重的损伤一期修复后,可行近端结肠造口术,确保肠内容物不再进入远端。以下情况禁忌行一期修复:①腹腔严重污染。②全身严重多发伤或腹腔内其他脏器合并伤,须尽快结束手术。③有重要基础疾病,如肝硬化、糖尿病等。此外,失血性休克需大量输血(＞2000mL)者、高龄患者、高速火器伤、手术时间有延误者,虽非一期修复绝对禁忌证,但须格外慎重。

术中应彻底清除漏出的结肠内容物,并用大量生理盐水冲洗,盆腔及修补吻合附近放置引流管。

（二）直肠肛管损伤

1.病因、病理

直肠肛管创伤较少见,但若处理不当,可引起腹腔、盆腔或腹膜外直肠旁间隙严重感染甚至死亡,以及难处理的内瘘或外瘘、肛管狭窄、肛门失禁等。

因骨盆保护直肠,除骨盆骨折严重移位刺破或撕裂肠壁外,很少引起直肠或肛管损伤。最常见病因仍是火器伤,且常伴小肠、结肠、膀胱等损伤。高处坠落在直立物上,可引起插入性损伤。同性恋者经直肠性交或精神异常者自行插入异物,也可造成直肠或肛管破裂。

直肠肛管损伤可按解剖部位分为3类:①腹膜返折以上,即腹腔内损伤。②腹膜返折以下、肛提肌以上损伤。③肛提肌以下,即肛管损伤。

2.诊断

腹膜返折以上直肠损伤的病理生理变化和临床表现与结肠损伤基本相同,诊断不难。肛管损伤位置表浅,诊断更容易。腹膜返折以下直肠损伤者,腹痛常不明显,又无腹膜炎表现,常易延误。腹膜外直肠损伤的诊断可依据以下表现做出:①血液自肛门排出。②会阴部、骶尾部、臀部、大腿部的开放性伤口内有粪便溢出。③尿液中有粪便残渣。④尿液自肛门流出。直肠指检有重要的诊断价值,指套有新鲜血迹提示直肠损伤,低位的破裂口有时可直接摸到。怀疑直肠损伤而直肠指检阴性者,可行直肠镜检查,X 线骨盆像可了解有无骨盆骨折及异物存留。

3.治疗

直肠肛管损伤都应尽早手术,但损伤部位不同,治疗方法也不同。

腹膜返折以上直肠损伤,破口修剪后予以缝补,若全身和局部情况良好,可不做近端造口。如严重毁损性损伤,可切除后行端一端吻合,此种情况与腹腔、盆腔污染严重者,应加做乙状结肠双筒造口术,2～3 个月后闭合造口。

腹膜返折以下直肠损伤,应先行剖腹探查,探明伤情并行乙状结肠转流性造口术。损伤部位较高者,可打开腹膜返折显露、修补,并同时修补出现的膀胱、尿道或阴道损伤。另经会阴部骶尾骨旁入路,打开直肠后间隙,显露、修补较低的损伤。难以显露的损伤,不强求修补。彻底清除溢出到直肠旁间隙的粪便,同时大量冲洗肠腔,彻底清除直肠内粪便,再冲洗盆腔和会阴部伤口,确保腔隙中不遗漏污物,术后无粪便从修补不完善或未修补处溢出。直肠后间隙放置适当引流。术后保持引流通畅,加强抗感染治疗。只要转流完全、清创彻底、感染得到控制,未经修补的直肠损伤一般都能自行愈合,且较少发生狭窄。

肛管损伤,浅小的外伤可单纯清创缝合。损伤大而深、累及括约肌和直肠者,应行乙状结肠造口,仔细清创,注意保留未累及的括约肌,并修复已损伤的直肠和括约肌,以期保留肛管的功能。伤口愈合后,应定期扩张肛管和直肠,防止狭窄。

## 十、腹膜后血肿

(一)流行病学调查

腹膜后血肿为腹腰部损伤的常见并发症,占 10%～40%,因常合并严重复合伤、失血性休克,病死率可达 35%～42%。

(二)病因、病理

腹膜后血肿多由高处坠落、挤压、车祸等所致腹膜后脏器(胰、肾、十二指肠)损伤、骨盆或下段脊柱骨折和腹膜后血管损伤引起。出血后,血液可在腹膜后间隙广泛扩散,形成巨大血肿,还可渗入肠系膜间,严重骨盆骨折所致血肿,积血可达 3000～4000mL。

(三)临床表现及诊断

腹膜后血肿临床表现并不恒定,与出血程度、范围等有关。其表现常因合并其他损伤而被掩盖。除部分伤者可有腰肋部瘀斑外,其表现多无特异性,主要有内出血征象、腰背痛和肠麻痹,伴尿路损伤者常有血尿。血肿进入盆腔后可有里急后重感,并可于直肠指诊时触及骶前区伴波动感的隆起。有时后腹膜破损,血液流至腹腔内,腹腔穿刺或灌洗呈阳性。B 超或CT 检查可辅助诊断。

（四）治疗

非手术治疗包括积极防治休克和感染。

骨盆骨折所致腹膜后血肿，出血一般会自行停止，若术中发现，只要血肿主要局限于盆腔并不再扩大，也不必切开。对不断扩大且生命体征不稳定，或后腹膜已有裂口并持续出血者，则应切开探查，寻找破损血管，予以结扎或修补。上腹部或升降结肠旁的腹膜后血肿，必须切开探查以除外有关脏器损伤。探查时，应尽力寻找并控制出血点，无法控制时，可用纱条填塞，静脉出血常可因此停止。填塞的纱条应在术后 4～7d 逐渐取出，以免引起感染。

# 第五节　胃、十二指肠溃疡大出血

胃、十二指肠溃疡患者有大量呕血、柏油样黑便，引起红细胞、血红蛋白和血细胞比容明显下降，脉率加快，血压下降，出现休克前期症状或休克状态，称为溃疡大出血，不包括小量出血或仅有大便隐血阳性的患者。胃、十二指肠溃疡出血，是上消化道大出血中最常见的原因，占 50％以上。

## 一、流行病学

十二指肠溃疡并发症住院患者中，出血多于穿孔 4 倍。约 20％的十二指肠溃疡患者在其病程中会发生出血，十二指肠溃疡患者出血较胃溃疡出血为多见。消化性溃疡患者约占全部上消化道出血住院患者的 50％。虽然 $H_2$ 受体拮抗药和奥美拉唑药物治疗已使难治性溃疡择期手术的病例数有所减少，但因合并出血需行手术患者的例数并无减少。

## 二、病因与发病机制

（一）使用非甾体抗炎药（NSAIDs）

应用 NSAIDs 是引发溃疡出血的一个重要因素，具有这部分危险因素的患者在增加。在西方国家多于 50％以上的消化道出血患者有新近应用 NSAIDs 史。在老年人口中，以前有胃肠道症状，并有短期 NSAIDs 治疗，这一危险因素正在增高。使用大剂量的阿司匹林（300mg/d）预防一过性脑缺血发作的患者，其相对上消化道出血的危险性比用安慰剂治疗的高 7.7 倍，其他 NSAIDs 亦增加上消化道溃疡出血的危险性。

（二）甾体类皮质类固醇

皮质类固醇是否可引起消化性溃疡合并出血仍有争议。最近的回顾性研究提示，同时应用 NSAIDs 是更重要的危险因素。合并应用皮质类固醇和 NSAIDs 时，上消化道出血的危险性升高 10 倍。

（三）危重疾病

危重患者是消化性溃疡大出血的危险人群，尤其是需要在重病监护病房治疗的。例如心脏手术后，这种并发症的发生率为 0.4％，这些患者大多数被证实为十二指肠溃疡，且这些溃疡常是大的或多发性的。加拿大一项大宗、多个医院的联合研究发现，ICU 患者上消化道出血的发生率为 1.5％，病死率达 48％，这些患者常需预防性使用抗溃疡药。

（四）幽门螺杆菌（Hp）感染

出血性溃疡患者的 Hp 感染为 15％～20％，低于非出血性溃疡患者，因此，Hp 根治对于减少溃疡复发和再出血的长期危险是十分重要的。

### 三、病理生理学

溃疡基底的血管壁被侵蚀而导致破裂出血,大多数为动脉出血。引起大出血的十二指肠溃疡通常位于球部后壁,可侵蚀胃、十二指肠动脉或胰十二指肠上动脉及其分支,从而引起大出血。胃溃疡大出血多数发生在胃小弯,出血源自胃左、右动脉及其分支。十二指肠前壁附近无大血管,故此处的溃疡常无大出血。溃疡基底部的血管侧壁破裂出血不易自行停止,可引发致命的动脉性出血。大出血后血容量减少、血压降低、血流变缓,可在血管破裂处形成血凝块而暂时止血。由于胃肠的蠕动和胃、十二指肠内容物与溃疡病灶的接触,暂时停止的出血有可能再次活动出血,应予高度重视。

溃疡大出血所引起的病理生理变化与其他原因所造成的失血相同,与失血量的多少及失血的速度有密切的关系。据实验证明,出血 50～80mL 即可引起柏油样黑粪,如此少量失血不致发生其他显著症状,但持续性大量失血可以导致血容量减低、贫血、组织低氧、循环衰竭和死亡。

大量血液在胃肠道内可以引起血液化学上的变化,最显著的变化为血清非蛋白氮增高,其主要原因是血红蛋白在胃肠内被消化吸收。有休克症状的患者,由于肾脏血液供应不足,肾功能受损,也是可能的原因。胃肠道大出血所致的血清非蛋白氮增高在出血后 24～48h 内即出现,如肾脏功能未受损害,增高的程度与失血量成正比,出血停止后 3～4d 内恢复至正常。

### 四、临床表现

胃、十二指肠溃疡大出血的临床表现主要取决于出血量及出血速度。

(一)症状

呕血和柏油样黑便是胃、十二指肠溃疡大出血的常见症状,多数患者只有黑便而无呕血症状,迅猛的出血则为大量呕血与紫黑血便。呕血前常有恶心症状,便血前后可有心悸、眼前发黑、乏力、全身疲软,甚至晕厥症状。患者过去多有典型溃疡病史,近期可有服用 NSAIDs 药物等情况。

(二)体征

一般失血量在 400mL 以上时,有循环系统代偿的现象,如苍白、脉搏增速但仍强有力,血压正常或稍增高。继续失血达 800mL 后即可出现明显的休克体征,如出汗、皮肤凉湿、脉搏快弱、血压降低、呼吸急促等。患者意识清醒,表情焦虑或恐惧。腹部检查常无阳性体征,也可能有腹胀、上腹压痛、肠鸣音亢进等。约半数的患者体温增高。

### 五、辅助检查

大量出血早期,由于血液浓缩,血常规变化不大,以后红细胞计数、血红蛋白值、血细胞比容均呈进行性下降。

依据症状和体检不能准确确定出血的原因。约 75% 的患者过去有消化性溃疡病史以证明溃疡是其出血的病因;干呕或呕吐发作后突然发生出血,提示食管黏膜撕裂症(Mallory-Weiss Tear);病史及体检有肝硬化证据,则提示可能为食管静脉曲张出血。为了正确诊断出血的来源,必须施行上消化道内镜检查。

内镜检查在上消化道出血患者中有多种作用,除可明确出血的来源(如来源于弥漫性出血性胃炎、静脉曲张、贲门黏膜撕裂症或胃、十二指肠溃疡出血)外,内镜所见的胃、十二指肠溃疡的外貌有估计预后的意义,在有小出血的患者中,见到清洁的溃疡基底或着色的斑点预示复发出血率低,约为2%,这些患者适合早期进食和出院治疗。相反,发现于溃疡基底可见血管或新鲜凝血块预示有较高的再出血率。大的溃疡(直径>1cm)同样有较高的复发再出血率。由于内镜下治疗技术的发展,非手术治疗的成功率已明显提高,手术的需要和病死率显著下降。

内镜下胃、十二指肠溃疡出血病灶特征现多采用 Forrest 分级:FⅠa,可见溃疡病灶处喷血;FⅠb,可见病灶处渗血;FⅡa,病灶处可见裸露血管;FⅡb,病灶处有血凝块附着;FⅢ,溃疡病灶基底仅有白苔而无上述活动性出血征象。根据上述内镜表现,除FⅢ外,只要有其中一种表现均可确定此次出血的病因及出血部位。

选择性腹腔动脉或肠系膜上动脉造影也可用于血流动力学稳定的活动性出血患者,可明确病因与出血部位,指导治疗,并可采取栓塞治疗或动脉内注射垂体加压素等介入性止血措施。

## 六、诊断与鉴别诊断

### (一)诊断

有溃疡病史者,发生呕血与黑便,诊断并不困难。10%~15%的患者出血无溃疡病史,鉴别出血的来源较为困难。大出血时不宜行上消化道钡剂检查,因此,急诊纤维胃镜检查在胃、十二指肠溃疡出血的诊断中有重要作用,可迅速明确出血部位和病因,出血24h内胃镜检查检出率可达70%~80%,超过48h则检出率下降。

### (二)鉴别诊断

胃、十二指肠溃疡出血应与应激性溃疡出血、胃癌出血、食管静脉曲张破裂出血、贲门黏膜撕裂综合征和胆管出血相鉴别。上述疾病,除内镜下表现与胃、十二指肠溃疡出血不同外,应结合其他临床表现相鉴别,如应激性溃疡出血多出现在重大手术或创伤后;食管静脉曲张破裂出血体检可发现蜘蛛痣、肝掌、腹壁静脉曲张、肝大、腹水、巩膜黄染等肝硬化的表现;贲门黏膜撕裂综合征多发生在剧烈呕吐或干呕之后;胆管大量出血常由肝内疾病(化脓性感染、胆石、肿瘤)所致,其典型表现为胆绞痛、便血或呕血、黄疸三联征。

## 七、治疗

治疗原则是补充血容量,防止失血性休克,尽快明确出血部位,并采取有效的止血措施,防止再出血。总体上,治疗方式包括非手术及手术治疗。

### (一)非手术治疗

主要是针对休克的治疗,主要措施如下:①补充血容量,建立可靠畅通的静脉通道,快速滴注平衡盐溶液,做输血配型试验。同时严密观察血压、脉搏、尿量和周围循环状况,并判断失血量,指导补液。失血量达全身总血量的20%时,应输注羟乙基淀粉、右旋糖酐或其他血浆代用品,用量在1000mL左右。出血量较大时可输注浓缩红细胞,也可输全血,并维持血细胞比容不低于30%。输注液体中晶体与胶体之比以3:1为宜。监测生命体征,测定中心静脉压、尿量,维持循环功能稳定和良好呼吸、肾功能十分重要。②留置鼻胃管,用生理盐水冲洗胃腔,清除血凝块,直至胃液变清,持续低负压吸引,动态观察出血情况。可经胃管注入200mL 含 8mg 去甲肾上腺素的生理盐水溶液,每 4~6h 1 次。③急诊纤维胃镜检查可明确出血病灶,还可同时施行内镜下电凝、激光灼凝、注射或喷洒药物等局部止血措施。检查前必须纠正患者的低血容量状态。④止血、制酸、生长抑素等药物的应用:经静脉或肌内注射巴曲酶;静脉给予 $H_2$ 受体拮抗药(西咪替丁等)或质子泵抑制药(奥美拉唑等);静脉应用生长抑素(善宁、奥曲肽等)。

(二)手术治疗

内镜止血的成功率可达 90％,使急诊手术大为减少,且具有创伤小、极少并发穿孔和可重复实施的优点,适用于绝大多数溃疡病出血,特别是高危老年患者。即使不能止血的病例,内镜检查也可明确出血部位、原因,使后续的手术更有的放矢,成功率升高。内镜处理后发生再出血时仍建议首选内镜治疗,仅在以下患者考虑手术处理:①难以控制的大出血,出血速度快,短期内发生休克,或较短时间内(6~8h)需要输注较大量血液(>800mL)方能维持血压和血细胞比容者。②纤维胃镜检查发现动脉搏动性出血,或溃疡底部血管显露再出血危险很大。③年龄在 60 岁以上,有心血管疾病、十二指肠球后溃疡以及有过相应并发症者。④近期发生过类似的大出血或合并穿孔或幽门梗阻。⑤正在进行药物治疗的胃、十二指肠溃疡患者发生大出血,表明溃疡侵蚀性大,非手术治疗难以止血。

手术治疗的目的在于止血以抢救患者生命,而不在于治疗溃疡本身和解决术后的溃疡复发问题。手术介入的方式经常采用的有:①单纯止血手术,即(胃)十二指肠切开＋腔内血管缝扎,加或不加腔外血管结扎。结合术前胃镜和术中扪摸检查,一般可快速确定溃疡出血部位,即在溃疡对应的前壁切开,显露溃疡后稳妥缝扎止血。如是在幽门部切开,止血后要做幽门成形术(Heineke-Mikulicz 法)。②部分胃切除术。③(选择性)迷走神经切断＋胃窦切除或幽门成形术。④介入血管栓塞术。胃部分切除术是此前一段时期国内较常采用的一种手术,认为切除了出血灶本身,止血可靠,同时切除了溃疡,也避免了术后溃疡的复发。但手术创伤大,在发生了大出血的患者身上施行,病死率及并发症发生率均高。由于内科治疗的进步和考虑到胃切除后可能的并发症和病死率,近年来更多地采用仅以止血为目的的较保守的一类手术,通过结扎溃疡出血点和(或)阻断局部血管以达到止血目的,术后再辅以正规的内科治疗。因创伤较小,尤其适合老年和高危患者。血管栓塞术止血成功率也较高,但要求特殊设备和娴熟的血管介入技术。

# 第六节　胃、十二指肠溃疡急性穿孔

急性穿孔是胃、十二指肠溃疡的严重并发症,也是外科常见的急腹症之一。起病急、病情重、变化快是其特点,常需紧急处理,若诊治不当,可危及患者生命。

## 一、流行病学调查

近 30 年来,胃、十二指肠溃疡的发生率下降,住院治疗的胃、十二指肠溃疡患者数量明显减少,特别是胃、十二指肠溃疡的选择性手术治疗数量尤为减少,但溃疡的急性并发症(穿孔、出血和梗阻)的发生率和需要手术率近 20 年并无明显改变。

溃疡穿孔每年的发病率为(0.7～1)/10000;因穿孔住院的患者占溃疡病住院患者的7%;穿孔多发生在30～60岁人群,占75%。约2%的十二指肠溃疡患者中穿孔为首发症状。据估计,在诊断十二指肠溃疡后的第1个10年中,每年约0.3%的患者发生穿孔。十二指肠溃疡穿孔多位于前壁,"前壁溃疡穿孔,后壁溃疡出血"。胃溃疡急性穿孔大多发生在近幽门的胃前壁,偏小弯侧,胃溃疡的穿孔一般较十二指肠溃疡略大。

## 二、病因与发病机制

胃、十二指肠溃疡穿孔发生在慢性溃疡的基础上,患者有长期溃疡病史,但在少数情况下,急性溃疡也可以发生穿孔。下列因素可促进穿孔的发生。

(1)精神过度紧张或劳累,增加迷走神经兴奋程度,使溃疡加重而穿孔。

(2)饮食过量,胃内压力增加,使溃疡穿孔。

(3)应用非类固醇抗炎药(nonsteroidal anti-inflammtary durgs,NSAIDs)与十二指肠溃疡、胃溃疡的穿孔密切相关。现有研究显示,治疗患者时应用这类药物是溃疡穿孔的主要促进因素。

(4)免疫抑制,尤其在器官移植患者中应用激素治疗。

(5)其他因素包括:患者年龄增加、慢性阻塞性肺疾病、创伤、大面积烧伤和多器官功能障碍。

## 三、病理生理

急性穿孔后,有强烈刺激性的胃酸、胆汁、胰液等消化液和食物溢入腹腔,引起化学性腹膜炎,导致剧烈的腹痛和大量腹腔渗出液,甚至可致血容量下降,低血容量性休克。6～8h后,细菌开始繁殖,并逐渐转变为化脓性腹膜炎,病原菌以大肠埃希菌及链球菌多见。在强烈的化学刺激,细胞外液丢失的基础上,大量毒素被吸收,可导致感染中毒性休克的发生。胃、十二指肠后壁溃疡可穿透全层,并与周围组织包裹,形成慢性穿透性溃疡。

## 四、临床表现

(一)症状

患者以往多有溃疡病症状或有肯定的溃疡病史,而且近期常有溃疡病活动的症状。可在饮食不当后或在清晨空腹时发作。典型的溃疡急性穿孔表现为骤发腹痛,十分剧烈,如刀割或烧灼样,为持续性,但也可有阵发加重。由于腹痛发作突然而猛烈,患者甚至有一时性昏厥感。疼痛初起时,部位多在上腹或心窝部,迅即延及全腹面,以上腹为重。由于腹后壁及膈肌腹膜受到刺激,有时可引起肩部或肩胛部牵涉性疼痛,可有恶心感及反射性呕吐,但一般不重。

(二)体征

患者仰卧拒动,急性痛苦病容,由于腹痛严重而致面色苍白、四肢凉、出冷汗、脉率快、呼吸浅。腹式呼吸因腹肌紧张而消失。在发病初期,血压仍正常,腹部有明显腹膜炎体征,全腹压痛明显,上腹更重,腹肌高度强直,即所谓板样强直。肠鸣音消失。如腹腔内有较多游离气体,则叩诊时肝浊音界不清楚或消失。随着腹腔内细菌感染的发展,患者的体温、脉搏、血压、血常规等周身感染中毒症状以及肠麻痹、腹胀、腹腔积液等腹膜炎症也越来越重。

溃疡穿孔后,临床表现的轻重与漏出至游离腹腔内的胃肠内容物的量有直接关系,亦即与穿孔的大小,穿孔时胃内容物的多少(空腹或饱餐后)以及孔洞是否很快被邻近器官或组织粘连、堵塞等因素有关。穿孔小或漏出的胃肠内容物少或孔洞很快即被堵塞,则漏出的胃肠液可局限于上腹,或顺小肠系膜根部及升结肠旁沟流至右下腹,腹痛程度可以较轻,腹膜刺激征也限于上腹及右侧腹部。

### 五、辅助检查

如考虑为穿孔,应做必要的实验室检查,检查项目包括血常规、血清电解质和淀粉酶,穿孔时间较长的需检查肾功能、血清肌酐、肺功能并进行动脉血气分析、监测酸碱平衡。常见白细胞升高及核左移,但在免疫抑制和老年患者中有时没有。血清淀粉酶一般正常,但有时升高,通常在正常的3倍以内。肝功能一般正常。若无就诊延迟,血清电解质和肾功能也是正常的。

胸部X线摄片和立位及卧位腹部X线摄片是必需的。约70%的患者有腹腔游离气体,因此无游离气体的不能排除穿孔。当疑为穿孔但无气腹者,可行水溶性造影剂上消化道造影检查,确立诊断腹膜炎体征者,这种X线造影是不需要的。

诊断性腹腔穿刺对于部分患者是有意义的,若抽出液中含有胆汁或食物残渣,常提示有消化道穿孔。

### 六、诊断与鉴别诊断

(一)诊断

胃、十二指肠溃疡急性穿孔后表现为急剧上腹痛,并迅速扩展为全腹痛,伴有显著的腹膜刺激征,结合X线检查发现腹部膈下游离气体,诊断性腹腔穿刺抽出液含有胆汁或食物残渣等,正确诊断一般不困难。在既往无典型溃疡病者、位于十二指肠及幽门后壁的溃疡小穿孔、胃后壁溃疡向小网膜腔内穿孔、老年体弱反应性差者的溃疡穿孔及空腹时发生的小穿孔等情况下,症状、体征不太典型,较难诊断。另需注意的是,X线检查未发现膈下游离气体并不能排除溃疡穿孔的可能,因约有20%的患者穿孔后可以无气腹表现。

(二)鉴别诊断

1.急性胰腺炎

溃疡急性穿孔和急性胰腺炎都是上腹部突然受到强烈化学性刺激而引起的急腹症,因而在临床表现上有很多相似之处,在鉴别诊断上可能造成困难。急性胰腺炎的腹痛发作虽然也较突然,但多不如溃疡穿孔者急骤,腹痛开始时有由轻而重的过程,疼痛部位趋向于上腹偏左及背部,腹肌紧张程度也略轻。血清及腹腔渗液的淀粉酶含量在溃疡穿孔时可以有所增高,但其增高的数值尚不足以诊断。急性胰腺炎X线检查无膈下游离气体,B超及CT提示胰腺肿胀。

2.胆石症、急性胆囊炎

胆绞痛发作以阵发性为主,压痛较局限于右上腹,而且压痛程度也较轻,腹肌紧张远不如溃疡穿孔者显著。腹膜炎体征多局限在右上腹,有时可触及肿大的胆囊,Murphy征阳性,X线检查无膈下游离气体,B超提示有胆囊结石、胆囊炎,如血清胆红素有增高,则可明确诊断。

### 3.急性阑尾炎

溃疡穿孔后胃、十二指肠内容物可顺升结肠旁沟或小肠系膜根部流至右下腹,引起右下腹腹膜炎症状和体征,易被误诊为急性阑尾炎穿孔。仔细询问病史当能发现急性阑尾炎开始发病时的上腹痛一般不十分剧烈,阑尾穿孔时腹痛的加重也不以上腹为主,腹膜炎体征则右下腹较上腹明显。

### 4.胃癌穿孔

胃癌急性穿孔所引起的腹内病理变化与溃疡穿孔相同,因而症状和体征也相似,术前难以鉴别。老年患者,特别是无溃疡病既往史而近期内有胃部不适或消化不良及消瘦、体力差等症状者,当出现溃疡急性穿孔的症状和体征时,应考虑到胃肠穿孔的可能。

## 七、治疗

对胃、十二指肠溃疡急性穿孔的治疗原则首先是终止胃肠内容物继续漏入腹腔,使急性腹膜炎好转,以挽救患者的生命。经常述及的三个高危因素是:①术前存在休克。②穿孔时间超过24h。③伴随严重内科疾病。这三类患者病死率高,可达5%~20%;而无上述高危因素者病死率<1%。故对此三类患者的处理更要积极、慎重。具体治疗方法有三种,即非手术治疗、手术修补穿孔以及急症胃部分切除和迷走神经切断术,现在认为后者(胃部分切除术和迷走神经切断术)不是溃疡病的合理手术方式,已很少采用。术式选择主要依赖于患者一般状况、术中所见、局部解剖和穿孔损伤的严重程度。

### (一)非手术治疗

近年来,特别是在我国,对溃疡急性穿孔采用非手术治疗累积了丰富的经验。大量临床实践经验表明,连续胃肠吸引减压可以防止胃肠内容物继续漏向腹腔,有利于穿孔自行闭合及急性腹膜炎好转,从而使患者免遭手术痛苦。其病死率与手术缝合穿孔者无显著差别。为了能够得到满意的吸引减压,鼻胃管在胃内的位置要恰当,应处于最低位。非手术疗法的缺点是不能去除已漏入腹腔内的污染物,因此只适用于腹腔污染较轻的患者。其适应证包括:①患者无明显中毒症状,急性腹膜炎体征较轻或范围较局限,或已趋向好转,表明漏出的胃肠内容物较少,穿孔已趋于自行闭合。②穿孔是在空腹情况下发生的,估计漏至腹腔内的胃肠内容物有限。③溃疡病本身不是根治性治疗的适应证。④有较重的心、肺等重要脏器疾病,致使麻醉及手术有较大风险。

因为手术治疗的效果确切,非手术治疗的风险并不低(腹内感染、脓毒症等),一般认为非手术治疗要极慎重。在非手术治疗期间,需动态观察患者的全身情况和腹部体征,若病情无好转或有所加重,即需及时改用手术治疗。

### (二)手术治疗

手术治疗包括单纯穿孔缝合术和确定性溃疡手术。

### 1.单纯穿孔缝合术

单纯穿孔缝合术是目前治疗溃疡病穿孔主要的手术方式,只要闭合穿孔不至引起胃出口梗阻,就应首先考虑。缝闭瘘口、中止胃肠内容物继续外漏后,彻底清除腹腔内的污染物及渗出液。术后经过一段时期内科治疗,溃疡可以愈合。缝合术的优点是操作简便,手术时间短,安全性高。一般认为,以下为单纯穿孔缝合术的适应证:穿孔时间超过8h,腹腔内感染及炎症水肿较重,有大量脓性渗出液;以往无溃疡病史或有溃疡病史未经正规内科治疗,无出血、梗阻并发症,特别是十二指肠溃疡;有其他系统器质性疾病而不能耐受彻底性溃疡手术。单纯穿孔缝合术通常采用经腹手术,穿孔以丝线间断横向缝合,再用大网膜覆盖,或以网膜补片修补;也可经腹腔镜行穿孔缝合大网膜覆盖修补。一定要吸净腹腔内渗液,特别是膈下及盆腔内的渗液。吸除干净后,腹腔引流并非必须。对所有的胃溃疡穿孔患者,需做活检或术中快速病理学检查,若为恶性,应行根治性手术。单纯溃疡穿孔缝合术后仍需内科治疗,Hp 感染者需根除 Hp,以减少复发的机会,部分患者因溃疡未愈合仍需行彻底性溃疡手术。

利用腹腔镜技术缝合十二指肠溃疡穿孔为 Nathanson 等于 1990 年报道。后来 Mouret 等描述一种无缝合穿孔修补技术:以大网膜片和纤维蛋白胶封闭穿孔。以后相继报道了明胶海绵填塞、胃镜引导下肝圆韧带填塞等技术。无缝合技术效果不确切,其术后再漏的机会很大(10%左右),尤其是穿孔>5mm 者,应用要慎重。缝合技术有单纯穿孔缝合、缝合加大网膜补片加强和以大网膜补片缝合修补等。虽然腔镜手术具有微创特点,而且据报道术后切口的感染发生率较开腹手术低,但并未被广大外科医生普遍接受,原因是手术效果与开腹手术比较仍有争议,术后发生再漏需要手术处理者不少见,且手术时间较长,花费高。以下情况不宜选择腹腔镜手术:①存在前述高危因素,如术前存在休克、穿孔时间>24h 和伴随内科疾病。②有其他溃疡并发症,如出血和梗阻。③较大的穿孔(>10mm)。④腹腔镜实施技术上有困难,如上腹部手术史等。

2.部分胃切除和迷走神经切断术

随着对溃疡病病因学的深入理解和内科治疗的良好效果,以往所谓的“确定性”手术方法,即部分胃切除和迷走神经切断手术已经很少采用。尤其在急性穿孔有腹膜炎的情况下进行手术,其风险显然较穿孔修补术为大,因此需要严格掌握适应证。仅在以下情况时考虑所谓“确定性”手术:①需切除溃疡本身以治愈疾病,如急性穿孔并发出血;已有幽门瘢痕性狭窄等,在切除溃疡时可根据情况考虑做胃部分切除手术。②较大的胃溃疡穿孔、有癌可能,可做胃部分切除。③Hp 感染阴性、联合药物治疗无效或胃溃疡复发时,仍有做迷走神经切断术的报道。

# 第七节　急性阑尾炎

急性阑尾炎是腹部外科最常见的疾病之一,是外科急腹症中最常见的疾病,其发病率约为 1∶1000。各年龄段人群及妊娠期妇女均可发病,但以青年最为多见。阑尾切除术也是外科最常施行的一种手术。急性阑尾炎临床表现变化较多,需要与许多腹腔内外疾病相鉴别。早期明确诊断和及时治疗可使患者在短期内恢复健康。若延误诊治,则可能出现严重后果。因此,对本病的处理须予以重视。

## 一、病因

阑尾管腔较细且系膜短,常使阑尾扭曲,内容物排出不畅,阑尾管腔内本来就有许多微生物,远侧又是盲端,很容易发生感染。一般认为急性阑尾炎是由下列几种因素综合而发生的。

### (一)梗阻

梗阻为急性阑尾炎发病最常见的基本因素,常见的梗阻原因有:①粪石和粪块等。②寄生虫,如蛔虫堵塞。③阑尾系膜过短,造成阑尾扭曲,引起部分梗阻。④阑尾壁的改变,以往发生过急性阑尾炎后,肠壁可以纤维化,使阑尾腔变小,亦可减弱阑尾的蠕动功能。

（二）细菌感染

阑尾炎的发生也可能是细菌直接感染的结果。细菌可通过直接侵入、经由血运或邻接感染等方式侵入阑尾壁,从而形成阑尾的感染和炎症。

（三）其他

与急性阑尾炎发病有关的因素还有饮食习惯、遗传因素和胃肠道功能障碍等。阑尾先天性畸形,如阑尾过长、过度扭曲、管腔细小、血供不佳等都是易于发生急性炎症的条件。胃肠道功能障碍（如腹泻、便秘等）引起内脏神经反射,导致阑尾肌肉和血管痉挛,当超过正常强度时,可致阑尾管腔狭窄、血供障碍、黏膜受损,细菌入侵而致急性炎症。

## 二、病理

根据急性阑尾炎的临床过程和病理解剖学变化,可将其分为四种病理类型,这些不同类型可以是急性阑尾炎在其病变发展过程中不同阶段的表现,也可能是不同的病因和发病原理所产生的直接结果。

（一）急性单纯性阑尾炎

阑尾轻度肿胀,浆膜表面充血。阑尾壁各层组织间均有炎性细胞浸润,以黏膜和黏膜下层为最著;黏膜上可能出现小的溃疡和出血点,阑尾腔内可能有少量渗出液,临床症状和全身反应也较轻,如能及时处理,其感染可以消退,炎症可以完全吸收,阑尾也可恢复正常。

（二）急性化脓性阑尾炎

阑尾明显肿胀,壁内有大量炎性细胞浸润,可形成大量大小不一的微小脓肿;浆膜高度充血并有较多脓性渗出物,作为机体炎症防御、局限化的一种表现,常有大网膜下移、包绕部分或全部阑尾。此类阑尾炎的阑尾已有不同程度的组织破坏,即使经保守治疗恢复,阑尾壁仍可留有瘢痕挛缩,致阑尾腔狭窄,因此,日后炎症可反复发作。

（三）坏疽性及穿孔性阑尾炎

本型是一种重型的阑尾炎。根据阑尾血运阻断的部位,坏死范围可仅限于阑尾的一部分或累及整个阑尾。阑尾管壁坏死或部分坏死,呈暗紫色或黑色。阑尾腔内积脓,且压力升高,阑尾壁血液循环障碍。穿孔部位多在阑尾根部和尖端。穿孔如未被包裹,感染继续扩散,则可引起急性弥漫性腹膜炎。

（四）阑尾周围脓肿

急性阑尾炎化脓、坏疽或穿孔,如果此过程进展较慢,大网膜可移至右下腹部,将阑尾包裹并形成粘连,形成炎性肿块或阑尾周围脓肿。

阑尾穿孔并发弥漫性腹膜炎最为严重,常见于坏疽穿孔性阑尾炎。婴幼儿大网膜过短、妊娠期的子宫妨碍大网膜下移,故易于在阑尾穿孔后出现弥漫性腹膜炎。由于阑尾炎症严重,进展迅速,局部大网膜或肠襻粘连尚不足以局限之,故一旦穿孔,感染很快蔓及全腹腔。患者有全身性感染、中毒和脱水等现象,有全腹性的腹壁强直和触痛,并有肠麻痹的腹胀、呕吐等症状。如不经适当治疗,病死率很高,即使经过积极治疗后全身性感染获得控制,也常因发生盆腔脓肿、膈下脓肿或多发性腹腔脓肿等并发症而需多次手术引流,甚至遗下腹腔窦道、肠瘘、粘连性肠梗阻等并发症而使病情复杂、病期迁延。

### 三、临床表现

急性阑尾炎不论其病因如何,亦不论其病理变化为单纯性、化脓性或坏疽性,在阑尾未穿孔、坏死或合并有局部脓肿以前,临床表现大致相似。多数急性阑尾炎都有较典型的症状和体征。

（一）症状

一般表现在三个方面。

1.腹痛不适

腹痛不适是急性阑尾炎最常见的症状,约有98%的急性阑尾炎患者以此为首发症状。典型的急性阑尾炎腹痛开始时多在上腹部或脐周围,有时为阵发性,并常有轻度恶心或呕吐,一般持续6～36h(通常约12h)。当阑尾炎症涉及壁腹膜时,腹痛变为持续性并转移至右下腹部,疼痛加剧,不少患者伴有呕吐、发热等全身症状。此种转移性右下腹痛是急性阑尾炎的典型症状,70%以上的患者具有此症状。该症状在临床诊断上有重要意义。但也应该指出:不少患者其腹痛可能开始时即在右下腹,不一定有转移性腹痛,这可能与阑尾炎病理过程不同有关。没有明显管腔梗阻而直接发生的阑尾感染,腹痛可能一开始就是右下腹炎性持续性疼痛。异位阑尾炎在临床上虽同样也可有初期梗阻性、后期炎症性腹痛,但其最后腹痛所在部位因阑尾部位不同而异。

腹痛的轻重程度与阑尾炎的严重性之间并无直接关系。虽然腹痛的突然减轻一般显示阑尾腔的梗阻已解除或炎症在消退,但有时因阑尾腔内压过大或组织缺血坏死,神经末梢失去感受和传导能力,腹痛也可减轻;有时阑尾穿孔以后,由于腔内压随之减低,自觉的腹痛也可突然消失。故腹痛减轻,必须伴有体征消失,方可视为是病情好转的证据。有些患者此时会出现尿路刺激症状,部分男性患者感觉阴茎和阴囊痉挛性抽搐痛,儿童为著。

2.胃肠道症状

恶心、呕吐、便秘、腹泻等胃肠道症状是急性阑尾炎患者所常有的。呕吐是急性阑尾炎常见的症状,当阑尾管腔梗阻及炎症程度较重时更为突出。呕吐与发病前有无进食有关。阑尾炎发生于空腹时,往往仅有恶心;饱食后发生者多有呕吐;偶有于病程晚期出现恶心、呕吐者,则多由腹膜炎所致。食欲缺乏、不思饮食,则更为患者常见的现象。

当阑尾感染扩散至全腹时,恶心、呕吐可加重。其他胃肠道症状如食欲缺乏、便秘、腹泻等也偶可出现,腹泻多由于阑尾炎症扩散至盆腔内形成脓肿、刺激直肠而引起肠功能亢进,此时患者常有排便不畅、便次增多、里急后重及便中带黏液等症状。

3.全身反应

急性阑尾炎患者的全身症状一般并不显著。当阑尾化脓、坏疽并有扩散性腹腔内感染时,可以出现明显的全身症状,如寒战、高热、反应迟钝或烦躁不安;当弥漫性腹膜炎严重时,可同时出现血容量不足与脓毒症表现,甚至有心、肺、肝、肾等生命器官功能障碍。

（二）体征

急性阑尾炎的体征在诊断上较自觉症状更具重要性,其表现决定于阑尾的部位、位置的深浅和炎症的程度,常见的体征有下列几类。

1.患者体位

不少患者来诊时常见弯腰行走,且往往以双手按在右下腹部。在床上平卧时其右髋关节常呈屈曲位。

2.压痛和反跳痛

最主要和典型的是右下腹压痛,该症状的存在是诊断阑尾炎的重要依据。典型的压痛较局限,位于麦氏点(阑尾点)或其附近。无并发症的阑尾炎其压痛点比较局限,有时可以用一个手指在腹壁找到最明显压痛点;待出现腹膜炎时,压痛范围可变大,甚至全腹压痛,但压痛最剧点仍在阑尾部位。压痛点具有重大诊断价值,即使患者自觉腹痛尚在上腹部或脐周围,体检时往往已能发现在右下腹有明显的压痛点,常借此可获得早期诊断。

年老体弱、反应差的患者炎症有时即使很重,但压痛可能比较轻微,或必须深压才痛。压痛表明阑尾炎症的存在和其所在的部位,较转移性腹痛更具诊断意义。

反跳痛具有重要的诊断意义,体检时将压在局部的手突然松开,患者感到剧烈疼痛,更重于压痛。这是腹膜受到刺激的反应,可以更肯定局部炎症的存在。阑尾部位压痛与反跳痛的同时存在对诊断阑尾炎比单一症状的存在更有价值。

3.右下腹肌紧张和强直

肌紧张是腹壁对炎症刺激的反应性痉挛,强直则是一种持续性、不由自主的保护性腹肌收缩,均见于阑尾炎症已超出浆膜并侵及周围脏器或组织时。检查腹肌有无紧张和强直要求动作轻柔,患者情绪平静,以避免引起腹肌过度反应或痉挛,导致不正确结论。

4.疼痛试验

有些急性阑尾炎患者以下几种疼痛试验可能呈阳性,其主要原理是处于深部但有炎症的阑尾黏附于腰大肌或闭孔肌,在行以下各种试验时,局部受到明显刺激而出现疼痛。①结肠充气试验(Rovsing 征):深压患者左下腹部降结肠处,患者感到阑尾部位疼痛。②腰大肌试验:患者左侧卧,右腿伸直并过度后伸时阑尾部位出现疼痛。③闭孔内肌试验:患者屈右髋、右膝并内旋时感到阑尾部位疼痛。④直肠内触痛:直肠指检时按压右前壁,患者有疼痛感。

(三)化验

急性阑尾炎患者的血常规、尿常规检查有一定重要性。90%的患者常有白细胞计数增高,是临床诊断的重要依据,一般为$(10\sim15)\times10^9/L$。随着炎症加重,白细胞可以增多,甚至可为$20\times10^9/L$以上。但年老体弱或免疫功能受抑制的患者,白细胞不一定增多,甚至反而下降。白细胞增多常伴有核左移。急性阑尾炎患者的尿液检查一般无特殊改变,但为排除类似阑尾炎症状的泌尿系统疾病,如输尿管结石,常规检查尿液仍有必要。

## 四、诊断

多数急性阑尾炎的诊断以转移性右下腹痛或右下腹痛、阑尾部位压痛和白细胞升高三者为决定性依据。典型的急性阑尾炎(约占80%)均有上述症状和体征,易于据此做出诊断。对于临床表现不典型的患者,尚需考虑借助其他一些诊断技术,以最终确诊。

## 五、鉴别诊断

典型的急性阑尾炎一般诊断并不困难,但有一部分病例,由于临床表现并不典型,诊断相当困难,有时甚至出现诊断错误,以致采用错误的治疗方法或延误治疗,造成严重并发症,甚至死亡。要与急性阑尾炎相鉴别的疾病很多,常见的有以下三类。

（一）内科疾病

临床上，不少内科疾病具有急腹症的临床表现，常被误诊为急性阑尾炎而施行不必要的手术探查，将无病变的阑尾切除，甚至危及患者生命，故诊断时必须慎重。常见的需要与急性阑尾炎鉴别的内科疾病有以下几种。

1. 急性胃肠炎

一般急性胃肠炎患者发病前常有饮食不慎或食物不洁史。症状虽亦以腹痛、呕吐、腹泻三者为主，但通常以呕吐或腹泻较为突出，有时在腹痛之前即已有吐、泻。急性阑尾炎患者即使有吐、泻，一般也不严重，且多发生在腹痛以后。

急性胃肠炎的腹痛有时虽很剧烈，但其范围较广，部位较不固定，更无转移至右下腹的特点。

2. 急性肠系膜淋巴结炎

多见于儿童，往往发生于上呼吸道感染之后。患者过去大多有同样腹痛史，且常在上呼吸道感染后发作。起病初期于腹痛开始前后往往即有高热，此与一般急性阑尾炎不同，此外，腹痛初起时即位于右下腹，而无急性阑尾炎的典型腹痛转移史。其腹部触痛的范围亦较急性阑尾炎为广，部位亦较阑尾的位置高，并较靠近内侧。腹壁强直不甚明显，反跳痛亦不显著。Rovsing 征和直肠指检均为阴性。

3. Meckel 憩室炎

Meckel 憩室炎往往无转移性腹痛，局部压痛点也在阑尾点的内侧，多见于儿童，由于 1/3 Meckel 憩室中有胃黏膜存在，患者可有黑便史。Meckel 憩室炎穿孔时成为外科疾病。临床上如诊断为急性阑尾炎而手术中发现阑尾正常者，应即检查末段回肠至少约 100cm，以视有无 Meckel 憩室炎，免致遗漏而造成严重后果。

4. 局限性回肠炎

典型局限性回肠炎不难与急性阑尾炎相区别。但不典型急性发作时，右下腹痛、压痛及白细胞增多与急性阑尾炎相似，必须通过细致的临床观察，发现局限性回肠炎所致的部分肠梗阻的症状与体征（如阵发绞痛和可触及条状肿胀肠袢），方能鉴别。

5. 心胸疾病

如右侧胸膜炎、右下肺炎和心包炎等均可有反射性右侧腹痛，甚至右侧腹肌反射性紧张等，但这些疾病以呼吸、循环系统功能改变为主，一般没有典型急性阑尾炎的转移性右下腹痛和压痛。

6. 其他

如过敏性紫癜、铅中毒等，均可有腹痛，但其腹软、无压痛。详细的病史、体检和辅助检查可予以鉴别。

（二）外科疾病

1. 胃、十二指肠溃疡急性穿孔

为常见急腹症，发病突然，临床表现可与急性阑尾炎相似。溃疡病穿孔患者多数有慢性溃疡史，穿孔大多发生在溃疡病的急性发作期。溃疡穿孔所引起的腹痛，虽亦起于上腹部并可累及右下腹，但一般均迅速累及全腹，不像急性阑尾炎有局限于右下腹的趋势。腹痛发作极为突然，程度也颇剧烈，常可引致患者休克。体检时右下腹虽也有明显压痛，但上腹部溃疡穿孔部位一般仍为压痛最显著地方；腹肌的强直现象也特别显著，常呈"板样"强直。腹内因有游离气体存在,肝浊音界多有缩小或消失现象;X线透视下如能确定膈下有积气,则有助于诊断。

**2.急性胆囊炎**

总体上急性胆囊炎的症状与体征均以右上腹为主,常可扪及肿大和有压痛的胆囊,Murphy征阳性,辅以 B 超不难鉴别。

**3.右侧输尿管结石**

有时表现与阑尾炎相似。但输尿管结石以腰部酸痛或绞痛为主,可有向会阴部放射痛,右肾区叩击痛(+),肉眼或镜检尿液有大量红细胞,B超检查和肾、输尿管、膀胱 X 线摄片(KUB)可确诊。

**(三)妇科疾病**

**1.右侧异位妊娠破裂**

这是育龄妇女最易与急性阑尾炎相混淆的疾病,尤其是未婚妊娠女性,诊断时更要细致。异位妊娠患者常有月经过期或近期不规则史,在腹痛发生以前,可有阴道不规则的出血史。其腹痛发作极为突然,开始即在下腹部,并常伴有会阴部垂痛感觉。全身无炎症反应,但有不同程度的出血性休克症状。妇科检查常能发现阴道内有血液,子宫颈柔软而有明显触痛,一侧附件有肿大且具压痛。如阴道后穹窿或腹腔穿刺抽出新鲜不凝固血液,同时妊娠试验阳性即以确诊。

**2.右侧卵巢囊肿扭转**

可突然出现右下腹痛,囊肿绞窄、坏死可刺激腹膜而致局部压痛,与急性阑尾炎相似。但急性扭转时疼痛剧烈而突然,坏死囊肿引起的局部压痛位置偏低,有时可扪及肿大的囊肿,这些均与阑尾炎不同,妇科双合诊或 B 超检查等可明确诊断。

**3.其他**

如急性盆腔炎、右侧附件炎、右侧卵巢滤泡或黄体破裂等,可通过病史、月经史、妇科检查、B超检查、后穹窿或腹腔穿刺等做出正确诊断。

# 六、治疗

手术切除是治疗急性阑尾炎的主要方法,但阑尾炎症的病理变化比较复杂,非手术治疗仍有其价值。

**(一)非手术治疗**

**1.适应证**

(1)患者一般情况差或因客观条件不允许,如合并严重心、肺功能障碍时,也可先行非手术治疗,但应密切观察病情变化。

(2)急性单纯性阑尾炎早期,药物治疗多有效,其炎症可吸收、消退,阑尾能恢复正常,也可不再复发。

(3)当急性阑尾炎已被延误诊断超过 48h,病变局限,已形成炎性肿块,也应先采用非手术治疗,待炎症消退、肿块吸收后,再考虑择期切除阑尾。当炎性肿块转成脓肿时,应先行脓肿切开引流,以后再进行择期阑尾切除术。

(4)急性阑尾炎诊断尚未明确,在临床观察期间可采用非手术治疗。

2.方法

非手术治疗的内容和方法有卧床、禁食、静脉补充水、电解质和热量,同时应用有效抗生素以及对症处理,如镇静、止痛、止吐等。

(二)手术治疗

如果诊断基本明确,经有效抗生素治疗3~12h后腹痛缓减不明显,并且发病未超过48h,则果断手术治疗为佳。超过48h者手术难度大,术后并发症发生几率高。绝大多数急性阑尾炎诊断明确后均应采用手术治疗,以去除病灶、促进患者迅速恢复。但是急性阑尾炎的病理变化和患者条件常有不同,因此也要根据具体情况,对不同时期、不同阶段的患者采用不同的治疗方式分别处理。

# 参考文献

[1]李小鹰,程友琴.老年心血管急危重症诊治策略[M].北京:人民军医出版社,2012.

[2]肖志超,熊慧,蔡绍乾,等.手术后并发急性大面积肺血栓栓塞患者溶栓治疗的效果[J].内科急危重症杂志,2013(5):270-271.

[3]李树仁,党懿,荀丽颖.心内科急危重症[M].北京:军事医学科学出版社,2011.

[4]卢善翃,李俊辉,欧阳莎,等.重症病毒性肺炎合并急性呼吸窘迫综合征的预后危险因素分析[J].中国呼吸与危重监护杂志,2014(6):560-564.

[5]时昭红.消化科急危重症[M].北京:军事医学科技出版社,2010.

[6]曲巍,于波.急性心肌梗死合并室间隔穿孔49例临床分析[J].内科急危重症杂志,2014(5):325-326.

[7]黄建群,齐国先,谷天祥.心脏急症[M].北京:人民卫生出版社,2010.

[8]余丽菲,桂春,林松,等.急性心肌梗死并发致死性心律失常的危险因素及预后分析[J].内科急危重症杂志,2014(6):376-378,385.

[9]黄志俭,柯明耀,姜燕.呼吸急危重症诊疗概要[M].厦门:厦门大学出版社,2011.

[10]李宾,刘静,黄红霞,等.急性心肌梗死溶栓后冠状动脉狭窄程度与心率变异性的相关性分析[J]内科急危重症杂志,2014(6):373-375.

[11]代聪伟,王蓓,褚兆苹.妇产科急危重症救治关键[M].南京:江苏科学技术出版社,2012.

[12]余吉,黄绍崧,林伟,等.大面积脑梗死伴脑疝外科治疗技术改进的初步报告[J].内科急危重症杂志,2014(6):424-425.

[13]齐俊英,田德英.感染性疾病诊疗指南[M].北京:科学出版社,2013.

[14]卢善翃,李俊辉,欧阳莎,等.重症病毒性肺炎合并急性呼吸窘迫综合征的预后危险因素分析[J].中国呼吸与危重监护杂志,2014(6):560-564.

[15]姚咏明.急危重症病理生理学[M].北京:科学出版社,2013.

[16]张琳,杨薛萍,张金.微创血流动力学监测在心源性休克患者复苏治疗中的作用[J].内科急危重症杂志,2014(3):173-175.

[17]左拥军.临床常见急危重症的救治大全[M].北京:人民卫生出版社,2010.

[18]张新民,孙琼,许长春,等.颅脑损伤合并脑垂体激素紊乱24例报道[J].中国医药指南,2012(18):56-57.

[19]张海琴,程齐俭,万欢英.支气管哮喘—慢性阻塞性肺疾病重叠综合征的诊治进展[J].中国呼吸与危重监护杂志,2014(2):219-222.

[20]孙永显.常见急症处理[M].北京:中国中医药出版社,2010.